W0089804

Adé, goldener Pillenkäfig!

Ausbruch aus dem Hormongefängnis

Annika Werpup

Impressum

Die Autorin

Annika Werpup

Hinweis

Die medizinische Entwicklung schreitet permanent fort. Neue Erkenntnisse, was Medikation und Behandlung angeht, sind die Folge. Autor und Verlag haben alle Texte mit großer Sorgfalt erarbeitet, um alle Angaben dem Wissensstand zum Zeitpunkt der Veröffentlichung anzupassen. Dennoch ist der Leser aufgefordert, Dosierungen und Kontraindikationen aller verwendeten Präparate und medizinischen Behandlungsverfahren anhand etwaiger Beipackzettel und Bedienungsanleitungen eigenverantwortlich zu prüfen, um eventuelle Abweichungen festzustellen.

ISBN

978-39482-7711-6

Druck

Sommer media GmbH & Co. KG, Feuchtwangen

Bibliografische Information

Die Deutsche Nationalbibliothek verzeichnet diese Publikation in der Deutschen Nationalbibliografie; detaillierte bibliografische Daten sind im Internet über http://dnb.d-nb.de abrufbar.

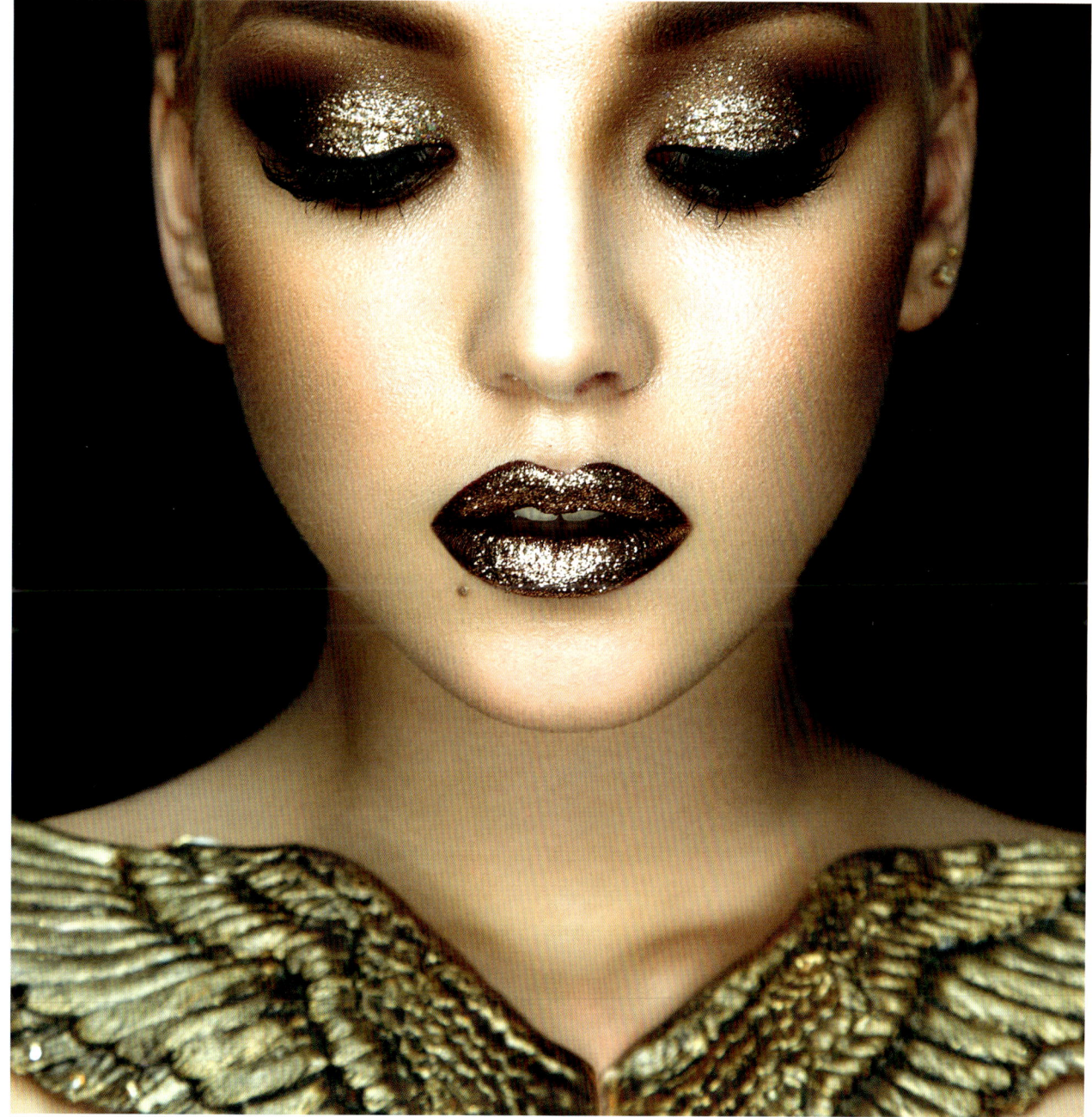

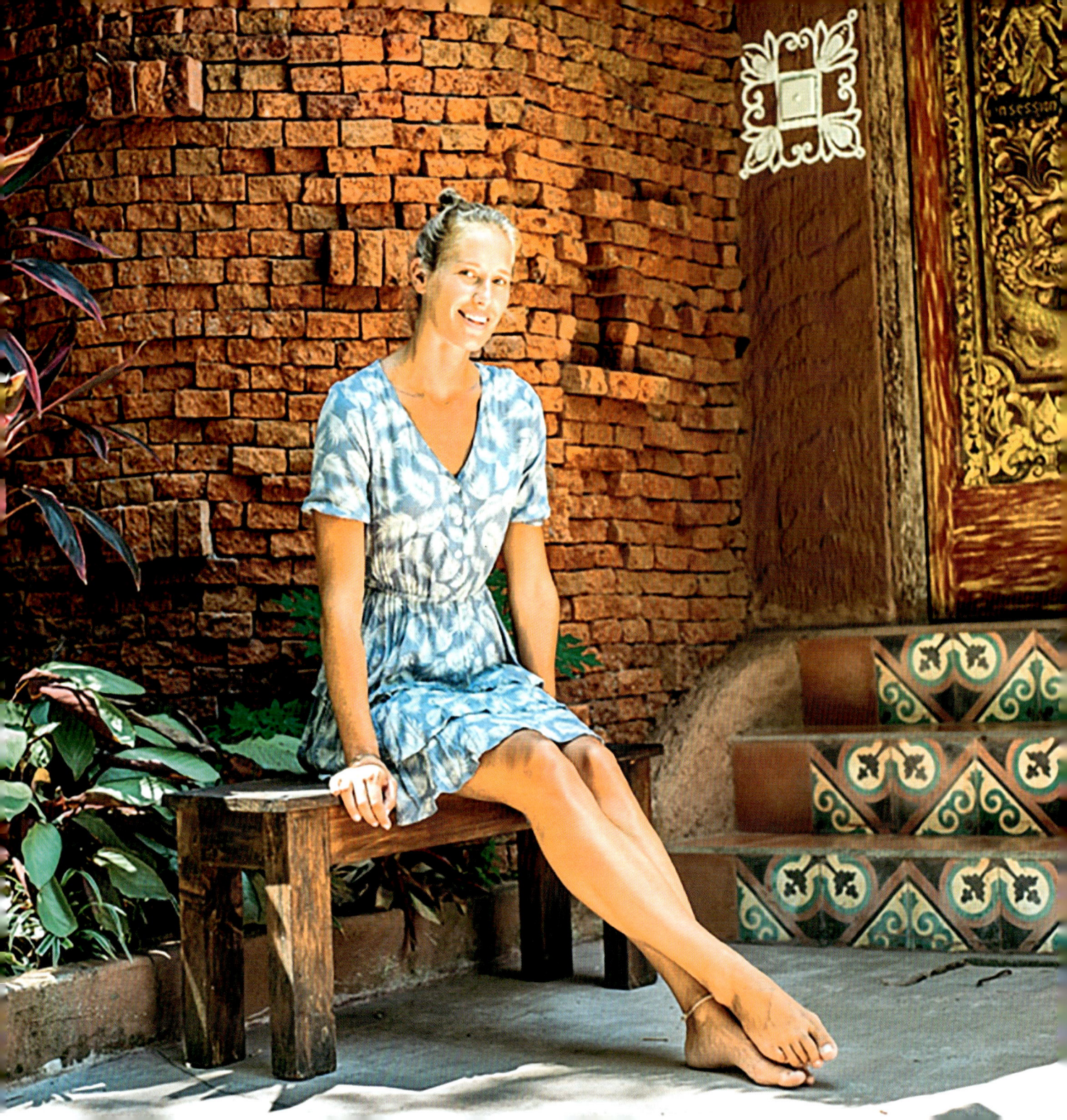

Annika Werpup

hat die letzten Jahre als Fachkrankenschwester für Anästhesie- und Intensivmedizin in einem großen Klinikum gearbeitet. Sie interessiert sich für den menschlichen Körper und welche Möglichkeiten die Ernährung, aber auch das seelische Wohl bieten, um unseren einzigen Körper bestmöglich zu unterstützen.

Sport spielte schon immer eine große Rolle im Leben der Autorin. Im Jahr 2012 entdeckte sie das Kickboxen für sich und investierte viel Zeit, Leidenschaft und Energie in diesen Sport. Dafür wurde sie im Jahr 2015 mit einem Weltmeistertitel im Kickboxen belohnt.

Ende 2017 beschloss die Autorin, ihrem Beruf als Krankenschwester den Rücken zu kehren. Sie verkaufte all ihren Besitz und machte sich lediglich mit einem großen Rucksack und ihrem Freund Gerrit Keferstein auf den Weg nach Bali, woraufhin noch Ziele wie u. a. die USA und Indien folgten. Auf ihrer Reise stellte die Autorin immer wieder fest, wie wichtig der eine Körper ist, den wir als Menschen zur Verfügung haben. Nachdem sie selbst die Pille abgesetzt hatte, wurde ihr bewusst, wie wenig Informationen und Unterstützung es zu diesem Thema gibt. Annika eignete sich ihr ganzes Wissen selbst an und entschied sich während der Reise, ein Buch über dieses Thema zu schreiben. Sie ist der Meinung, dass das Absetzen der Pille viel zu wenig Aufmerksamkeit bekommt und Frauen mehr Unterstützung benötigen.

„Warum nur?"

Wenn man jeden Monat wieder diese unangenehmen Unterleibskrämpfe bekommt, man nur noch mit der Wärmflasche im Bett liegt, blutet und Stimmungsschwankungen hat, dann fragt man sich: „Warum nur?"

In diesem Buch werden wir die Antworten darauf liefern. Die Antwort darauf, WARUM Frauen überhaupt eine Periode haben. Denn spannenderweise sind wir Menschen nämlich eine der ganz wenigen Spezies, die überhaupt eine Periode und eine Monatsblutung haben. Hunde haben keine. Katzen haben keine. Pferde haben keine. Nur Menschen, einige Affenarten, ein paar Fledermausarten und eine Mäuseart haben eine Monatsblutung. Kein anderes Tier ist davon betroffen.

Wir werden dir aber nicht nur die evolutionären Ursachen der Monatsblutung erklären, sondern auch Antworten darauf liefern, welche Konsequenzen der künstliche Eingriff in diesen natürlichen Zyklus haben kann. Und wir werden dir dann vor allen Dingen helfen, dass du dich besser fühlst, wenn du die Konsequenzen dieses künstlichen Eingriffes in einen natürlichen Zyklus am eigenen Leib zu spüren bekommen hast. Diese Konsequenzen merken die meisten Frauen häufig erst, nachdem sie wieder versuchen, zu einem natürlichen Zyklus zurückzufinden. Nach dem Absetzen der Pille.

Geht man mit den Beschwerden, die nach dem Absetzen der Pille auftreten können, zu einem normalen Mediziner, dann geht man leider zu häufig mit leeren Händen nach Hause. Als Arzt muss ich leider zugeben, dass die heutige Medizin, so wie sie praktiziert wird, bisher keine guten Antworten darauf liefern kann, wie man diese Beschwerden wieder loswerden kann. Wie man sie bei der Ursache packen kann.

Gerrit ist in den USA in einem Spezialgebiet der Medizin ausgebildet worden, das sich „Functional Medicine" nennt. Erst durch die Erkenntnisse dieses Fachbereiches sind wir auf Antworten gestoßen, die wirklich hilfreich dabei sind, sich durch die Komplexität dessen durchzuwühlen, was nach dem Absetzen der Pille im weiblichen Körper passiert.

Wir wollen dir in diesem Buch das Destillat dieser Erkenntnisse vorstellen und dir nicht nur die spannende weibliche Komplexität näherbringen, sondern dich vor allen Dingen mit praktischen Lösungen versorgen.

Gerrit Keferstein

Liebe Pille,

wenn du diesen Brief in Händen hältst, ahnst du mit Sicherheit schon, was auf dich zukommen wird. Wir haben viele Jahre Seite an Seite verbracht und ich bin dir für so viele Dinge dankbar. Du hast mir geholfen, ein freieres und selbstbestimmteres Leben zu führen.

Als du noch nicht an meiner Seite warst, war ich unsicher. Ich hatte viele Pickel auf der Stirn und fühlte mich nicht schön genug. Ebenso möchte ich dir für die Regelmäßigkeit danken, die du in mein Leben gebracht hast. Alles wurde plötzlich so einfach und überschaubar. Ich konnte Dinge planen und wusste immer, dass diese Pläne auch aufgehen werden. Du hast mir geholfen, mich mehr als Frau zu fühlen. Ich gehörte plötzlich dazu und konnte endlich mitreden.

Es gibt so viel, wofür ich dir danken möchte! Doch diesen Brief hältst du nicht ohne Grund in deinen Händen. Ich habe mich dazu entschlossen, mein Leben ohne dich weiterzuleben. Es gibt immer wieder neue Abschnitte im Leben eines Menschen und dieser wird mein neuer Abschnitt. Auch wenn du mir immer treu warst und ich mich stets auf dich verlassen konnte, werden sich unsere Wege trennen. Ich habe lange über diese Trennung nachgedacht und wenn auch die Entscheidung ganz bei mir alleine liegt, so habe ich mir doch Rat von meinen Freundinnen geholt. Plötzlich gab es diesen einen Tag. Es war ein ganz gewöhnlicher Tag, doch ich wusste aus tiefstem Herzen, heute ist es so weit. Diese tiefe Überzeugung habe ich selten bei etwas gespürt. Natürlich habe ich mich wieder mit meinen Freundinnen darüber ausgetauscht, denn ich war mir unsicher, wie mein Leben ohne dich weitergehen würde. Ist eine Trennung wirklich der richtige Schritt? Ist meine Entscheidung nicht doch etwas übereifrig getroffen?

Dieses Gefühl in mir war so stark, ohne dass ich es mir erklären konnte. Ich hatte das Bedürfnis, mich von einer ganz anderen Seite kennenzulernen, ohne deinen Einfluss. Wer bin ich wirk-

lich, wie ticke ich, ohne dich an meiner Seite. Fast 15 Jahre warst du mein treuer Begleiter. Wir beide, unzertrennlich. Man geht niemals ganz, dachte ich mir. Aber genau das möchte ich: Mich ganz von dir lösen und neu anfangen. Über die Jahre hat sich viel an und in mir verändert, ohne dass ich es wirklich wahrgenommen habe. Ich war immer öfter traurig und konnte mir nicht erklären warum. An schlimmen Tagen hatte ich Sorge, eventuell depressiv zu sein. Meine Lust auf Sex hat über die Jahre abgenommen und ich habe mir wirklich Gedanken gemacht, dass etwas mit mir nicht stimmt. Ich habe die Fehler ständig bei mir gesucht und nicht einmal daran gedacht, dass es eventuell auch an dir liegen könnte. Damit ist jetzt Schluss!

Ich möchte dir für die wundervolle und sorgenfreie Zeit danken. Du warst mir stets ein treuer Begleiter und ich konnte immer auf dich zählen. Irgendwie habe ich Angst, wie die Zeit ohne dich wird. Angst davor, mich neu kennenzulernen. Aber über all dieser Angst steht die Freude und Neugier, wie ich wirklich bin. Ich ganz allein, ohne deinen Einfluss.

Liebe Pille, ich danke dir für fast 15 Jahre Treue. Mein Leben wird auch ohne dich weitergehen und ich bin ganz gespannt, was mich alles erwartet. Ich werde nicht schlecht über dich reden, keine Sorge. Du hast einige positive Effekte. Aber du hast auch Neben- und Nachwirkungen und darüber werde ich aufklären.

Annika

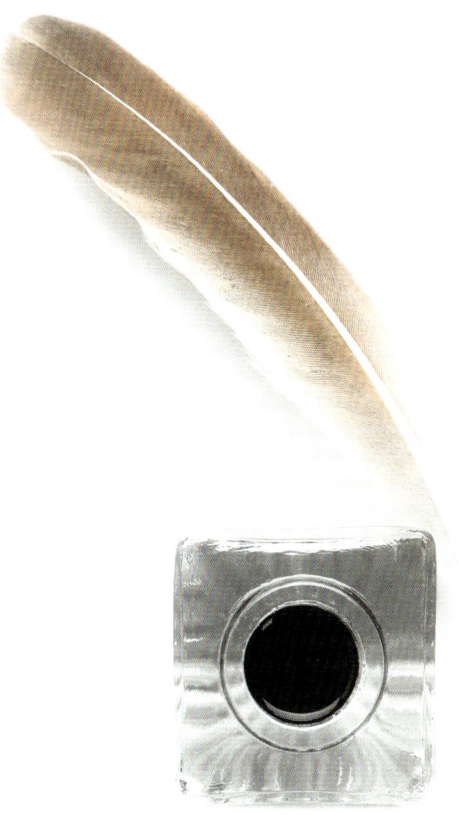

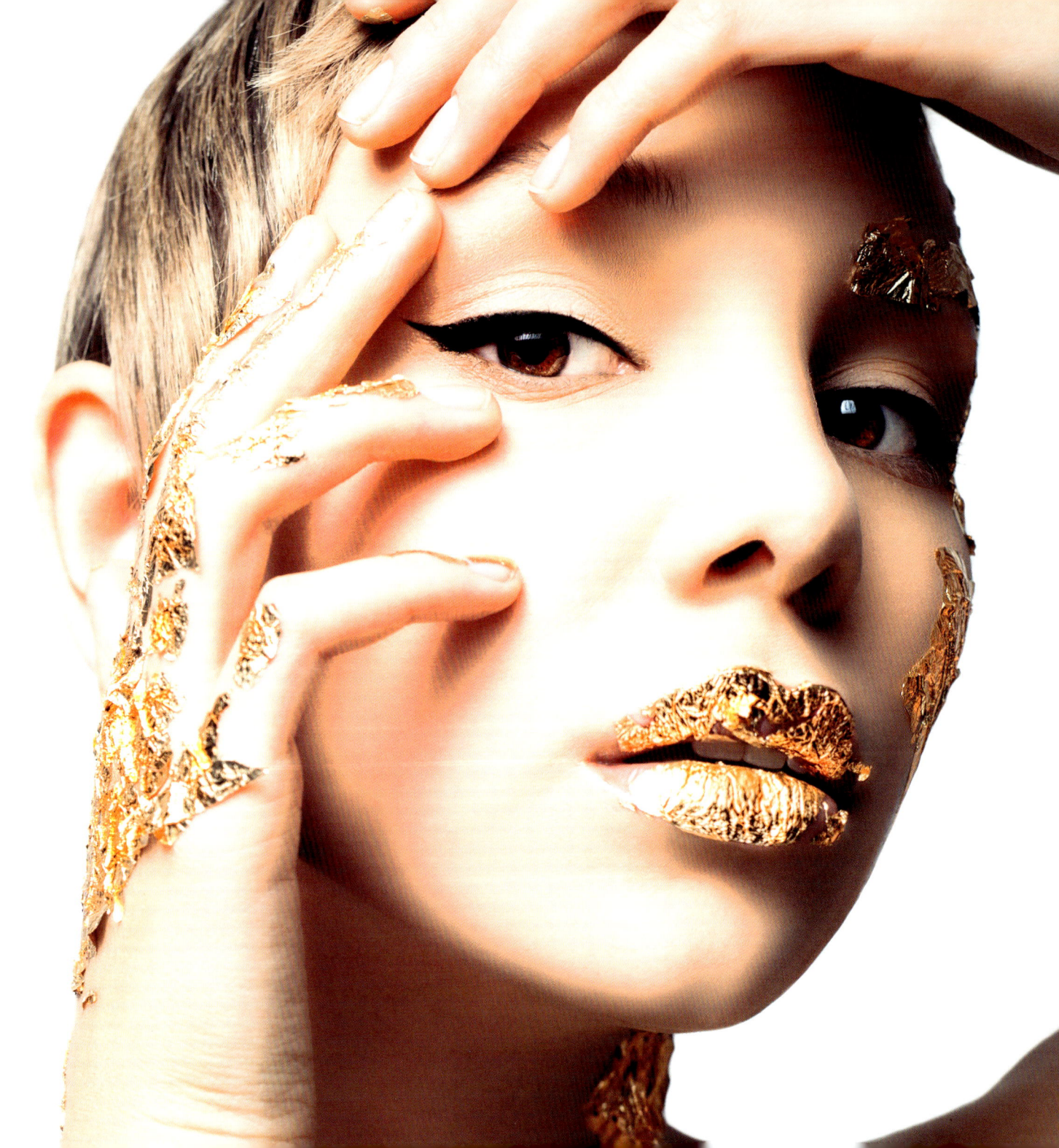

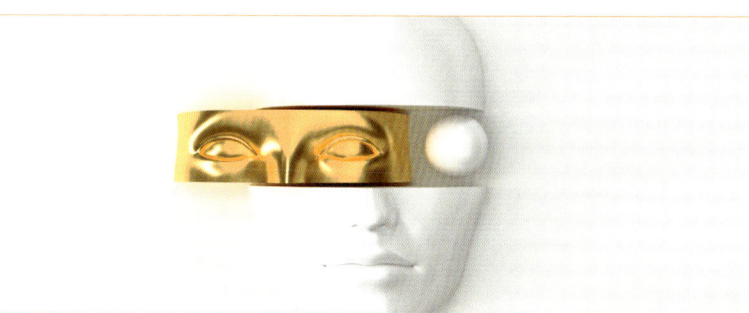

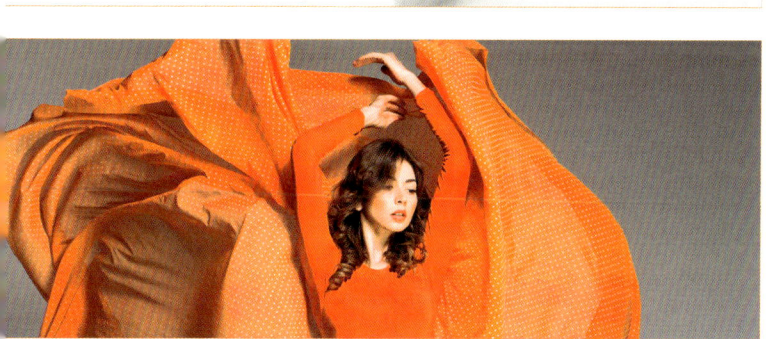

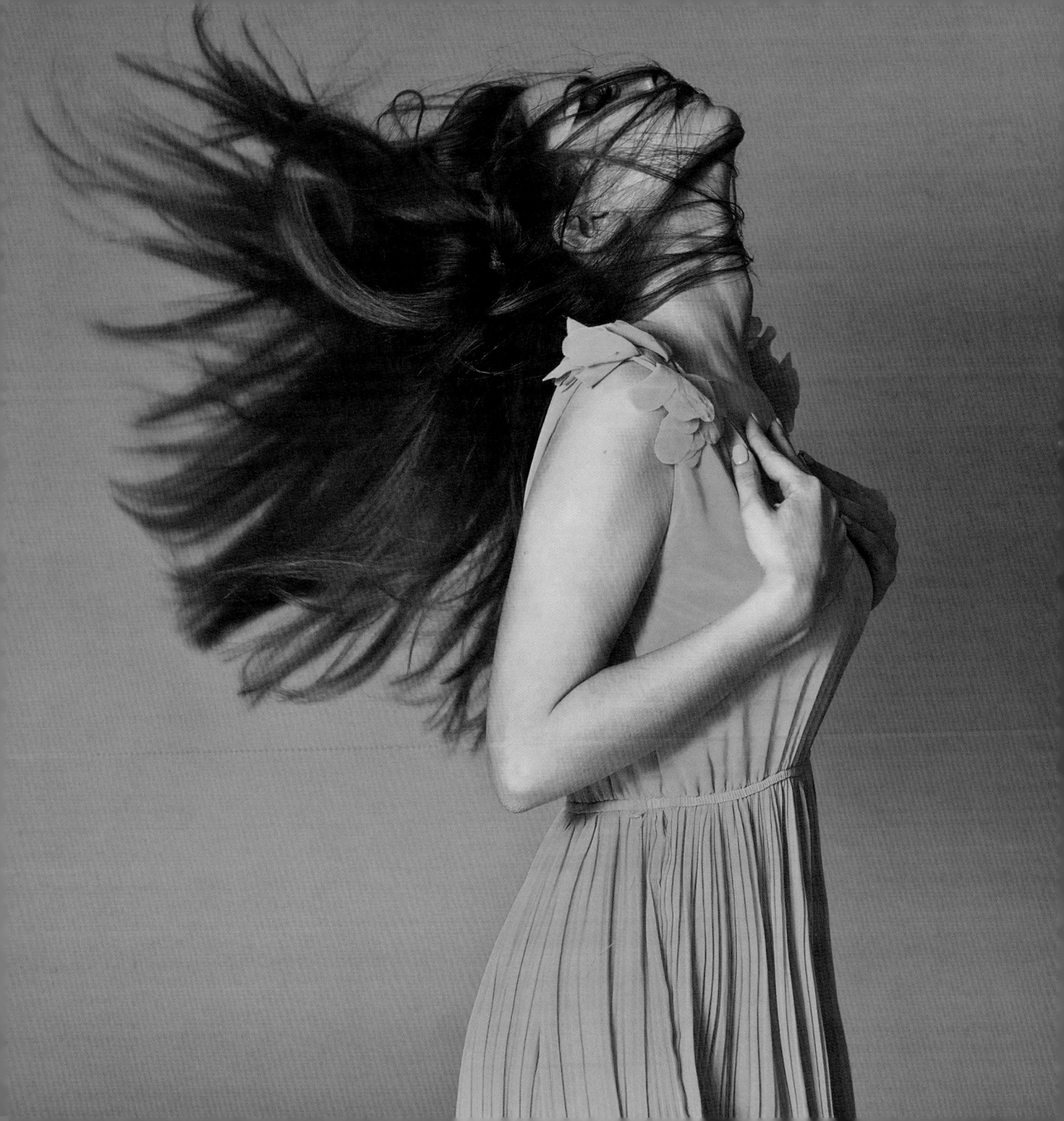

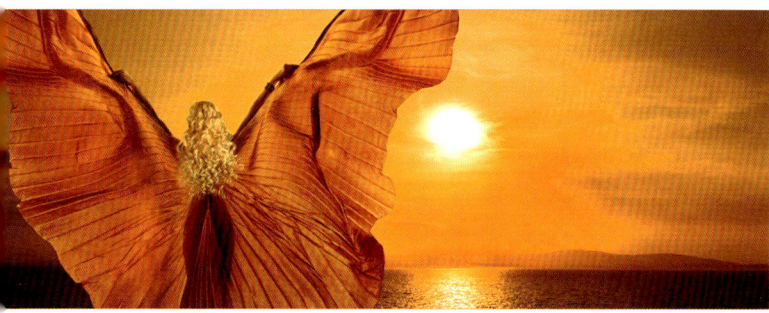

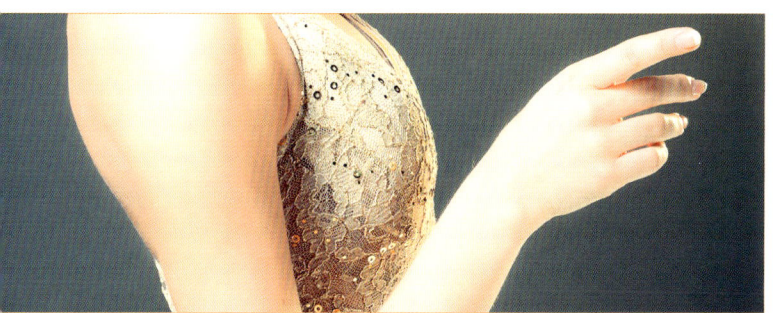

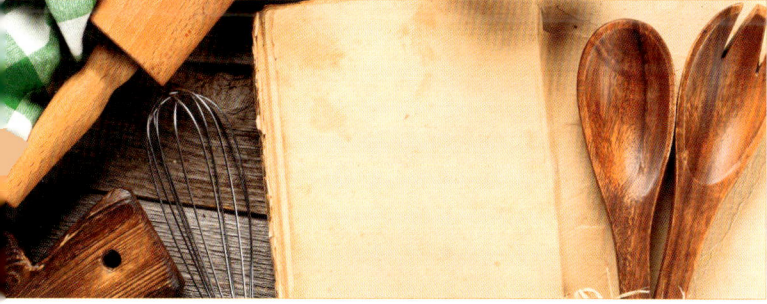

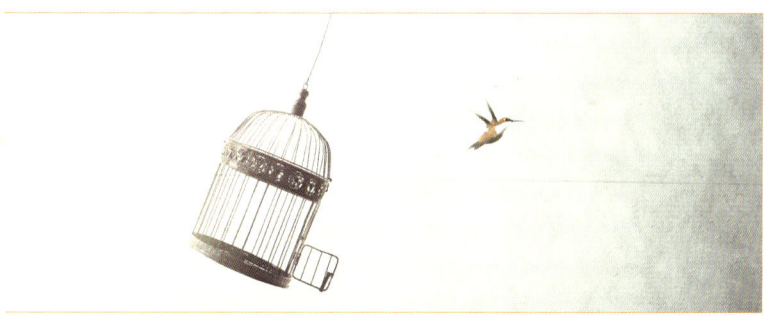

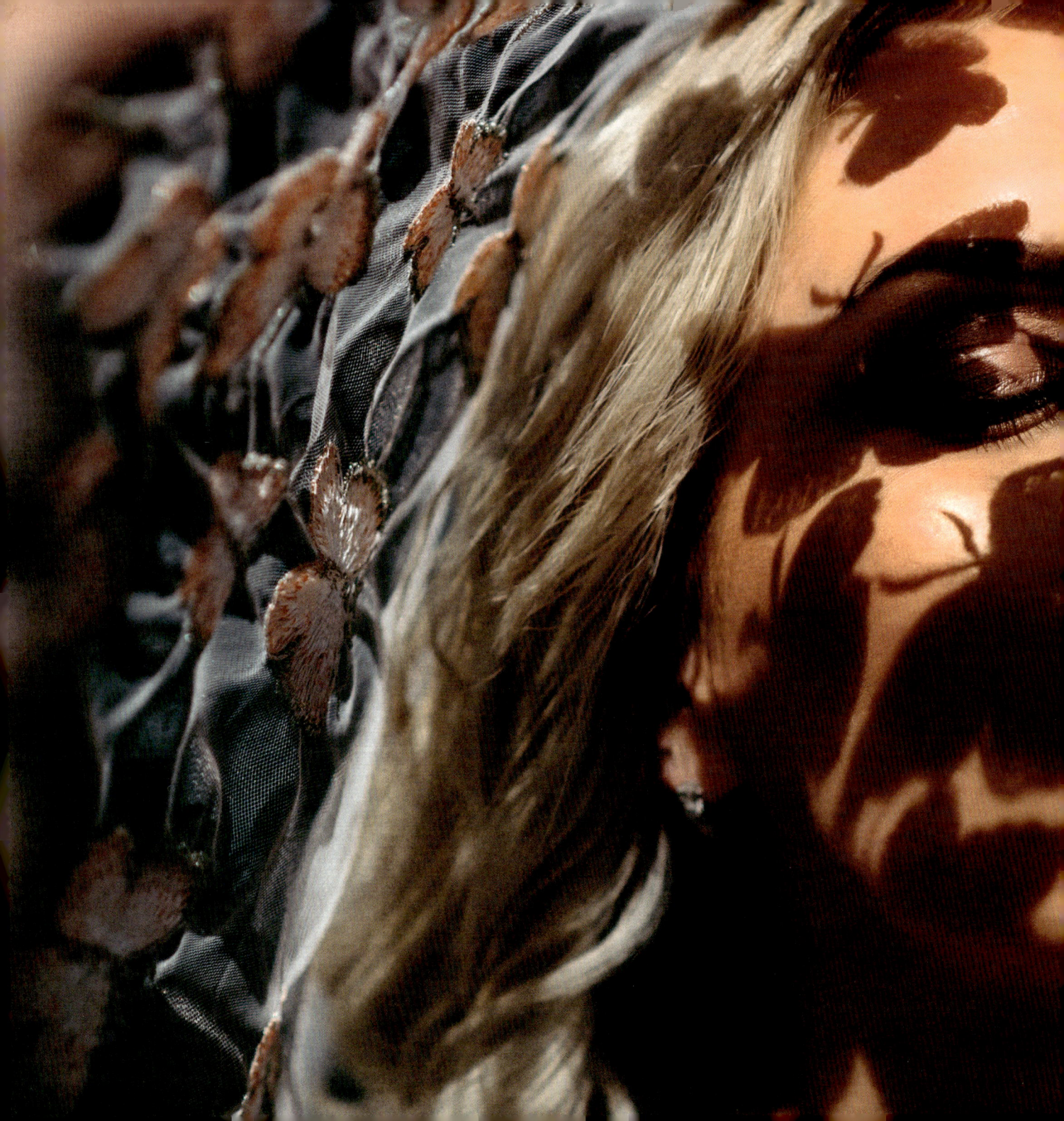

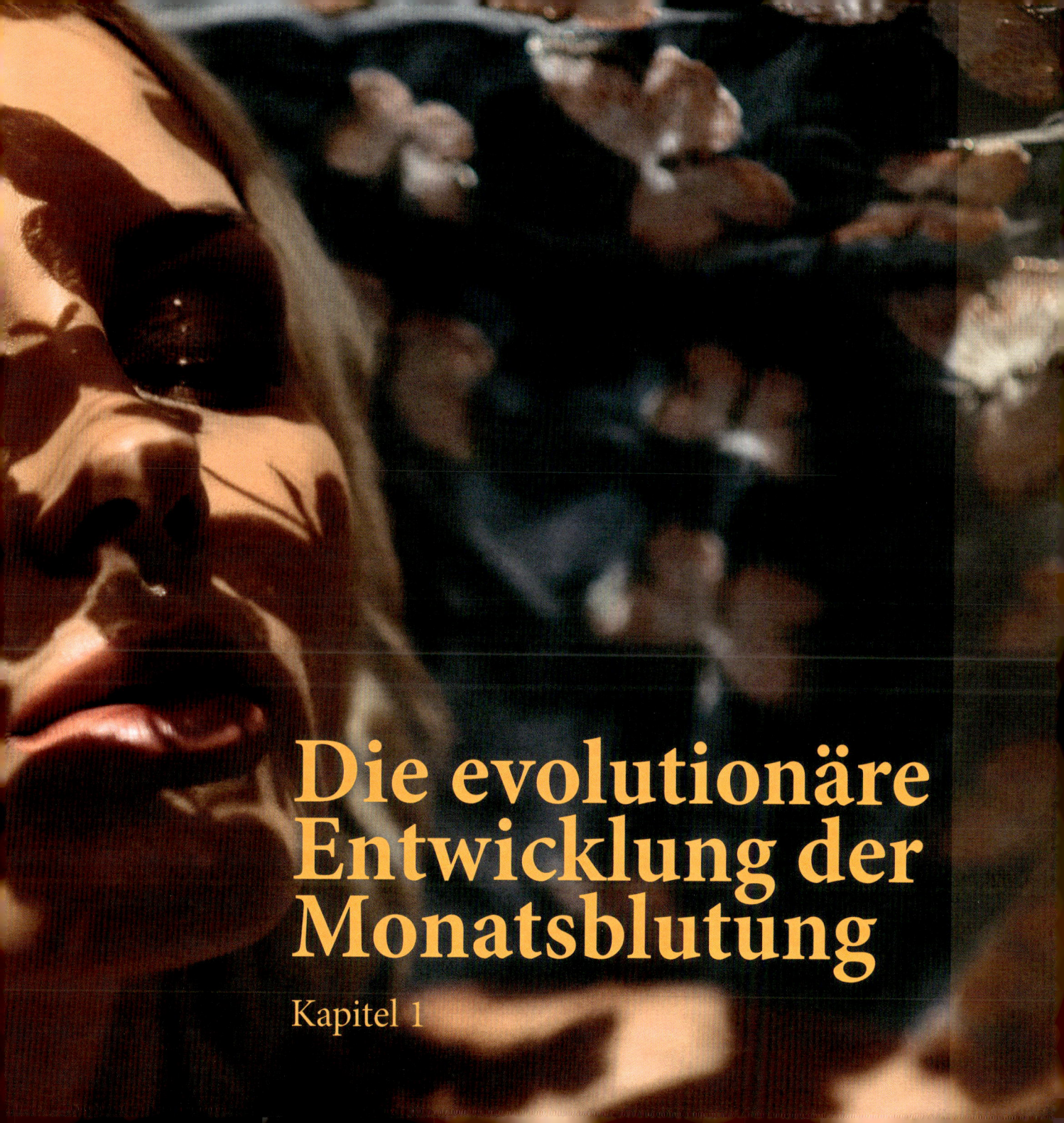

Die evolutionäre Entwicklung der Monatsblutung

Kapitel 1

„Fortpflanzung zur Erhaltung der eigenen Spezies hat eine lange evolutionäre Tradition"

Es fängt an mit der fundamentalen Energie der Natur, dem Willen zu überleben. Alles ist vergänglich. So auch das eigene Leben. Der einzige Weg „zu überleben" ist daher die Fortpflanzung. Dabei geht es dann nicht mehr nur um das eigene Überleben, sondern um das Überleben der eigenen Spezies. Das ist der Antrieb des evolutionären Prozesses.

Fortpflanzung zur Erhaltung der eigenen Spezies hat eine lange evolutionäre Tradition. Ganz am Anfang der evolutionären Geschichte, als wir noch aus nur einer Zelle bestanden, da war alles ganz einfach. Wir haben uns einfach in der Mitte geteilt, und dann gab es zwei von uns. Und so ging es weiter. Auch wenn wir dann gestorben sind, gab es inzwischen hunderte, sogar tausende Kopien von uns. Im Laufe der Zeit haben wir allerdings festgestellt, dass das Leben als Einzeller, der sich einfach nur teilt, ein paar ganz entscheidende Nachteile mit sich bringt. Wir sind als einzelliges Individuum nämlich schrecklich verwundbar gegenüber äußeren Einflüssen (Hitze, Kälte, Sauerstoffmangel etc.). Und selbst wenn wir uns durch Teilung fortpflanzen, sind wir dadurch, dass wir dann alle das gleiche Genmaterial besitzen (wir haben ja immer eine exakte Kopie von uns angefertigt), auch als Spezies nicht in der Lage, uns an wandelnde Lebensbedingungen anzupassen. Ist unser Genmaterial zum Beispiel auf 25° C Außentemperatur ausgerichtet, dann könnten wir nicht überleben, sobald sich der Erdball erwärmt oder auch abkühlt (was er ganz natürlicherweise ständig macht). Eine Lösung, die wir für dieses Problem bereits in der Entwicklungsstufe eines Einzellers entwickelt haben, nennt sich Sex.

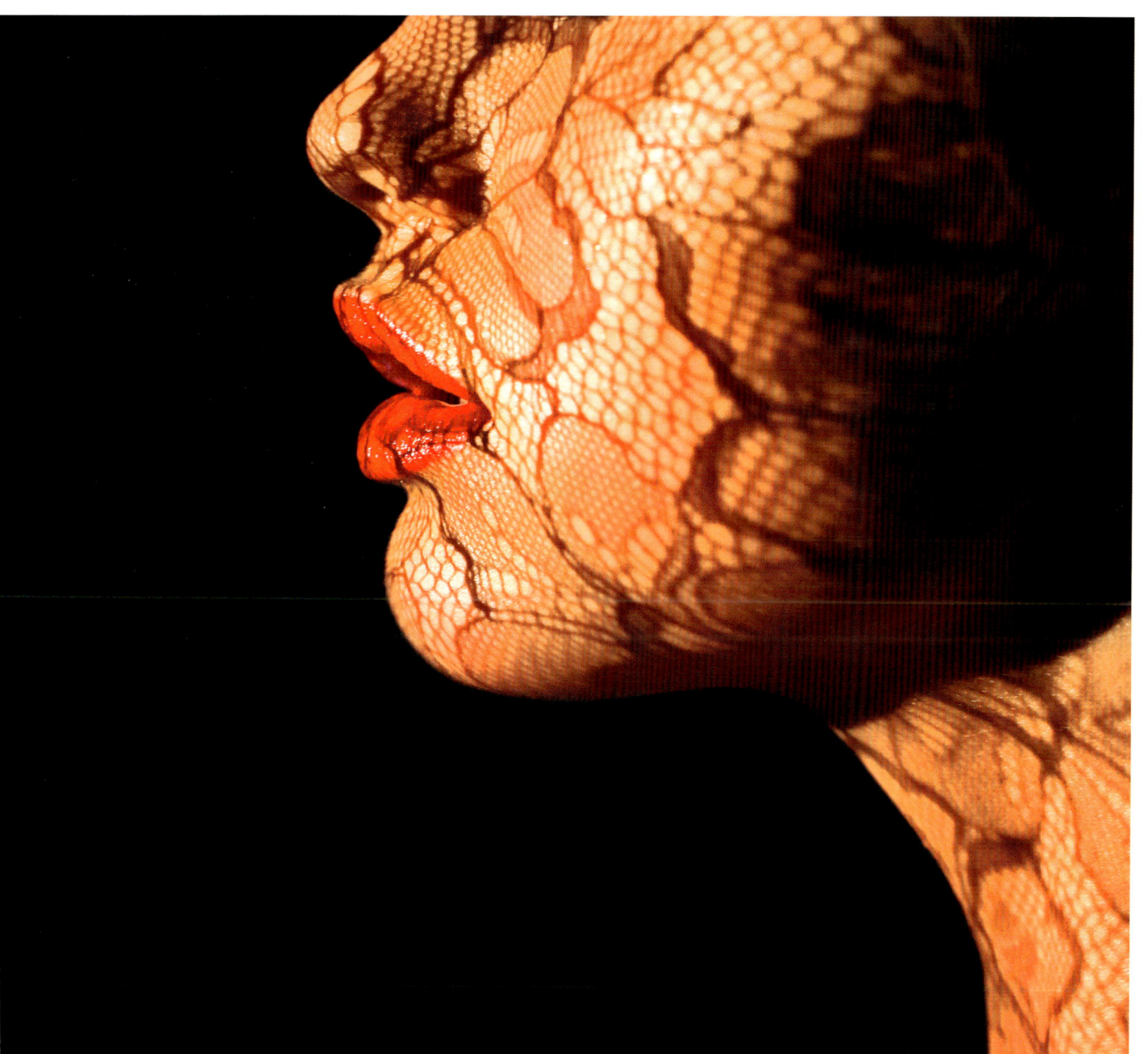

1.1 Sex als Lösung für den Klimawandel?

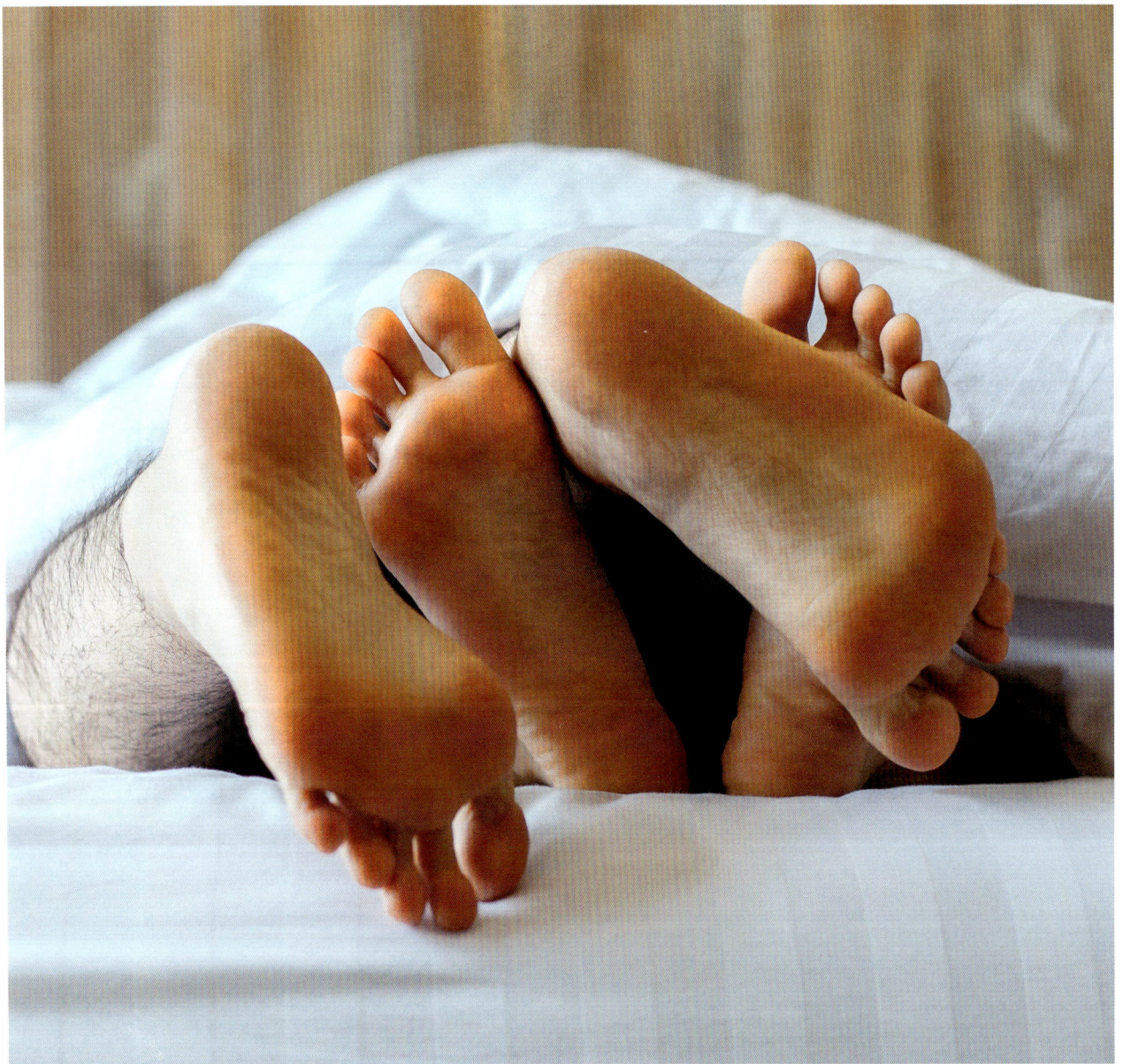

Durch Sex waren wir als Spezies auf einmal in der Lage, uns an ein wandelndes Klima, an eine wandelnde Nahrungszufuhr, an wandelnde Lebensumstände anzupassen. Na ja, nicht Sex im eigentlichen Sinne. Zwei Einzeller haben keinen wirklichen Sex miteinander, bei dem sie sich küssen und Flüssigkeiten austauschen. Sie tauschen aber dennoch etwas ganz Entscheidendes aus. Sie tauschen nämlich Teile ihres Genmaterials. Einzelne Abschnitte ihres Genmaterials werden ausgeschnitten und können in einen anderen Einzeller transferiert werden. Dadurch entsteht genetische Variation. Diese Variation hat uns bereits als Einzeller ermöglicht, für ein ständig im Wandel stehendes Umfeld gewappnet zu sein. Die genetischen Variationen, die am besten für das neue Umfeld geeignet waren, haben weitergelebt, und die genetischen Variationen, die nicht gut geeignet waren, sind wieder ausgestorben. Das ist der Prozess der Evolution.

←Abbildung 1
Fortpflanzung eines Einzellers

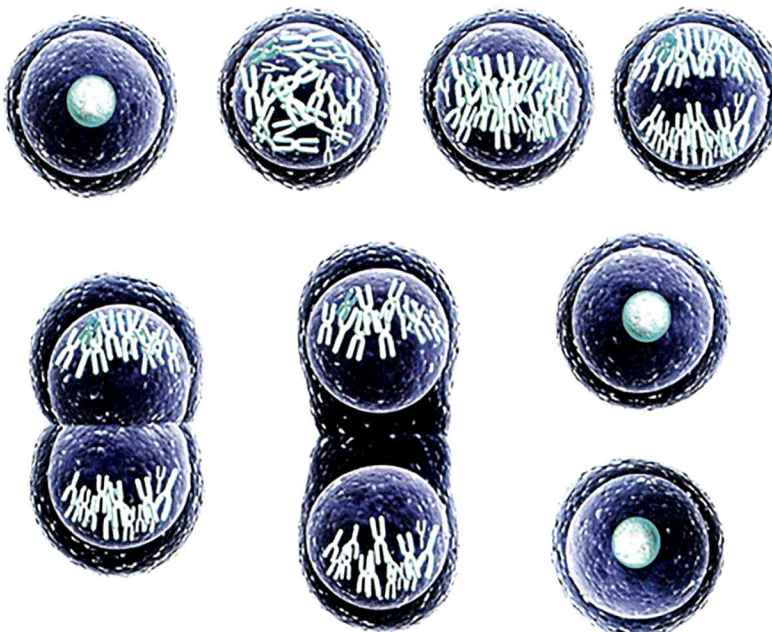

19

Ein wichtiges evolutionäres Resultat dieser genetischen Variation war, dass wir uns irgendwann vom Einzeller zu einem mehrzelligen Organismus weiterentwickelt haben. Wir haben uns dabei zu Zellverbünden zusammengeschlossen, um eine einfache Aufgabenteilung zu machen. Ein paar Zellen kümmern sich um den Schutz vor äußeren Einflüssen (was wir heute als „Haut" bezeichnen), andere wiederum kümmern sich um Fortbewegung (was wir heute als Muskel-Skelett-System bezeichnen) und ein paar Zellen kümmern sich um die Kommunikation und Koordination vieler verschiedener Zellen (das bezeichnen wir heute als Nervensystem).

Natürlich stellte sich bereits in den frühen Phasen unserer Existenz als „Mehrzeller" die entscheidende Frage: Wie pflanzen wir uns denn jetzt fort? Wie sorgen wir jetzt für die Erhaltung unserer Spezies? Soll jetzt jede unserer einzelnen Zellen Genmaterial mit den einzelnen Zellen eines anderen Organismus austauschen? Wie soll das gehen? Was passiert dann? Muss sich dann jede einzelne Zelle teilen? Teilen wir uns einfach komplett in der Mitte und der Rest wächst jeweils nach?

1.2 Die Lösung: Eizelle und Spermium

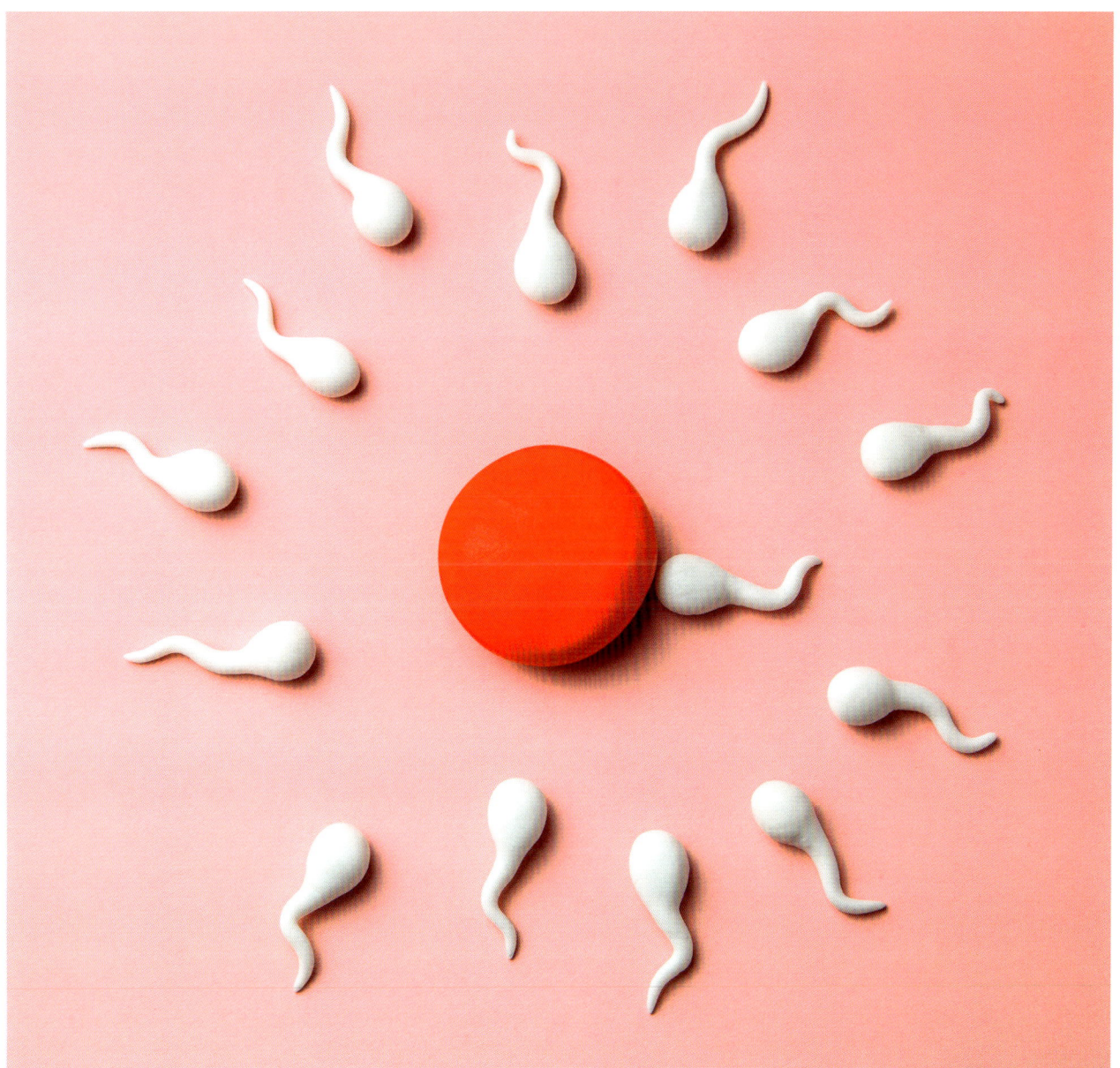

Nach vielen erfolglosen Experimenten (genetische Variation) gelang der Natur schließlich der Durchbruch für dieses Problem. Jeder mehrzellige Organismus entwickelte nämlich die Fähigkeit, ein Set von Stammzellen zu bilden. Beim Menschen nennen wir diese Stammzellen Spermium und Eizelle. Diese Zellen mit unserem reinen Genmaterial wurden jeweils mit den Stammzellen eines Partners in Kontakt gebracht. Dann haben diese Stammzellen ihr genetisches Material zusammengelegt und daraus ist ein neuer Organismus entstanden. Dieser neue Organismus besteht auch erstmal aus einer einzigen Zelle. Diese Zelle teilt sich dann immer weiter, bis schließlich ein Embryo und dann wieder ein ganzer Organismus entstehen kann, der wiederum seine eigenen Stammzellen bildet, die er dann weitergibt. Sexuelle Fortpflanzung.

Ab diesem Punkt der Evolution gab es verschiedene Lösungsmöglichkeiten, wie man diese beiden Stammzellen zusammenbringen kann. Einige Fischarten haben zum Beispiel ihre Stammzellen einfach ins Wasser abgegeben, wo sie dann hoffentlich mit der jeweils anderen Stammzelle anbandeln konnten. Dort wachsen die neuen Lebewesen dann einfach direkt im Wasser. Vögel haben die Lösungsmöglichkeit entwickelt, dass über einen Paarungsakt die männlichen Stammzellen in das Weibchen abgegeben werden. Die weiblichen, befruchteten Stammzellen (Eier) werden dann in ein Nest ausgeschieden und gewärmt, bis sie sich zu einem reifen Küken vermehrt haben.

Abbildung 2 →
Fortpflanzung und Wachstum
eines Mehrzellers

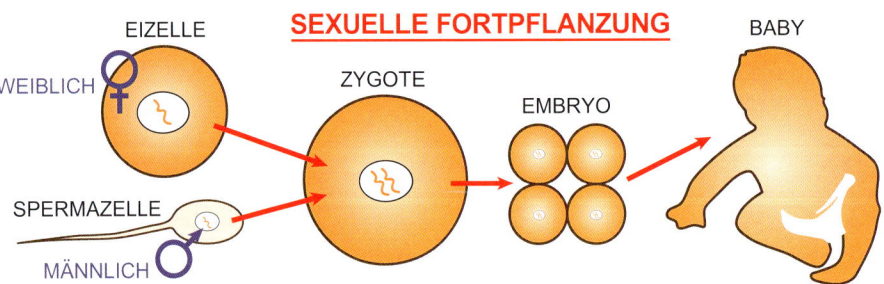

22

Säugetiere, wie der Mensch, haben eine andere Lösungsmöglichkeit gefunden. Das Weibchen behält seine Stammzellen (Eizellen) bei sich. Sie werden nicht in ein Nest abgelegt. Der Körper ist sozusagen das Nest. Erst wenn der neue Organismus fast vollständig entwickelt ist, wird er ausgeschieden. Das nennen wir dann Geburt. So ein Nest will allerdings gemacht sein. Für Vögel (mit externen Nestern) bedeutet das, dass sie Zweige sammeln und das Nest warmhalten müssen, wenn sich das Ei darin befindet. Bei Säugetieren ist das nicht anders. Nur liegt deren Nest nicht außerhalb, sondern innerhalb des Körpers. Dieses interne Nest nennen wir heute Gebärmutter.

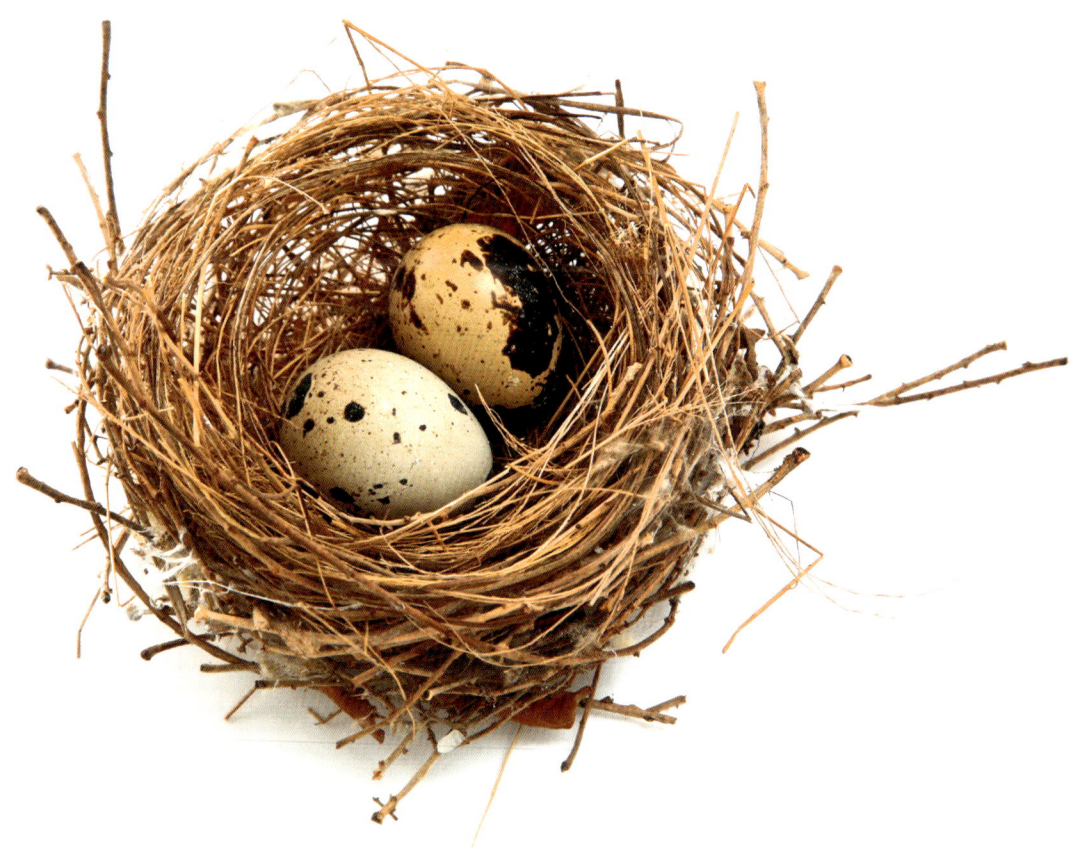

1.3 Der parasitäre menschliche Embryo

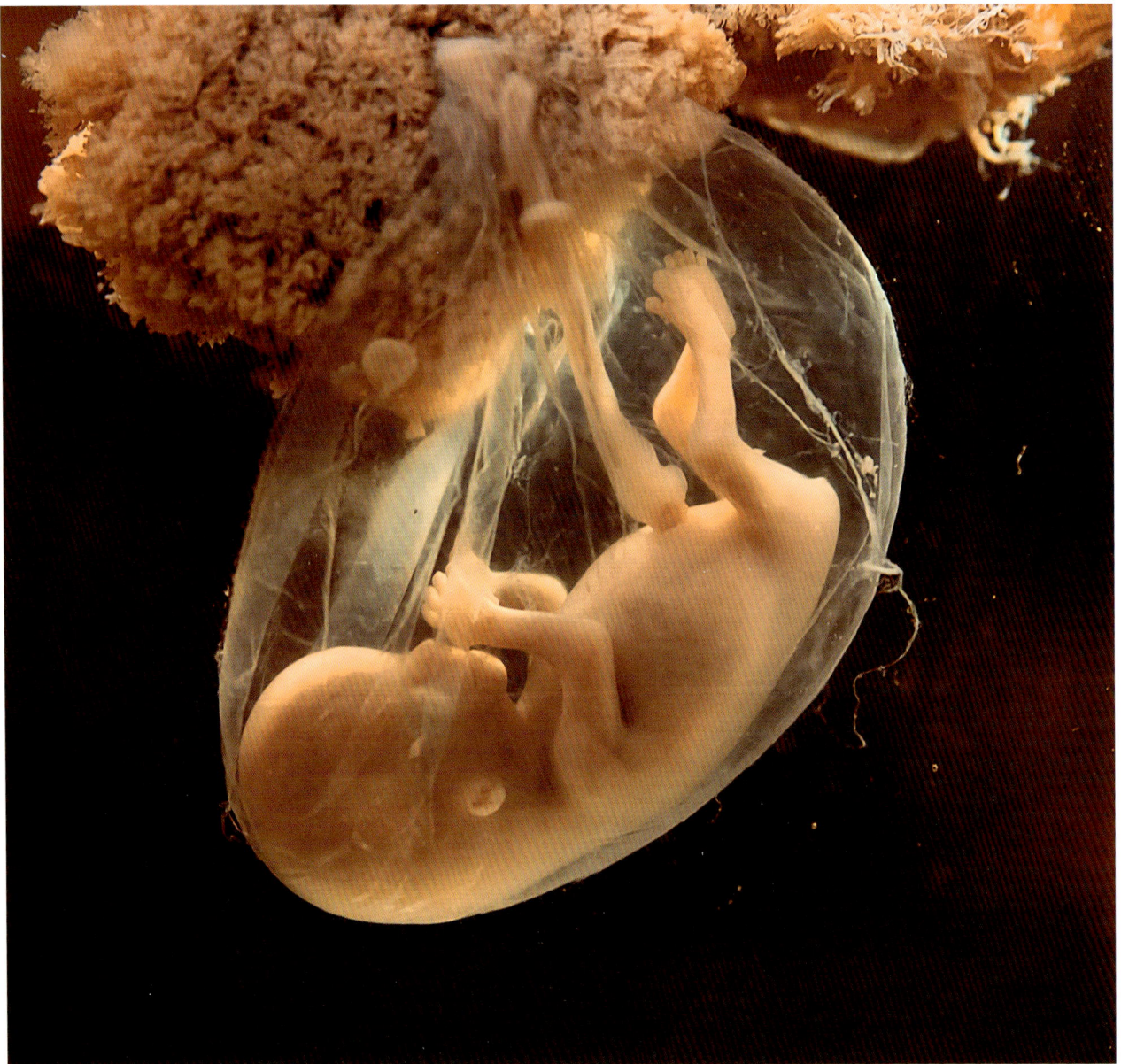

Bei den meisten Säugetieren sendet die Eizelle zum Zeitpunkt der Einnistung Signale an den Körper der Mutter, die dazu führen, dass die Mutter ihre Gebärmutterwand vermehrt durchblutet und diese dicker wird. Das interne Nest wird dadurch gemacht. So wird die Eizelle dann ernährt und kann zum Embryo heranwachsen.

Beim Menschen ist das etwas anders. Denn der menschliche Embryo ist auch etwas anders als bei fast allen anderen Tieren. Der menschliche Embryo ist nämlich sehr viel aggressiver. Er verhält sich fast wie ein Parasit.

Sobald sich eine menschliche Eizelle in der Gebärmutterwand einnistet, übernimmt sie nämlich fast vollständig die Kontrolle über „das Mutterschiff". Der menschliche Embryo wächst beispielsweise sehr viel tiefer ein als der Embryo von Hunden, Katzen oder Pferden. Er übernimmt eine viel intensivere Kontrolle über Blutversorgung, Hormone, Neurotransmitter und Stoffwechsel als dies bei den Tieren der Fall ist. So kann der menschliche Embryo beispielsweise zu einem Schwangerschaftsdiabetes der Mutter führen, der jedoch nichts anderes ist, als ein Versuch des Embryos, an mehr Zucker und damit mehr Energie zu kommen. Der menschliche Embryo ist also sogar so aggressiv, dass er das Leben der Mutter riskiert, um selbst zu überleben.

Würde sich eine menschliche Mutter nicht präventiv auf diese offensive, fast parasitäre Einnistung vorbereiten, dann würde es für beide kein gutes Ende nehmen. Daher baut eine menschliche Mutter bereits VOR der Einnistung ihre Gebärmutterschleimhaut auf. Das Signal zum Aufbau der Gebärmutterschleimhaut wird also nicht erst vom Embryo gesendet, sondern bereits präventiv, einige Tage vorher, durch das weibliche Hormon Progesteron. Es macht die Gebärmutterschleimhaut dicker, wird von Blutgefäßen und Immunzellen durchzogen und bildet somit einerseits einen guten Nährboden für eine möglicherweise kommende befruchtete Eizelle, aber andererseits ist sie damit auch ein guter „Schutzwall" gegen einen zu offensiven Eindringling.

Eine solch dicke Gebärmutterschleimhaut (dicker als bei fast allen anderen Lebewesen) aufrecht zu erhalten, kostet eine Menge Energie. Es ist daher kosteneffizienter, einen derartigen Schutzwall einmal monatlich präventiv aufzubauen und ihn dann wieder einzureißen, als ihn ständig aufrecht zu erhalten. Und daher gehen Frauen einmal monatlich durch einen Zyklus, bei dem zuerst die Gebärmutterschleimhaut dicker und mit Blutgefäßen durchzogen wird, um anschließend – bei fehlender Einnistung – wieder abgestoßen und ausgeschieden werden zu können. Die weibliche Periode mit Monatsblutung.

Der unaufhaltsame Überlebenswille des menschlichen Embryos reibt sich also mit dem Überlebenswillen der menschlichen Mutter. Dieses evolutionäre Tauziehen hört sich erstmal nach einer Horrorstory der Natur an, ist aber eine perfekt aufeinander abgestimmte Balance. Die weibliche Periode ist eines der schönsten Beispiele von Symbiose, die die Natur liefert. Die Periode ist keine unsinnige Verschwendung von Blut, sondern ein Wunderwerk der evolutionären Geschichte. Symbiose und Harmonie in Perfektion.

Verändern wir diese natürliche Harmonie künstlich, dann kann dies zu Problemen führen. Und davon handelt dieses Buch.

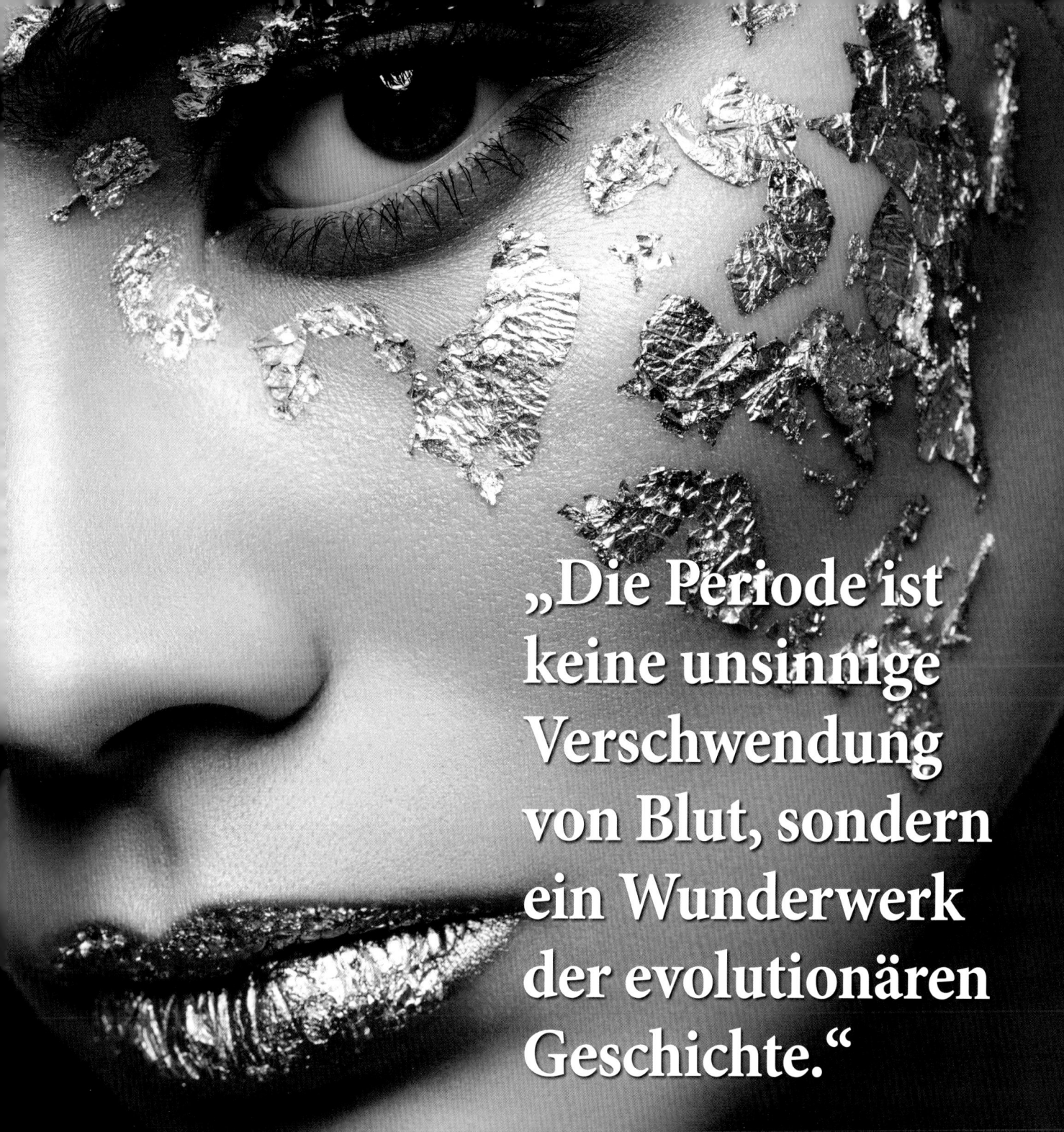

„Die Periode ist keine unsinnige Verschwendung von Blut, sondern ein Wunderwerk der evolutionären Geschichte."

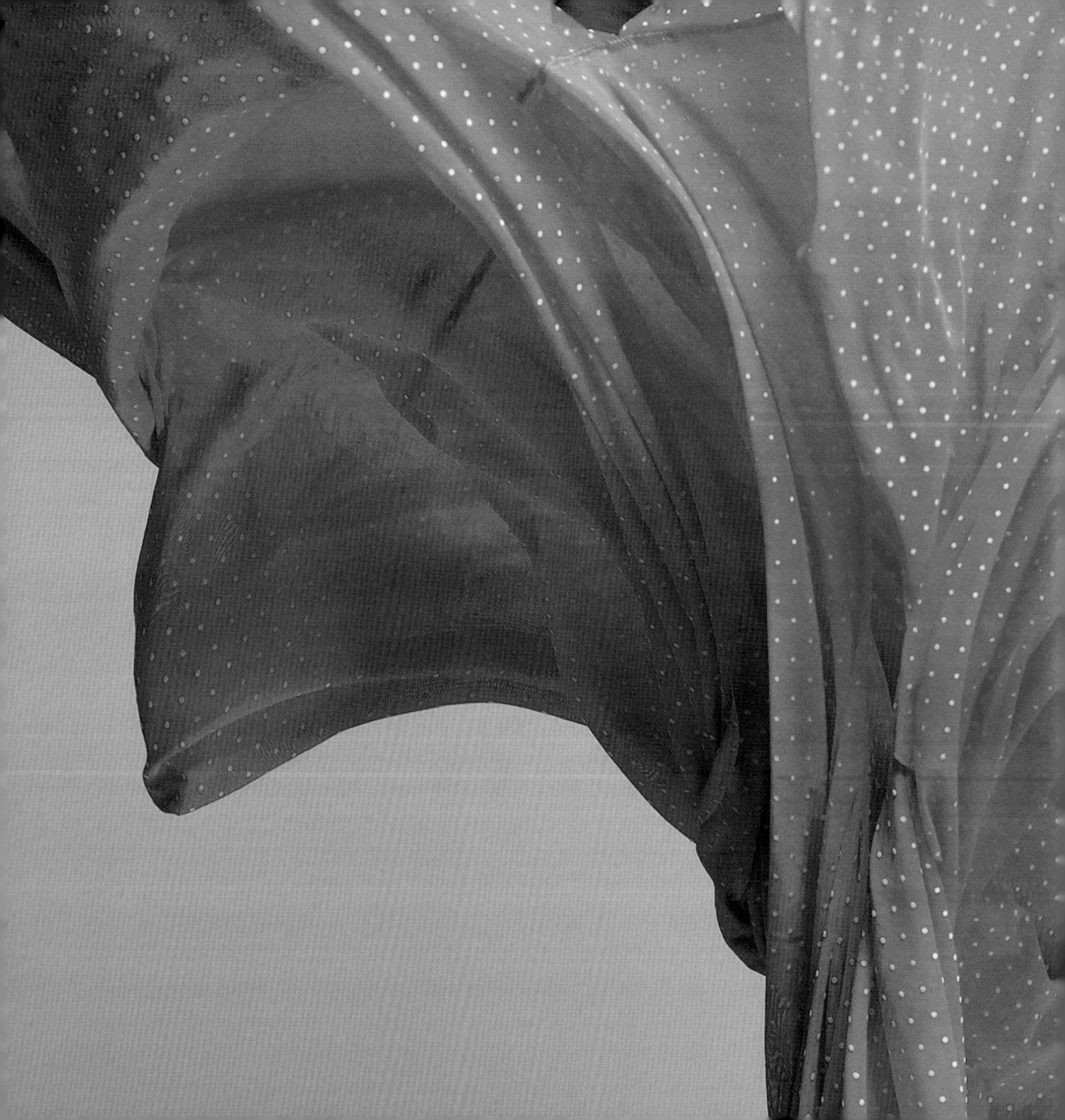

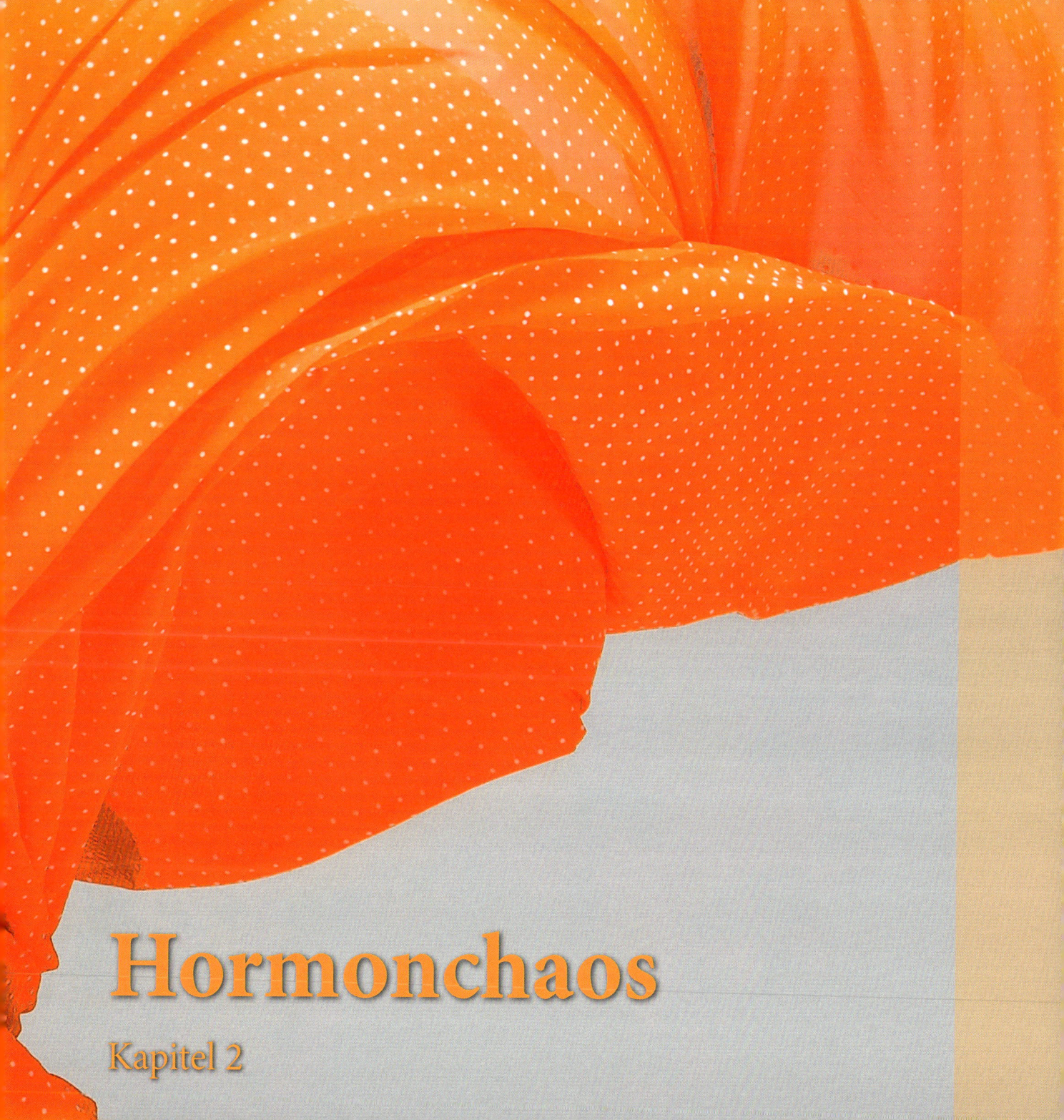

Hormonchaos

Kapitel 2

„Das war ich nicht, das waren meine Hormone!"

Als ich mir Gedanken darüber gemacht habe, wie ich dieses Buch aufbaue, kam ich schnell an den Punkt, wo ich begriff, wie wenig Wissen ich als Frau über den weiblichen Zyklus habe. Ich wollte einfach nur ein Buch schreiben das Frauen hilft, mit dem Absetzen der Pille zurecht zu kommen. Doch schnell stellte ich fest, dass dieses Thema sehr komplex ist. So komplex, dass ich es wichtig fand, zuerst über die Physiologie des weiblichen Körpers aufzuklären. Denn wer seinen Körper versteht, kann ihm auch viel besser bei der Heilung helfen. Im ersten Teil dieses Buches möchte ich dir den weiblichen Zyklus mit all seinen Feinheiten näherbringen. Dieses Wissen hilft dir, deinen Körper besser zu verstehen und verschiedene Symptome im Zyklus besser zu deuten. Ebenso wird dir erklärt, was die Pille mit deinem Körper anstellt und zu welchen Nachwirkungen es nach dem Absetzen kommen kann.

Der zweite Teil dieses Buches informiert dich, auf welche Organe sich die Pille auswirkt und welche Folgen das haben kann. Unter Teil drei „Die Lösung" führe ich dir im Detail auf, was du in deinem Leben alles ändern kannst, um die Nachwirkungen der Pille in den Griff zu bekommen. Die gelernten Lösungen kannst du dann im letzten Teil des Buches, dem „Guide" anwenden und umsetzen. Neben Tipps zur Hautpflege habe ich dir einige Rezepte mitgegeben, um den Weg zur passenden Ernährung etwas einfacher zu gestalten.

Doch bevor wir jetzt schon von der Lösung sprechen, geht es erst einmal darum zu verstehen, wie der weibliche Zyklus überhaupt funktioniert. Vielleicht hast du dich noch nie wirklich mit dem weiblichen Zyklus auseinander gesetzt, da du die letzten Jahre hormonell verhütet hast. Das wird sich ab jetzt ändern, denn hier erfährst du, was wirklich in deinem Körper passiert.

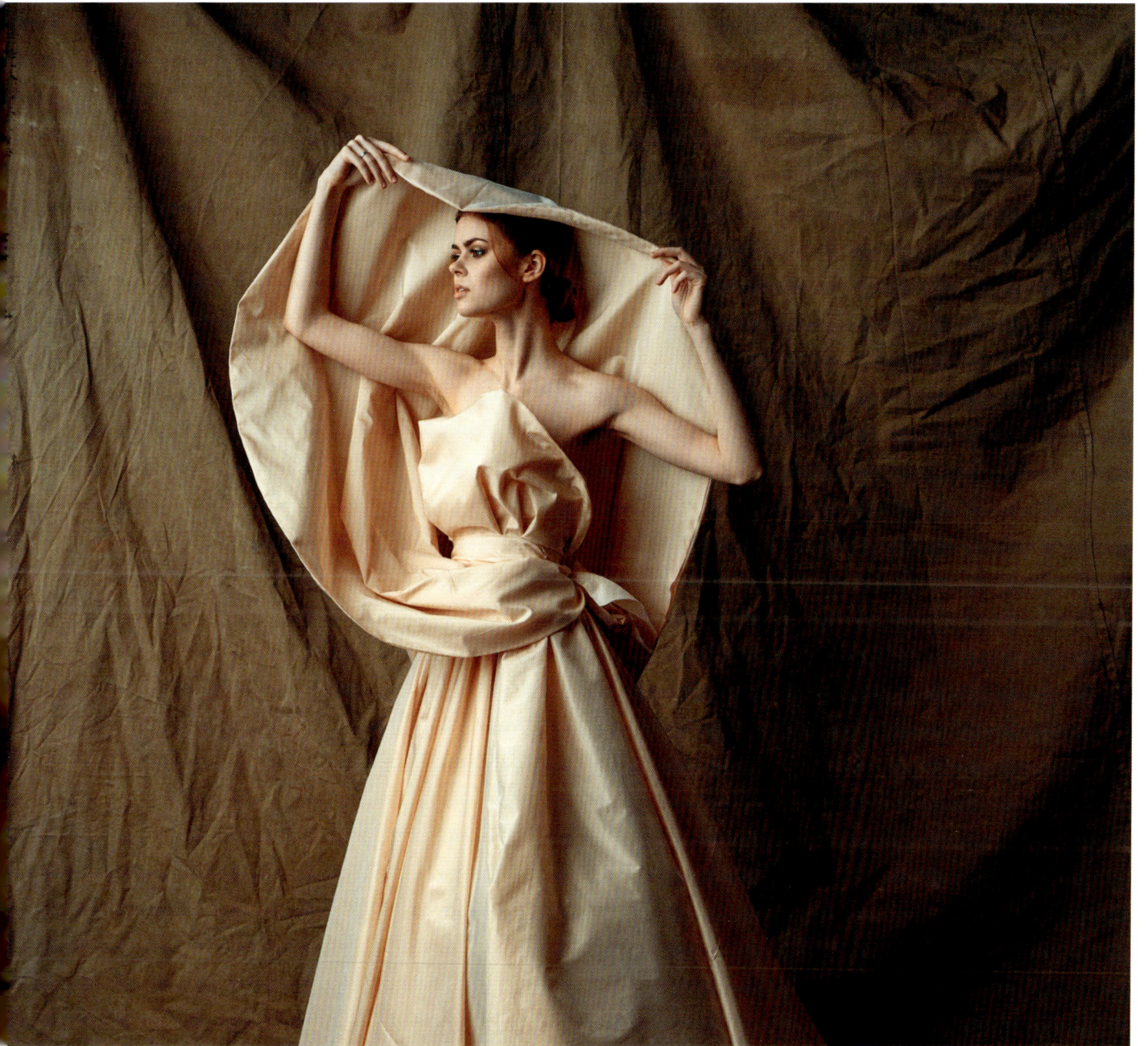

2.1 Der natürliche Zyklus

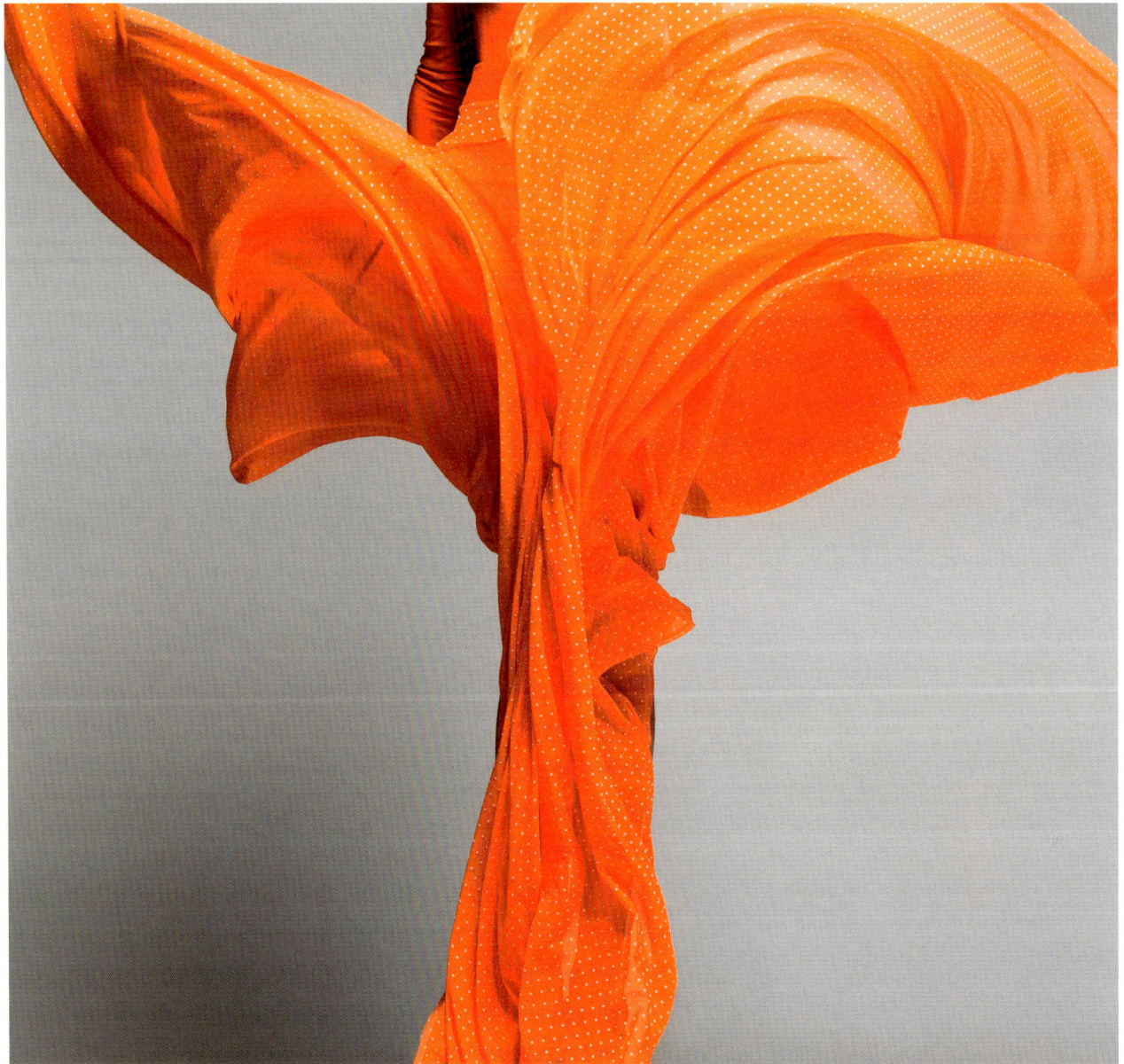

Im Durchschnitt bekommt jedes Mädchen in der heutigen Zeit mit 12,8 Jahren ihre erste Periode [1]. Anfangs müssen sich die Hormone im Körper auch hier erst einpendeln. Wenn dies geschehen ist, schwingt sich der Zyklus bei den meisten Frauen bei 27 Tagen ein [2]. Durch die Einnahme der Pille kommt es oftmals dazu, dass der 28-Tage-Zyklus sehr verbreitet ist und als normal gilt. Jedoch darf nicht vergessen werden, dass es sich hier um einen künstlich herbeigeführten, willkürlich gewählten Zeitraum handelt. Die Dauer der Regelblutung kann von Frau zu Frau schwanken. Allgemein kann man sagen, dass Zykluslängen zwischen 23 und 35 Tagen als „normal" gelten. Ebenso ist es vollkommen normal, dass nicht jeder Zyklus immer gleich lang ist, sodass die Verteilung der unfruchtbaren Tage von Monat zu Monat schwanken kann.

Laut einer Studie variiert die Zyklusdauer bei mehr als 50 % der Frauen um acht oder mehr Tage im Jahr. Nur 3 % der Frauen zeigen eine Zykluslänge, die lediglich um drei oder weniger Tage abweicht. Bei den meisten Frauen variiert die Zykluslänge um sechs bis sieben Tage [1].

Der Ablauf eines natürlichen Zyklus

In deinen Eierstöcken liegen schon von Geburt an ca. 400.000 Follikel (Eibläschen). Der Follikel ist die Hülle, in der eine Eizelle heranreift. Mit dem Einsetzen der ersten Periode wachsen von den Follikeln monatlich ca. 5-15 pro Eierstock heran. Meistens schafft nur eines den Eisprung, woraus dann eine Eizelle entsteht, die befruchtet werden kann.

Follikelphase – vor deinem Eisprung

Damit sich deine Gebärmutterschleimhaut (die während der letzten Periode ausgestoßen wurde) auf eine neue, mögliche Schwangerschaft vorbereiten kann, muss sie zunächst wieder aufgebaut werden. Ebenso fangen von den kleinen Eibläschen (Follikel), die in deinen Eierstöcken liegen, einige an zu wachsen. In den Follikeln befinden sich die Eizellen.

Der Hypothalamus, welcher ein Abschnitt deines Zwischenhirns ist, schüttet ein Hormon aus (GnRH = Gonadotropin-Releasing-Hormon), das dafür sorgt, dass in der Hypophyse (Hirnanhangdrüse; Hormondrüse) ein weiteres Hormon (FSH = Follikel stimulierendes Hormon) ausgeschüttet wird. Durch das vermehrte Hormon FSH in deinem Blut reifen die Follikel und fangen an, sich zu entwickeln. Von den 5-15 reifenden Follikeln pro Eierstock ist in der Regel nur eines dominant, woraus dann eine Eizelle entsteht. In den Wänden der Follikel wird das Hormon Östrogen produziert, dessen Level in den ersten Tagen noch sehr niedrig ist. Durch den Einfluss des Hormons FSH werden die Follikel in deinen Eierstöcken immer größer, weshalb auch der Östrogenspiegel in den Tagen vor dem

Eisprung immer weiter ansteigt. Der Anstieg des Östrogens sorgt dafür, dass deine Gebärmutterschleimhaut, die bei der letzten Periode abgestoßen wurde, wieder neu aufgebaut wird. Ebenso verbessert sich in der 1. Zyklushälfte die Qualität deines Zervixschleims. Das sorgt dafür, dass die Spermien besonders gut wandern können.

Ovulationsphase – um deinen Eisprung herum

Der steigende Östrogenspiegel ist ein Signal für deine Hypophyse, vermehrt das Hormon LH (luteinisierendes Hormon) auszuschütten. Dadurch platzt der Follikel, der am weitesten entwickelt ist. Die reife Eizelle, die sich in dem Follikel gebildet hat, macht sich über den Eileiter auf den Weg in deine Gebärmutter. Somit hat dein Eisprung stattgefunden und die Eizelle bleibt für etwa 24 Stunden befruchtungsfähig. Die übrigen Eizellen, die es nicht geschafft haben, sich komplett zu entwickeln, sterben ab und werden ausgeschieden.

Lutealphase – nach deinem Eisprung

Was aus deinem Follikel nach dem Eisprung übrig bleibt, entwickelt sich zu einer Drüse, dem sogenannten Gelbkörper (Corpus luteum). Den Namen hat der Gelbkörper seiner Farbe zu verdanken. Ab dem Zeitpunkt des Eisprungs ist die Konzentration des Hormons Progesteron deutlich erhöht, denn gewisse Zellen im Gelbkörper sorgen für die Produktion dieses Hormons. Progesteron baut jetzt deine Gebärmutterschleimhaut weiter auf, indem es Nährstoffe in die Schleimhaut einlagert und dort zusätzliche Blutgefäße bildet.

↓ *Abbildung 3a*
Zyklus mit Pille

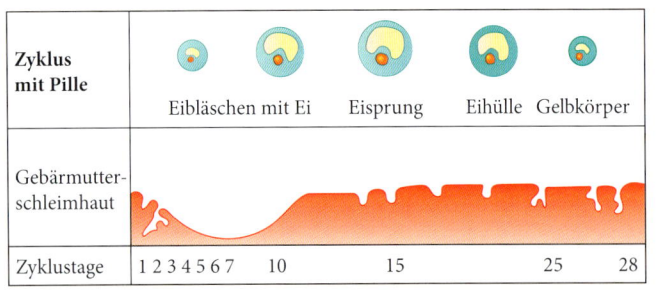

↓ *Abbildung 3*
Zyklus ohne Pille

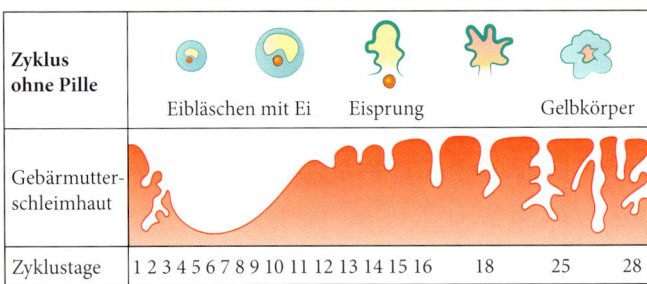

Ein hoher Progesteronspiegel sorgt auch für die Hemmung des Hormons GnRH. Wird die Bildung dieses Hormons gehemmt, können auch die Hormone FSH und LH nicht mehr freigesetzt werden. Das heißt, dass aktuell keine neue Eizelle reifen kann. Der Östrogenspiegel nimmt also automatisch wieder ab.

Wurde die Eizelle nicht befruchtet und kommt es somit zu keiner Schwangerschaft, dann stirbt der Gelbkörper nach ca. 12-16 Tagen ab. Nun fehlt es deinem Körper an Hormonen, die normalerweise dafür sorgen, dass die Schleimhaut gut durchblutet wird und bereit für eine Eizelle ist. Somit fällt neben dem Östrogen auch wieder der Progesteronspiegel ab und durch die stark sinkenden Hormonspiegel kommt es zu einem Zusammenziehen der Arterien in deiner Gebärmutter. Je enger sich die Arterien zusammenziehen, desto schlechter kann die Gebärmutterschleimhaut mit Sauerstoff versorgt werden und stirbt letztendlich ab. Sie wird ausgeschieden, was der Grund für deine nächste Periode ist. Durch das Hormon Prostaglandin hilft dein Körper dir dabei, die nicht mehr benötigte, aufgebaute Schleimhaut auszustoßen. Dadurch, dass der Gelbkörper abgestorben ist, kann es zu einer erneuten Freisetzung des Hormons GnRH kommen – die Reifung der Follikel und der Aufbau der Gebärmutterschleimhaut beginnen wieder von vorne.

Wie du deine durchschnittliche Zykluslänge berechnest

Spätestens bei der nächsten Vorsorgeuntersuchung beim Gynäkologen kommt die Frage auf, ob dein Zyklus regelmäßig ist, oder ob es Besonderheiten gibt. Erst dann stellen sich viele Frauen diese Frage zum ersten Mal. Auch wenn du nicht so schnell schwanger wirst wie gewünscht, solltest du deinen Zyklus einmal ganz genau analysieren, um zu sehen, ob eine Regelmäßigkeit besteht. Hier kann es hilfreich sein zu wissen, wie man seine durchschnittliche Zykluslänge berechnet. Zunächst solltest du verstehen, wann ein Zyklus beginnt und wann er endet.

Der erste Tag deiner Periode (eine richtige Blutung, keine Schmierblutung) ist auch der erste Tag deines neuen Zyklus. Dieser Zyklus endet mit dem letzten Tag vor deiner nächsten Periode. Um deine durchschnittliche Zykluslänge zu berechnen, dokumentierst du diese über einen Zeitraum von sechs Monaten. Dazu notierst du dir jeden Monat den ersten Tag deiner Regelblutung. Hierzu kannst du eine Zyklus-App oder einen Menstruationskalender zur Hilfe nehmen, je nachdem, was dir lieber ist. Nach sechs Perioden kannst du nun deine durchschnittliche Zyklusdauer berechnen, indem du die Summe deiner monatlichen Zykluslängen durch 6 teilst. Solltest du eine App nutzen, so errechnet dir diese oftmals automatisch deine durchschnittliche Zykluslänge.

Beispiel

Eine Zykluslänge = 1. Tag der Periode bis zum letzten Tag vor der nächsten Periode

Monat 1: Erster Tag der Periode 13. Mai (27 Tage-Zyklus)
Monat 2: Erster Tag der Periode 9. Juni (28 Tage-Zyklus)
Monat 3: Erster Tag der Periode 7. Juli (30 Tage-Zyklus)
Monat 4: Erster Tag der Periode 6. August (30 Tage-Zyklus)
Monat 5: Erster Tag der Periode 5. September (26 Tage-Zyklus)
Monat 6: Erster Tag der Periode 1. Oktober (30 Tage-Zyklus)

$27 + 28 + 30 + 30 + 26 + 30 = 171$
$171 \div 6 = 28{,}5$

Die durchschnittliche Zykluslänge beträgt hier **28 Tage**.

Dein Zyklus möchte dir etwas sagen

Deine Periode ist nicht einfach nur „etwas, das passiert". Deine Periode ist ein Ausdruck deiner Gesundheit! Bist du gesund, lässt sich auch dein Zyklus regelmäßig blicken und er findet sanft, regulär und ohne begleitende Symptome statt. Das soll nicht heißen, dass du ihn nicht spüren kannst, jedoch sollte er z. B. keine unaufhaltbaren Schmerzen im Unterleib verursachen. Stelle dir deinen Zyklus wie eine monatliche Berichterstattung vor. Solltest du auf irgendeine Art und Weise ungesund und dein Körper nicht im Gleichgewicht sein, ist dein Zyklus wie ein Warnsignal. Er teilt dir durch starke Blutungen, unregelmäßige Zyklen o. ä. mit, was in deinem Körper los ist.

2.2 Das Chaos deiner Hormone

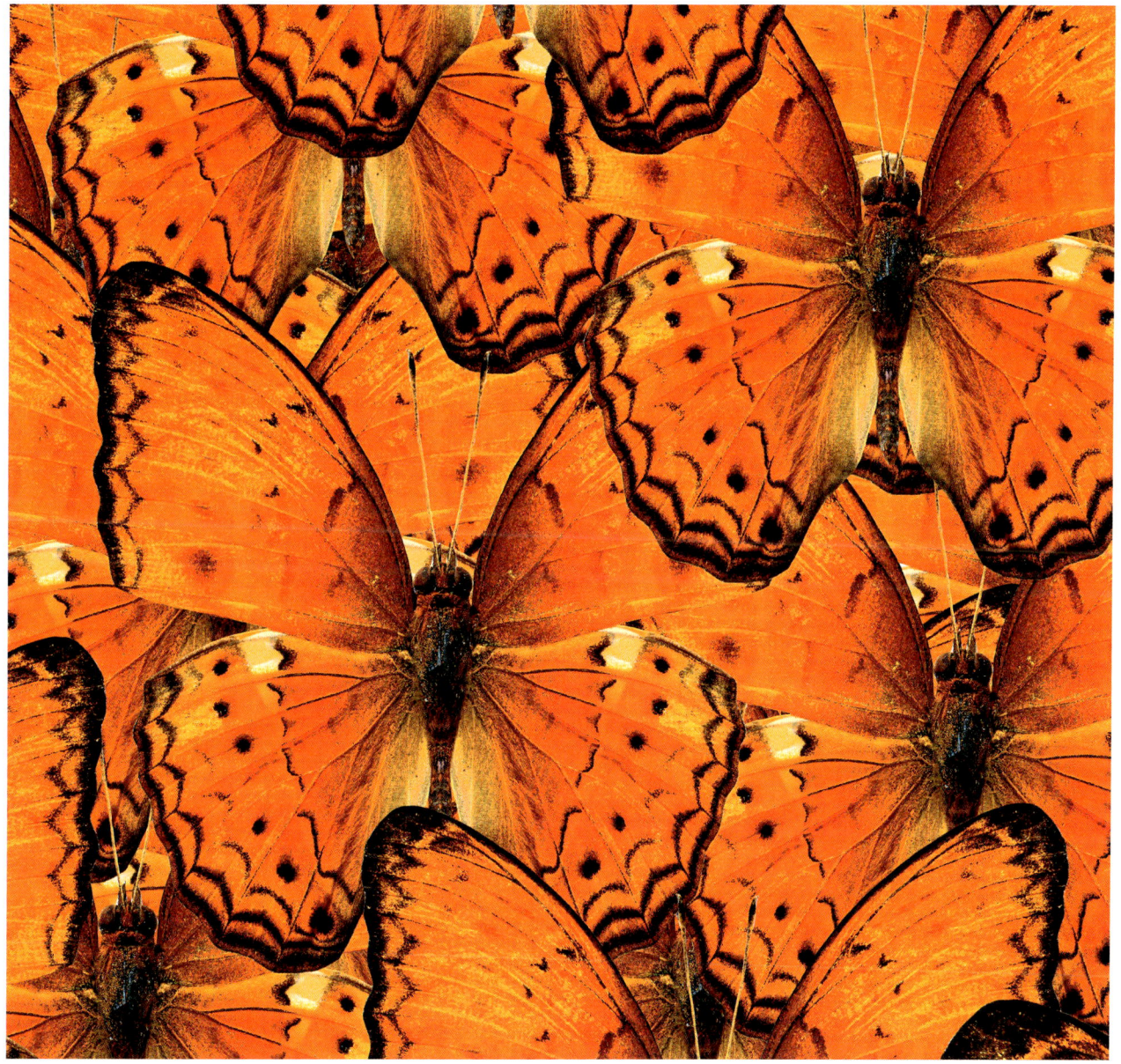

Durch die Einnahme der Pille fügst du deinem Körper künstliche Hormone zu, die die Hormonrezeptoren in deinem Körper besetzen. Dein Gehirn bekommt nun das Signal „alle Hormonrezeptoren sind besetzt" und drosselt somit die Produktion der eigenen Hormone. Das geht so lange gut, bis du die Pille wieder absetzt. Plötzlich werden die künstlichen Hormone entzogen, und das Gehirn erhält die Botschaft „die Rezeptoren sind nicht ausreichend besetzt". Dein Körper fängt wieder an, selbstständig Hormone zu produzieren. Dieser Prozess funktioniert jedoch oftmals nicht von heute auf morgen und benötigt etwas Zeit.

Die Pille ist wie ein gutes Make-up, denn sie verdeckt plötzlich schon immer da gewesene starke Unterleibsschmerzen, oder hilft gegen unregelmäßige Zyklen. Leider kann es unter diesem „Make-up" auch dazu kommen, dass sich ganz unbemerkt verschiedene Störungen in deinem Körper entwickeln. Die künstlichen Hormone sind wie Benzin für das Feuer – sie können Störungen im Organismus entfachen und verstärken. Diese Störungen sind meist der Grund für sämtliche Symptome, die nach dem Absetzen der Pille auftreten können.

Östrogendominanz

Bis heute hört man immer mal wieder, dass Beschwerden in den Wechseljahren, oder auch das prämenstruelle Syndrom (PMS), durch einen Östrogenmangel entstehen. Es gibt viele Gründe, die die weibliche Hormonbalance aus dem Gleichgewicht bringen, z. B. die erste Schwangerschaft, die Einnahme der Pille, aber auch natürliche Faktoren wie Stress, Rauchen, Ernährung und Bewegung. Einige dieser Faktoren können sogar zu einem Ausbleiben des Eisprungs führen. Ist dies der Fall, bildet sich auch kein Gelbkörper und dadurch findet keine ausreichende Progesteronproduktion statt. Es kommt zu einem Progesteronmangel. Anders ausgedrückt: Das Östrogen ist nun stärker vertreten und man spricht von einer Östrogendominanz. Somit ist ein Östrogenmangel meistens nicht das primäre Problem bei den Beschwerden, die Frauen vor und in den Wechseljahren haben [3].

Gründe für eine Östrogendominanz

Progesteronmangel

Bei einigen Frauen (vor allem auch nach dem Absetzen der Pille) wird in den Eierstöcken zu wenig Progesteron gebildet. Es kommt zu einer Gelbkörperschwäche. Progesteron spielt für Zyklus und Fruchtbarkeit eine wichtige Rolle und ist außerdem eine Art Gegenspieler des Hormons Östrogen. Beide Hormone müssen in einem bestimmen Verhältnis zueinander im Körper vorhanden sein, damit sie miteinander im Gleichgewicht sind und der weibliche Zyklus reibungslos verlaufen kann. Die Einnahme der Pille, eine Gelbkörperschwäche oder auch die Wechseljahre können dazu führen, dass das Hormon Progesteron

Progesteron

Progesteron ist der wichtigste Vertreter der Gestagene (Gelbkörperhormone) und gehört zur Gruppe der Sexualhormone. Bist du nicht schwanger, ist dein Progesteronspiegel in der zweiten Phase deines Zyklus am höchsten – direkt nach dem Eisprung. Progesteron sorgt z. B. für die Versorgung der Schleimhaut in der Gebärmutter und hilft bei der Einnistung des befruchteten Eis. Kommt es in einem Zyklus nicht zu einer Schwangerschaft, sinkt der Progesteronspiegel stark ab und die Periode setzt ein.

Progesteron ist unter anderem entscheidend für einen stabilen Zyklus. Tritt ein Mangel dieses Hormons auf, kommt es zwangsläufig auch zu Zyklusstörungen. Auf das Gehirn hat Progesteron einen ganz besonderen Effekt: Es wirkt beruhigend und macht gelegentlich auch etwas müde. Das ist auch der Grund, warum einige Frauen in der Schwangerschaft über Müdigkeit klagen, denn hier ist der Progesteronspiegel besonders hoch. In großen Mengen wird Progesteron nur in den Eierstöcken und während der Schwangerschaft in der Plazenta der Frau gebildet [4].

zu niedrig und das Östrogen somit zu dominant ist. Entscheidend ist hier, dass der Progesteronmangel noch stärker ist als der Östrogenmangel. Der Körper verhält sich so, als wäre zu viel Östrogen vorhanden [5].

Überproduktion von Östrogen

Die Überproduktion von Östrogen kann eine Östrogendominanz auslösen. Dies ist dann der Fall, wenn zu viel Testosteron in Östrogen umgewandelt wird. Das kann u. a. an einem Nährstoffmangel liegen – vor allem ein Mangel an Zink, Magnesium, Selen und Vitamin D3 führt zu einer verstärkten Aromatase-Aktivität oder verhindert das Abschalten des Enzyms Aromatase [6].

Störungen im Östrogenabbau

Nicht nur eine Überproduktion kann dazu führen, dass sich zu viel Östrogen in deinem Körper befindet. Es kann ebenso eine Störung im Abbau von Östrogen vorliegen. Hormone haben eine bestimmte Lebensdauer. Wenn sie ihren Zweck erfüllt haben, werden sie recycelt und ausgeschieden. In diesem Fall kommt die Leber ins Spiel. Ihre Aufgabe ist es, das überschüssige Östrogen aus dem Körper zu entfernen [10]. Mangelt es der Leber an bestimmten Helfern, ist sie nicht in der Lage, das Östrogen so umzuwandeln, dass es aus dem Körper ausgeschieden werden kann. Genaueres über das wundervolle und vielfach unterschätzte Organ Leber erfährst du in Kapitel 2.

Aromatase

Aromatase ist ein Enzym, das zur Umwandlung von Androgenen (Sexualhormone mit „männlicher" Wirkung) in Östrogene benötigt wird. Die Hemmung der Aromatase zieht eine verringerte Östrogenkonzentration im Körper nach sich. Der Körper produziert weniger Östrogen und hält einen höheren Testosteronspiegel aufrecht [7].

Es gibt Faktoren, die das Enzym beeinflussen können. Eine hoch dosierte Versorgung mit Zink kann ein Eindämmen der Östrogenproduktion hervorrufen, indem es die Aromatase von Testosteron zu Östrogen hemmt [8, 9]. Alkohol hingegen kann die Aromatase aktivieren und bewirken, dass vermehrt Testosteron in Östrogen umgewandelt wird.

Äußere Faktoren

Auch in der Umwelt kommen Östrogene vor. Die vermehrte Benutzung von Plastikflaschen, oder falsche Kosmetika können das Östrogenlevel in deinem Körper steigern. Diese „künstlichen" Östrogene nennt man Xenoöstrogene. Näheres hierüber erfährst du in Kapitel 2.

Anzeichen einer Östrogendominanz

Es ist nicht einfach, eine Östrogendominanz zu differenzieren, denn oft kann es zu einer Vielzahl von Beschwerden kommen. Nicht bei jeder Frau treten alle Symptome einer Östrogendominanz auf und bei den meisten Beschwerden ist die Östrogendominanz auch nicht die einzig denkbare Ursache. Die Symptome können sich aus den Beschwerden eines Progesteronmangels und auch aus den Beschwerden eines erhöhten Östrogenspiegels zusammensetzen [5].

Symptome einer Östrogendominanz können sein
› PMS
› Depression, Stimmungsschwankungen
› Kopfschmerzen
› Konzentrationsstörungen
› Brustspannen
› Zyklen ohne Eisprung
› Starke Menstruationsblutung
› Schilddrüsenunterfunktion (Hypothyreose)
› Vermehrtes Bauchfett
› Wassereinlagerungen (Ödeme)
› Haarausfall
› Trockene Haut

Die Liste lässt sich beliebig lang fortsetzen. Du solltest nicht vergessen, dass viele Symptome auf verschiedene Dysbalancen im Körper zutreffen. Somit solltest du anhand eines Symptoms, welches du vielleicht bei dir wiedergefunden hast, nicht direkt von einer primären Östrogendominanz ausgehen.

Der richtige Anteil an Körperfett

Das Fettgewebe macht uns Frauen oftmals schon genug Ärger, doch es ist mehr als nur ein Speicher für „schlechte Zeiten". Das Fettgewebe stellt Hormone und Botenstoffe selbst her und kann somit in das Regelbuch der Fruchtbarkeit eingreifen. Hormone, die bereits gebildet wurden, werden im Fettgewebe zu anderen Hormonen umgewandelt, z. B. Androgene zu Östrogenen. Fettleibigkeit ist sogar mit einer Beeinträchtigung der Fruchtbarkeit in Verbindung gebracht worden [11]. Hast du zu viel Östrogen in deinem Körper, das nicht effektiv von deiner Leber eliminiert wurde, programmiert das Östrogen deine Fettzellen dazu, mehr Fett zu speichern. Je mehr Fett deine Zellen speichern, desto mehr Östrogen geben sie wieder ab. Dadurch steigt dein Östrogenlevel im Körper, was dann wiederum dazu führt, dass deine Fettzellen mehr Fett speichern. Dieser „Teufelskreis" kann zu einer konsistenten und leichten Gewichtszunahme führen und kann es dir schwerer machen, Gewicht zu verlieren.

Auch ein zu geringer Anteil an Körperfett wirkt sich negativ aus. Wenn Frauen im Laufe der Jahre eine kritische Fettmasse unterschreiten, kann es zu einem verlängerten oder sogar ausbleibenden Zyklus kommen. Auch extremer Sport führt zu einer Reduktion von Körperfett. Wird zu viel Körperfett abgebaut, registrieren die Eierstöcke ein „Energiedefizit" und stellen somit ihre Funktion ein [4]. Ohne ausreichende Fettreserven bist du nicht in der Lage, ein Kind während der Schwangerschaft zu versorgen und nach der Geburt zu stillen. Auch hier hat sich die Evolution wieder einiges dabei gedacht.

PMS – das prämenstruelle Syndrom

Hormone sind winzig klein, beeinflussen jedoch eine ganze Menge im Körper einer Frau. Manchmal tun sie das in einer Art und Weise, die nicht immer angenehm für Frauen ist. Auf der Haut zeigen sich Pickel und Mitesser, der Bauch fühlt sich aufgebläht an und aus einem normalen Gespür für Hunger werden Fressattacken, die sich scheinbar außerhalb jeder Kontrolle befinden. Dies sind nur einige Symptome, die das PMS immer wieder für viele Frauen bereithält. Bei einigen Frauen sind die Beschwerden so stark, dass ihr privates und berufliches Leben enorm beeinträchtig ist. Hier spricht man von einer prämenstruellen dysphorischen Störung (PMDD) [12].

Symptome

Viele Frauen klagen über Wassereinlagerungen, Brustspannen und schmerzhafte Brustwarzen, ein extrem großes Verlangen nach Schokolade (generell nach Zucker), Pickel und Blähungen. Bei einigen Frauen lässt die Konzentration nach, sie fühlen sich energielos, schlafen nicht erholsam, fühlen sich depressiv und leiden unter Rücken-, Unterleibs- und Kopfschmerzen.

Typisch für das PMS ist, dass diese Symptome nur in der zweiten Zyklushälfte auftreten und sich zur Periode hin verstärken. Sobald die Menstruation einsetzt, verschwinden die Beschwerden meist relativ schnell. Das Verschwinden der Beschwerden lässt annehmen, dass hier eine Hormonabhängigkeit vorliegt. Die Wissenschaft tut sich noch immer schwer, eine plausible Erklärung für das PMS zu finden.

Dass es sich beim PMS um eine Erkrankung handelt, die von Hormonen abhängig ist, lässt sich nicht von der Hand weisen. Die Abhängigkeit vom Zyklus, sowie das Ausbleiben des PMS bei Frauen in den Wechseljahren sprechen dafür [4].

Auslöser

Viele Frauen stellen sich berechtigterweise die Frage, wie es eine hormonabhängige „Erkrankung" geben kann, wenn doch alle Hormone im Normbereich sind. Das ist tat-

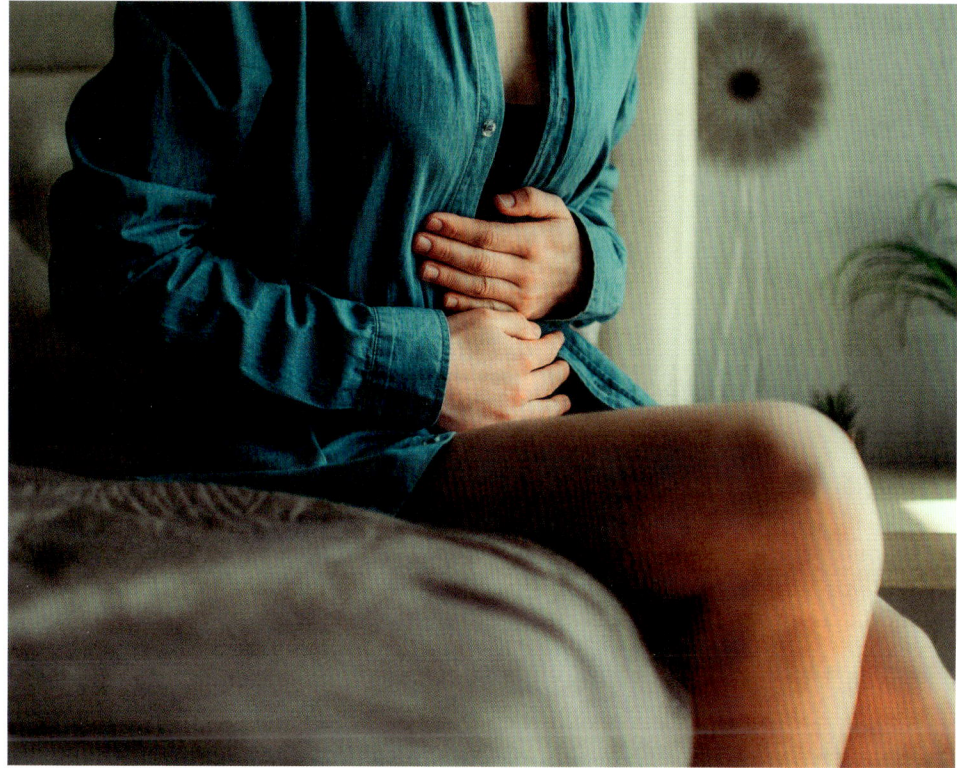

sächlich möglich, denn für die Wirkung von Hormonen ist nicht nur ihre Konzentration im Blut verantwortlich. Gleich wichtig ist auch die Empfindlichkeit der jeweiligen Rezeptoren, an denen die Hormone wirken. Ebenso gibt es ein enges Zusammenspiel zwischen unseren Hormonen und den Botenstoffen (Neurotransmitter) in unserem Gehirn [4].

Die zahlreichen Symptome des PMS stimmen oftmals mit den Nebenwirkungen von unausgeglichenem Östrogen überein. In der ersten Hälfte des Zyklus produziert der Körper primär Östrogene. Mit dem Eisprung steigt der Progesteronspiegel deutlich an. Progesteron ist in den nächsten zwei Wochen somit das führende Hormon. Als Ursache für das PMS können also auch eine Östrogendominanz bzw. ein Progesteronmangel in Frage kommen. Die genaue Ursache festzustellen, ist leider nicht ganz so einfach. Neben der Östrogendominanz bzw. dem Mangel an Progesteron kann auch ein Durcheinander der Neurotransmitter (Botenstoffe im Gehirn) [13, 14] oder ein Ungleichgewicht im Kalzium- und Vitamin D-Haushalt [15] eine Rolle spielen.

Diagnose und Behandlung

Die Diagnose für das PMS ergibt sich aus den Beobachtungen der Beschwerden jeder einzelnen Frau. Ein typisches Merkmal ist nicht selten, dass die Symptome vom Menstruationszyklus abhängig sind. Die meisten Frauen berichten, dass die Symptome etwa eine Woche vor der Periode einsetzen und spätestens innerhalb der ersten drei Tage wieder verschwinden. Bei der Diagnose ist es wichtig, dass verschiedene Erkrankungen (z. B. Depression) vorher ausgeschlossen werden, um sicher zu sein, dass die Symptome wirklich aufgrund des PMS auftreten.

Ein Zykluskalender, in den die Symptome und Beschwerden eingetragen werden, kann helfen zu ermitteln, ob es sich um das prämenstruelle Syndrom handeln kann. Die Antibabypille ist ein recht einfaches Hilfsmittel, um die Symptome des prämenstruellen Syndroms abzuschwächen bzw. sogar ganz auszuschalten, da die Pille konstant Hormone abgibt. Diese Lösung ist jedoch nicht von Dauer, denn sobald die Pille abgesetzt wird, können die Beschwerden zurückkommen.

Eine Besserung der Symptome kann mit einer bewussteren Ernährung und der Reduzierung von Stress eintreten. Der Verzicht auf Zucker, Kaffee (Koffein) und Alkohol kurz vor und während der Periode, wirkt sich bei einigen Frauen förderlich auf die PMS-Symptome aus. Auch ein Nährstoffmangel kann die Symptome verschlimmern. Verschiedene Nährstoffe können sich andererseits aber auch positiv auf die Beschwerden auswirken.

Abbildung 5 →
PCOS

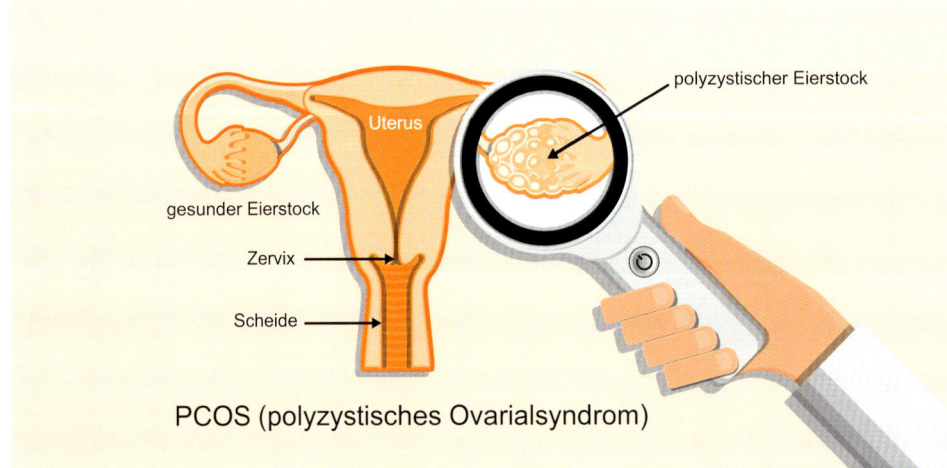

PCOS (polyzystisches Ovarialsyndrom)

Nährstoffe, die sich positiv auf dein PMS auswirken

Natürlich spielen eine ausgewogene Ernährung, die Vermeidung von zu viel negativem Stress und ausreichend Schlaf eine wichtige Rolle, um die Symptome des PMS zu reduzieren. Neben diesen Faktoren können auch einige Mikronährstoffe eine heilende Wirkung haben.

Vitamin B6

Vitamin B6 spielt eine Rolle beim Zusammenspiel von Serotonin und Dopamin [16]. Diese zwei Stoffe sind unter anderem für das seelische Wohlbefinden von großer Bedeutung.

Calzium

Es wurde festgestellt, dass Frauen mit einem niedrigen Calciumspiegel eine erhöhte Neigung für das prämenstruelle Syndrom haben. Somit kann Calcium nicht nur die Symptome lindern, sondern auf lange Sicht auch zu einem Ausbleiben der Symptome führen [17].

Magnesium

Dieses Mineral ist nahezu ein Alleskönner, denn es ist an unzähligen Stoffwechselvorgängen im Körper beteiligt. Auch beim PMS kann Magnesium Abhilfe schaffen. In Studien [18] wurde nachgewiesen, inwiefern sich die Einnahme von Magnesium auf die Patientinnen und ihre PMS-Symptome auswirkt. Schon nach zwei Monaten ließ das Anschwellen der Hände, Füße und Brüste deutlich nach. Auch die Stimmung soll sich verbessert haben.

PCOS – das Polyzystische Ovarielle Syndrom

Beim polyzystischen ovariellen Syndrom handelt es sich um eine hormonell bedingte Erkrankung. Sie ist bei geschlechtsreifen Frauen die häufigste Ursache für Zyklusstörungen, einen erhöhten Spiegel an männlichen Hormonen und für die Unfruchtbarkeit.

Typisch für dieses Krankheitsbild ist das veränderte Aussehen der Eierstöcke – sie sind übersät von kleinen Bläschen, welche in der Fachsprache polyzystische Ovarien genannt werden. Es befinden sich also viele (“**poly**”) unvollständig gereifte Follikel (“**Zysten**”) in den Eierstöcken (“**Ovarien**”). Da es sich um ein gemeinsames Auftreten verschiedener Symptome handelt, spricht man von einem **Syndrom**.

Durch einen transvaginalen (durch die Scheide) Ultraschall können die Zysten gut dargestellt werden. Am inneren Rand des Eierstocks werden die kleinen Bläschen sichtbar, die wie Perlen an einer Kette aneinandergereiht liegen. Diese kleinen Bläschen sind die fortgeschrittenen Stadien von den Eibläschen, die zu tausenden und winzig klein in jedem Eierstock liegen.

Bei gesunden Frauen reift in jedem Zyklus eines dieser Eibläschen heran, springt circa in der Zyklusmitte und setzt damit eine Eizelle frei, die befruchtet werden kann. Beim PCOS scheint das jeweilige Eibläschen nur bis zu einer gewissen Größe heranzureifen, schafft es dann jedoch nicht zu „springen". Es bleibt am inneren Rand des Eierstocks in der „Rinde" stecken. Dieses Phänomen passiert immer wieder, womit sich nach und nach die nicht gesprungenen Eibläschen im Eierstock ansammeln. Diese Ansammlung verleiht dem PCOS sein charakteristisches Aussehen.

Ursachen

Ursache für die Bläschen könnte sein, dass die Rinde des Eierstocks zu dick ist, sodass die Eibläschen es nicht schaffen, die Rinde zu durchdringen [4]. Um dem Eibläschen dann doch noch zu einem Eisprung zu verhelfen, schüttet die Hirnanhangdrüse vermehrt das luteinisierende Hormon (LH) aus. LH ist auch das Hormon, das den Eisprung bewirkt. Allerdings führt es auch noch zu etwas anderem: Es stimuliert die androgenproduzierenden Zellen im Eierstock. Dadurch kommt es zum Anstieg der männlichen Geschlechtshormone.

Frauen mit PCOS haben häufig einen sehr hohen Androgenspiegel. Dieser kann zu fettiger Haut führen und die Körperbehaarung sprießen lassen.

Insulin und PCOS

Das Hormon Insulin würde man in erster Linie nicht in Zusammenhang mit dem PCOS bringen, jedoch spielt es eine wichtige Rolle. Es wird auch in der Wissenschaft immer klarer, dass das PCOS mit einer Insulinresistenz verbunden ist [19]. Der Körper schafft es nicht, das Insulin richtig zu verwerten, weswegen es zu einem erhöhten Insulinspiegel im Blut kommt. Das wirkt sich negativ auf den Eisprung aus und kann ebenfalls dazu führen, dass die Eierstöcke plötzlich zu viele Androgene (männliche Hormone) produzieren. Aufgrund der hohen Insulinspiegel schüttet die Hypophyse (Hirnanhangdrüse) mehr des Hormons LH (luteinisierendes Hormon) aus und weniger des Hormons SHGB (Sexualhormonbindendes Globulin). SHGB bindet Hormone wie z. B. Östradiol oder Testosteron an sich, so dass diese dann weniger im Blut vorhanden sind. Bei einem Mangel dieses Hormons werden mehr männliche Hormone im Blut freigesetzt.

Diagnose und Symptome

PCOS kann viele verschiedene Auswirkungen haben und nicht bei allen Frauen treffen dieselben Symptome zu. Das macht die Diagnose umso schwieriger. Frauen mit PCOS haben häufig Zyklusstörungen, womit eine seltene und unregelmäßige Periode gemeint ist. Bei manchen Frauen bleibt die Periode auch ganz aus. Haarausfall, Akne und eine vermehrte Körperbehaarung (z. B. Bartwuchs) sind Symptome, die sich oft durch einen erhöhten Spiegel an männlichen Hormonen (Androgene) erklären lassen. Auch die Insulinresistenz kann ein Problem sein und manchmal zu extremer Gewichtszunahme führen. Neben diesen Symptomen kommt es beim PCOS auch oft dazu, dass der Eisprung ausbleibt, was einen unerfüllten Kinderwunsch mit sich bringt.

Diagnostik

Nur weil du nach dem Absetzen der Pille ein oder zwei der oben genannten Symptome bei dir festgestellt hast, muss das noch lange nicht heißen, dass du an PCOS leidest. Die Diagnostik muss sehr ausführlich erfolgen, denn für Pickel, Haarausfall und eine unregelmäßige Periode kann es auch andere Gründe geben.

Um PCOS sicher zu diagnostizieren, gelten in Europa die Rotterdamm-Kriterien, wobei zwei von drei erfüllt sein müssen:
› Amenorrhoe oder Oligomenorrhoe (keine oder seltene Menstruation),
› Klinische oder laborchemische Hinweise auf eine Hyperandrogenämie (Überschuss an männlichen Geschlechtshormonen),
› Polyzystische Ovarien (viele unvollständig gereifte Follikel im Eierstock).

Solltest du zwei dieser drei Symptome bei dir feststellen, verfall nicht sofort in Panik. Für die oben genannten Symptome können auch andere Probleme (z. B. Hashimoto) verantwortlich sein. Da du eventuell gerade die Pille abgesetzt hast, kann auch das Ungleichgewicht deiner Hormone zu denselben Symptomen wie bei einem PCOS führen.

Pille und PCOS

Die wirkliche Ursache für das PCO-Syndrom und wie dieses genau entsteht, ist, wie bei vielen Dingen, was den menschlichen Körper betrifft, noch nicht genau erforscht. Immer sicherer ist sich die Medizin jedoch, dass der Zuckerstoffwechsel und das Hormon Insulin eine entscheidende Ursache darstellen.

Durch die Pille werden die körpereigene Hormonproduktion und der Eisprung unterdrückt. Dein Körper hat im Grunde verlernt, was er zu tun hat. Nach dem Absetzen der Pille kämpft er neben dem Hormonchaos oft zusätzlich mit einem Nährstoffmangel und eventuell auch mit einer überlasteten Leber. All das kann ebenfalls zu einer unregelmäßigen Periode oder einem erhöhten Spiegel an männlichen Hormonen führen. Auch wenn du dieselben Symptome wie bei einem PCO-Syndrom feststellst, kann die Ursache eine ganz andere sein. Bei einigen Frauen pendeln sich die Hormone nach einiger Zeit von ganz alleine wieder ein, was zu einem Rückgang der Symptome führt.

Behandlung

Einige Gynäkologen neigen dazu, Frauen mit PCOS die Pille als Mittel der Wahl zu verschreiben. Durch die Einnahme der Pille werden die Eierstöcke in einen Dornröschenschlaf versetzt. Somit bleibt das Heranreifen von weiteren unreifen Eiern vorerst aus. Besitzt die Pille zusätzlich noch eine antiandrogene Wirkung, werden auch noch die männlichen Hormone in Zaum gehalten – Akne und vermehrter Haarwuchs bilden sich zurück. Die Pille sorgt oftmals dafür, dass alle Symptome des PCOS unterdrückt werden. Setzt die Frau die Pille jedoch wieder ab, fängt sie erneut an dem Punkt an, an dem sich ihr Körper vor der Einnahme der Pille befunden hat.

Um dieses komplexe Krankheitsbild richtig behandeln zu können, ist es wichtig, die Ursache herauszufinden. Ist diese gefunden, kann an vielen verschiedenen Stellen angesetzt werden. So müssen z. B. Gewicht reduziert, Entzündungen im Körper bekämpft oder der Darm genauer unter die Lupe genommen werden. Auch die Unterstützung der Leber oder das Zuführen von wichtigen Nährstoffen kann einen Teil der Behandlung ausmachen.

Das PCO-Syndrom zeigt sehr gut, wie komplex der Körper und das Zusammenspiel verschiedener hormoneller Regelkreise sein kann. In diesem Fall sind der Insulin- und Androgenstoffwechsel sehr eng miteinander verbunden. Dieses Krankheitsbild ist so komplex, dass oftmals eine Zusammenarbeit von Ärzten unterschiedlicher Disziplinen (Gynäkologe, Internist/Endokrinologe) sinnvoll sein kann.

Um selbst die ersten Schritte in die richtige Richtung – weg vom PCOS – zu machen, kannst du ebenfalls den Guide in Kapitel 4 anwenden. Die richtige Ernährung und somit die Bekämpfung der oftmals vorhandenen Insulinresistenz sind ein sehr wichtiger und wirkungsvoller Schritt, um das PCOS in den Griff zu bekommen.

Endometriose

Die starken, krampfartigen Schmerzen kurz vor der Periode lassen einige Frauen das freie Wochenende im Bett verbringen. Auch beim Sex kann es plötzlich in bestimmten Stellungen zu Schmerzen kommen. Man sollte nicht immer vom Schlimmsten ausgehen, jedoch sind diese Symptome typisch für das Krankheitsbild der Endometriose. Diese Krankheit ist nur wenig bekannt, da viele betroffene Frauen ihre Schmerzen nur für extrem starke Regelschmerzen halten und somit keinen Arzt aufsuchen. Nach gutartigen Tumoren ist die Endometriose die zweithäufigste Krankheit bei Frauen [20], doch auch nach intensiver Forschung sind die Ursachen dieser Krankheit immer noch unklar.

Bei der Endometriose handelt es sich um eine gutartige, chronische Erkrankung, bei der Gebärmutterschleimhaut außerhalb der Gebärmutter wächst. Diese gutartigen Wucherungen nennt man Endometrioseherde, die häufig in der gesamten Bauchhöhle verteilt sind. Betroffen sein können z. B. das Bauchfell, die Scheidenwand, der Darm oder auch die Eierstöcke. Genau wie die Gebärmutterschleimhaut auch, werden die Zellen, die sich außerhalb der Gebärmutter gebildet haben, im monatlichen Rhythmus mit Hilfe von Hormonen aufgebaut und in Form einer Blutung wieder ausgeschieden. In den Endometrioseherden können Blut und Schleimhaut allerdings nicht so gut abfließen und stauen sich, da der Abfluss fehlt. Das ruft dann Entzündungen hervor, woraus Zysten und Narben entstehen können.

Ursache

Niemand weiß, warum manche Frauen betroffen sind und andere nicht. Somit ist das Wissen über Entstehung und Ursache der Endometriose immer noch sehr begrenzt. Eine Theorie geht von einer Störung des Zusammenspiels der Hormone und des Immunsystems aus. Normalerweise sorgt die Abwehr des Körpers dafür, dass sich Gewebe aus einem Organ nicht in anderen Bereichen des Körpers festsetzt. Allerdings ist es bis heute immer noch unklar, wie es zum Wachstum von Gebärmutterschleimhaut außerhalb der Gebärmutter kommt.

Symptome und Diagnose

Nicht bei allen Frauen löst diese Erkrankung Beschwerden aus, deshalb ist es nicht ganz einfach, sie nur anhand der Symptome zu identifizieren. Es kann zu Menstruationsstörungen oder Schmerzen beim Sex kommen. Je nachdem, wo die Herde sitzen, klagen Frauen auch über Schmerzen beim Wasserlassen, beim Stuhlgang oder zum Zeitpunkt des Eisprungs. Laut den Leitlinien für Diagnostik und Therapie der Endometriose ist der Unterbauchschmerz das Leitsymptom [21].

Endometrioseherde und Verwachsungen am Eierstock oder auch am Eileiter können dazu führen, dass Frauen unfruchtbar werden und es zu keiner Schwangerschaft kommen kann. Durch verschiedene Untersuchungen (Ultraschall, Bauchspiegelung, Magnetresonanztherapie, gynäkologische Untersuchung) kann der Arzt die Diagnose stellen, wobei sich die Erkrankung nur mittels einer Bauchspiegelung mit Entnahme von Gewebe sicher nachweisen lässt [22].

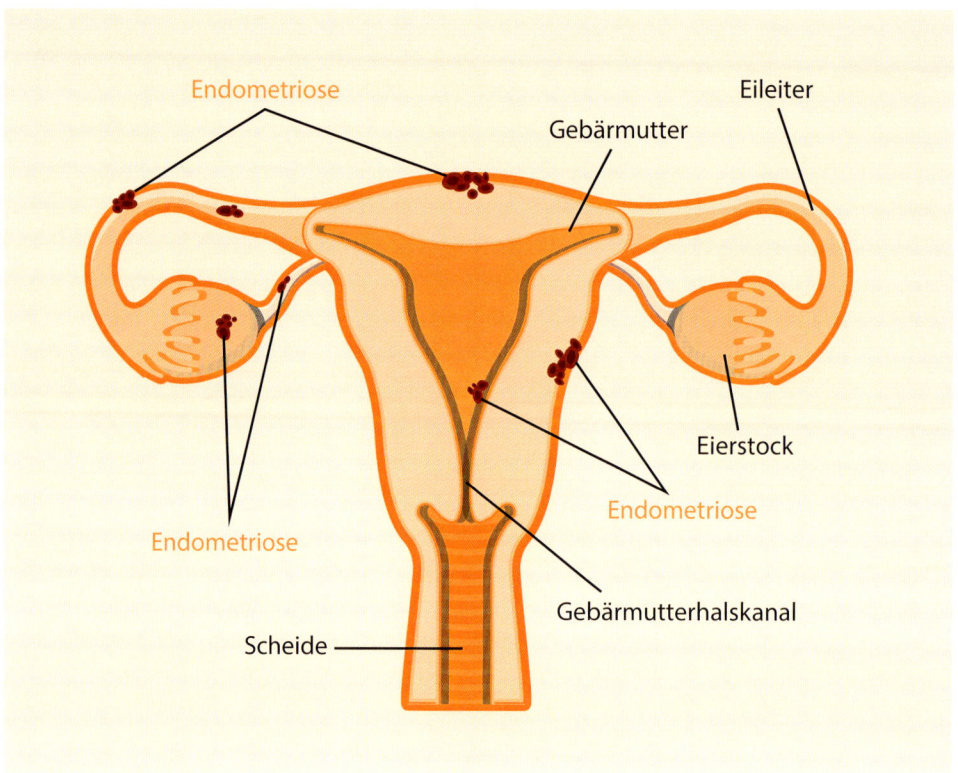

Abbildung 6 →
Endometriose

Endometriose

Gebärmutter

Eileiter

Endometriose

Eierstock

Endometriose

Gebärmutterhalskanal

Scheide

Behandlung

Es gibt aktuell keine Therapie, um die Endometriose zu heilen. Allerdings können Schmerzmittel helfen, die Symptome zu lindern. Hormonelle Mittel bremsen das Wachstum der Endometrioseherde. Laut den Leitlinien für Endometriose gilt die operative Entfernung der Herde zur Symptomkontrolle als „Goldstandard" [21].

Endometriose und Pille

Nach dem Absetzen der Pille erleben viele Frauen ihre Regelschmerzen als deutlich stärker, da in einem natürlichen Zyklus viel mehr Schleimhaut aufgebaut und auch wieder abgeblutet wird. Ein gewisses Maß an Schmerzen kann als normal gelten. Hast du jedoch das Gefühl, dass deine Unterleibsschmerzen sehr extrem sind, sollest du dies mit deinem Gynäkologen besprechen. Durch die Einnahme der Antibabypille können die Symptome einer eventuell vorhandenen Endometriose abgeschwächt werden.

Leitlinien und Goldstandard

Leitlinien geben Empfehlungen, wie eine Krankheit festgestellt und behandelt werden soll. Sie wägen Nutzen und Schaden ab und fassen das aktuelle medizinische Wissen zusammen. Dadurch ergeben sich konkrete Empfehlungen zum Vorgehen bei verschiedenen Erkrankungen. Eine Leitlinie informiert den Arzt auch darüber, wie gut eine Empfehlung wissenschaftlich belegt ist, um ihn bei seiner Entscheidung zu unterstützen. Wichtige ist, dass die Leitlinien regelmäßig aktualisiert werden.

Unter dem Goldstandard versteht man in der Medizin ein Verfahren, das die beste Lösung für etwas darstellt. Natürlich müssen auch Goldstandards regelmäßig überprüft werden.

2.3 Die Pille – das hormonelle Make-up

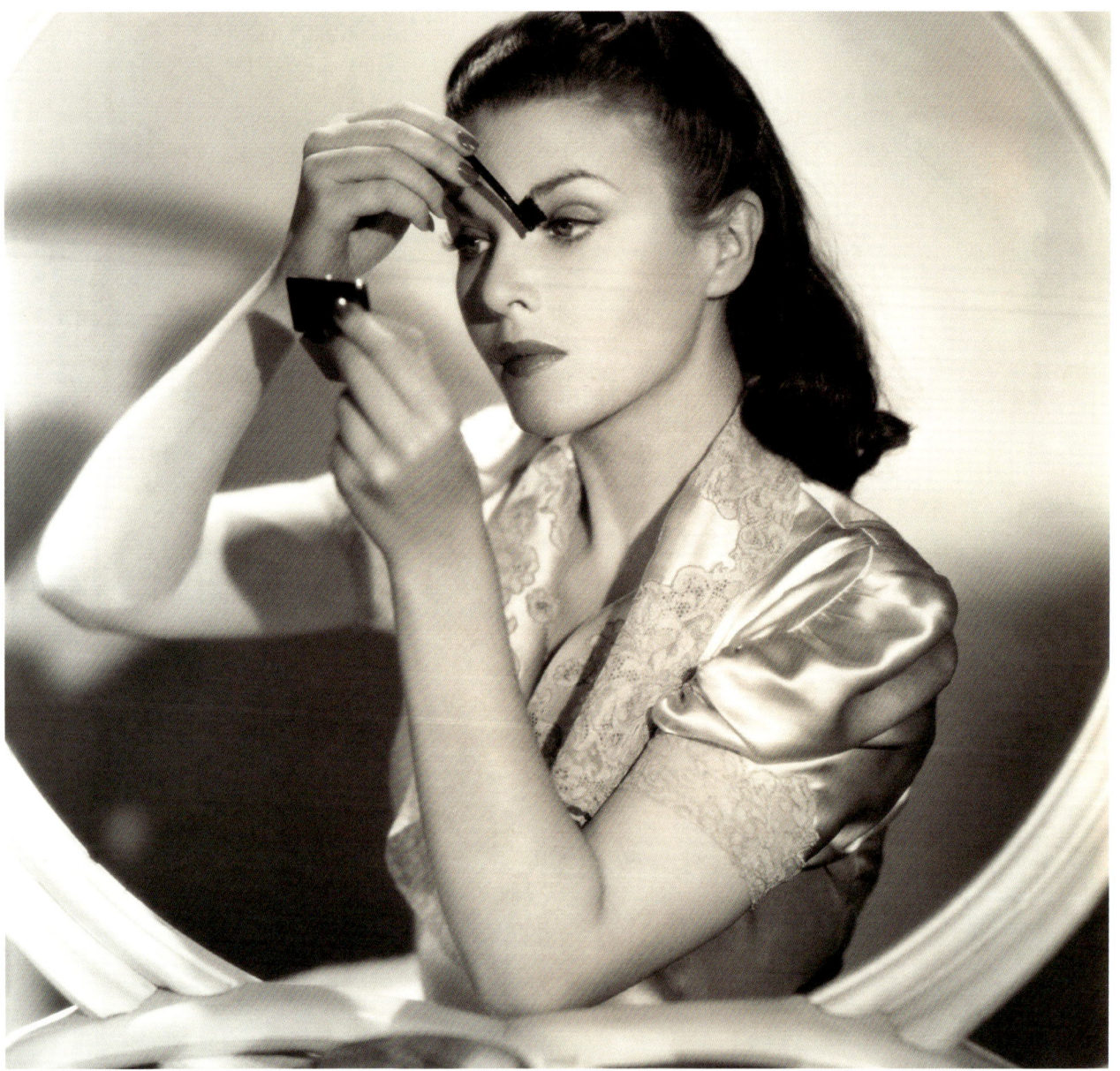

„Die Pille war das beste Make-up, das ich jemals besessen habe!"

Die Pille als Make-up

Beim Beobachten meiner eigenen Symptome nach dem Absetzen der Pille ist es mir irgendwann wie Schuppen von den Augen gefallen. Die ganzen Vorzüge der Pille sind nichts weiter als ein gutes Make-up. Ich hatte keine Pickel mehr, die Periode war angenehm kurz und wenig bis kaum schmerzhaft. Ich hatte jahrelang nicht bemerkt, dass ich womöglich das beste Make-up meines Lebens gefunden hatte. Nur, dass es deutlich mehr Nebenwirkungen hat als ein Make-up aus der Drogerie. Es verhilft nicht nur zu schöner Haut. Ganz still und heimlich verdeckt es die Symptome verschiedener Störungen, von denen wir weiter oben bereits gesprochen haben. Mit der Einnahme der Pille kommen also keine Störungen an die Oberfläche und können sich somit still und leise immer weiterentwickeln.

Kaum hatte ich die Pille abgesetzt, musste ich eine andere „bittere Pille" schlucken. Die Pickel, dich ich vor der Einnahme der Pille hatte, kamen zum Teil zurück. Es ist ungefähr so, wie wenn du am Abend dein Make-up entfernst. Deine über den Tag verdeckten Pickel sind plötzlich wieder sichtbar. Unglaublich, denn schließlich waren mehr als zehn Jahre vergangen, seit ich die Pickel hatte und mit der Pille begonnen habe. Die Pille diente für mich damals zum Zweck der Verhütung, eine reine Haut war natürlich ein netter Nebeneffekt.

Was ich dir verdeutlichen möchte, ist, dass die Pille deine Pickel nicht auf mysteriöse Weise verschwinden hat lassen. Mit dem Einnehmen der künstlichen Hormone wurden deine Pickel „von innen abgedeckt". Und nicht nur das! Auch bereits vorhandene hormonelle Störungen blieben unsichtbar und konnten sich immer weiterentwickeln.

„Ich habe das Gefühl, dass ich wieder in meinem 15-jährigen Körper gelandet bin."

Der Dornröschenschlaf

Hast du beispielsweise mit 16 Jahren angefangen, die Pille zu nehmen und hattest du zu diesem Zeitpunkt vermehrt Pickel, so macht dein Körper nach dem Absetzen der Pille nahezu an diesem Punkt weiter. Hinzukommt, dass du ihm die Aufgabe abgenommen hast, Hormone zu produzieren. Mit Einnahme der Pille setzen Frauen ihre eigene Hormonproduktion in eine Art Dornröschenschlaf.

Stell dir vor, du hast über Jahre im Bett gelegen und Serien geschaut, ohne die Muskeln in deinen Beinen zu beanspruchen. Du wurdest mit Nahrung versorgt und es gab keine Notwendigkeit, das Bett zu verlassen. Deine Muskeln bilden sich zurück, da nun andere ihre Aufgabe übernehmen und sie vorerst nicht mehr gebraucht werden. Irgendwann stellst du fest, dass du etwas in deinem Leben ändern möchtest und entscheidest dich, aus deinem bequemen Bett aufzustehen. Deine Beine sind weiterhin vorhanden, doch beim Versuch zu laufen, hast du keine Kraft in den Beinen. Diese muss sich erst langsam wieder aufbauen, bis deine Beine irgendwann wieder in der Lage sind, das Gewicht deines Körpers zu tragen.

Auch wenn Autos vielleicht nicht das Interesse vieler Frauen wecken, gibt es auch hier einen schönen Vergleich. Stell dir vor, du bist auf dem Weg von der Arbeit nach Hause. Plötzlich leuchtet ein Kontrolllämpchen in deinem Auto auf. Dieses würdest du ja auch nicht einfach abkleben, damit man es nicht mehr sieht. Du fährst in die Werkstatt, lässt die Ursache herausfinden und diese dann reparieren.

So ähnlich verhält es sich auch mit den Hormonen in deinem Körper. Da du über einen gewissen Zeitraum mit Hilfe der Pille künstliche Hormone eingenommen hast, drosselt der Körper verstärkt die eigene Produktion. Unter dem Deckmantel der Pille gehen viele weitere Dinge vor sich, ohne dass du sie aktiv mitbekommst. Viele Frauen erwarten nach dem Absetzen der Pille, dass der Körper wieder genauso funktioniert wie vorher. Bei einigen Frauen ist das auch der Fall. Andere leiden jedoch unter den Nachwirkungen, wie dem Ausbleiben der Periode, Akne u. v. m. Dein Körper benötigt Zeit und die passende Ernährung, um sich von der Einnahme der Pille zu erholen.

Pille ist nicht gleich Pille, auch hier gibt es verschiedene Arten. Unabhängig davon, dass sich über die letzten Jahrzehnte nicht nur die Wirkstoffe der Pille verändert haben und somit das Risiko einer Thrombose im Vergleich zu früher etwas gesunken ist, gibt es auch verschiedene Dosierungen der Antibabypille. Nicht jede Frau verträgt dieselbe Potenz an künstlichen Hormonen. Deshalb hat die Pharmaindustrie versucht, die Pille noch besser an die vielen verschiedenen Frauen und ihre Bedürfnisse anzupassen. Dass Pille nicht gleich Pille ist, erfährst du in den nachfolgenden Ausführungen.

Die verschiedenen Arten der Pille

Laut dem Pillenreport 2015 der Techniker Krankenkasse [23] wird die Antibabypille von sechs bis sieben Millionen Frauen in Deutschland eingenommen. Bis auf wenige Ausnahmen benutzt der Großteil der Frauen eine Östrogen-Gestagen-Kombination. Antibabypillen werden nach „Generationen" eingeteilt, was den Zeitpunkt der Entwicklung und der Vermarktung aufzeigen soll. Die Pille „Pincus" der ersten Generation war eine richtige Hormonbombe. Nur eine einzige Tablette enthielt eine so hohe Dosis der Östrogenkomponente, wie man sie heute in einer gesamten Monatspackung findet [23]. Die Pillen der nachfolgenden Generationen enthielten deutlich niedrigere Hormonmengen und neben dem Östrogen wurden in diesen Pillen nun auch andere Gestagene verwendet.

Obwohl es ständig neue Pillen auf dem Markt gibt, haben sich vor allem die Pillen der zweiten Generation mit niedrig dosiertem Östrogen bewährt. Diese Pillen wurden von den Frauen einfach viel besser vertragen. Durch die Reduktion der Hormondosis konnte zudem das Risiko für Thrombosen und Lungenembolien deutlich gesenkt werden [24].

„Nehmen Sie Medikamente?" – „Nein, nur die Pille."

Kombinationspräparate

Kombinationspräparate sind die Klassiker unter den oralen Kontrazeptiva. Sie beinhalten die synthetisch hergestellten Hormone Östrogen und Gestagen. Kombinationspräparate verhindern, dass der Hypothalamus (unser oberstes Regulationszentrum im Gehirn) das Hormon Gonadrotopin produzieren kann. Normalerweise ist dieses Hormon dafür zuständig, dass unter anderem der Eisprung ausgelöst wird. Kann dieses Hormon nicht aktiv werden, kann keine Eizelle heranreifen und somit auch kein Eisprung stattfinden.

Die Wirkungsweise von Kombinationspräparaten beruht in erster Linie auf dem Anteil von Gestagen in der Pille. Gestagen führt nicht nur dazu, dass der Eisprung verhindert wird, sondern verändert auch die Struktur des Schleims im Gebärmutterhals. Es entsteht ein fester Schleimpfropf, sodass Spermien nur erschwert bis gar nicht in die Gebärmutter eindringen können. Ebenfalls wird der Aufbau des Schleims in der Gebärmutter verändert, sodass sich keine befruchtete Eizelle einnisten kann [25].

Das Östrogen in der Pille ist ebenfalls kein natürliches Hormon, sondern wird in den meisten Pillen durch Ethinylestradiol ersetzt. Da körpereigenes Östrogen zu schnell von der Leber abgebaut wird, musste man ein synthetisches, länger wirkendes Östrogen für die Pillen verwenden. Seit einigen Jahren gibt es auch Präparate, die das körpereigene

Abbildung 7 →
Wirkmechanismus der
kombinierten Antibabypille

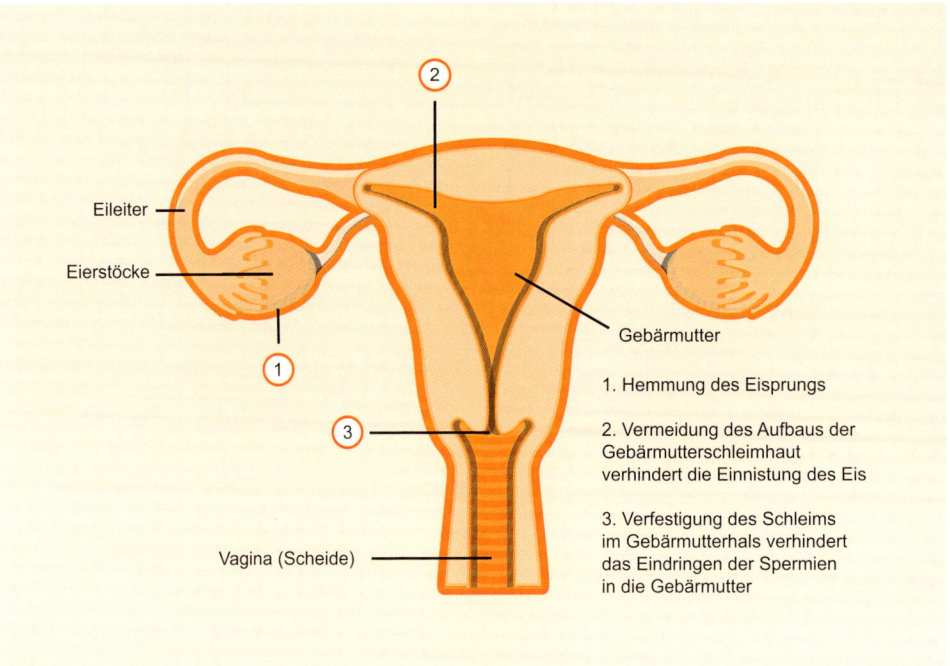

Eileiter

Eierstöcke

Gebärmutter

1. Hemmung des Eisprungs

2. Vermeidung des Aufbaus der Gebärmutterschleimhaut verhindert die Einnistung des Eis

3. Verfestigung des Schleims im Gebärmutterhals verhindert das Eindringen der Spermien in die Gebärmutter

Vagina (Scheide)

Östradiol enthalten. Dadurch erhofft man sich weniger Nebenwirkungen und ein geringeres Thromboserisiko. Östrogen beeinflusst primär das Heranwachsen der Eizelle. Es sorgt aber auch für eine regelmäßige Monatsblutung ohne Zwischenblutungen [4].

Vorteile
Hohe Sicherheit, gute Zykluskontrolle, Besserung bei Akne, Besserung von Regelschmerzen.

Nachteile
Verminderung der Wirksamkeit bei zusätzlicher Einnahme von Antibiotika, generelle Nebenwirkungen, die bei der Einnahme von künstlichen Hormonen auftreten können.

Die Minipille

Die Minipille oder auch Mikropille genannt, enthält nur das Gestagen und ist besonders für Frauen geeignet, die kein Östrogen vertragen, oder zum Beispiel zu einem erhöhten Thromboserisiko neigen. Da die Minipille in den meisten Fällen ohne Unterbrechung eingenommen wird, kommt es sehr unregelmäßig oder gar nicht zu einer Abbruchblutung.

Die Minipille mit dem Wirkstoff Levonorgestrel verhindert nicht den Eisprung. Sie verändert den Zervixschleim, stört die Eireifung und teilweise den Eisprung, setzt die Beweglichkeit der Spermien herab und führt zur Gelbkörperschwäche. Dadurch wird das Hormon Progesteron nicht ausreichend gebildet, wodurch ein Einnisten für die Eizelle nicht möglich ist, da die Gebärmutterschleimhaut nur sehr gering mit Nährstoffen versorgt ist [25].

Die Minipille mit dem Wirkstoff Desogestrel wird auch oft als „neue Minipille" bezeichnet. Diese bewirkt eine Veränderung der Gebärmutterschleimhaut und führt zu einem festen Schleimpfropf am Muttermund, ebenfalls soll diese Pille aber auch den Eisprung hemmen [26].

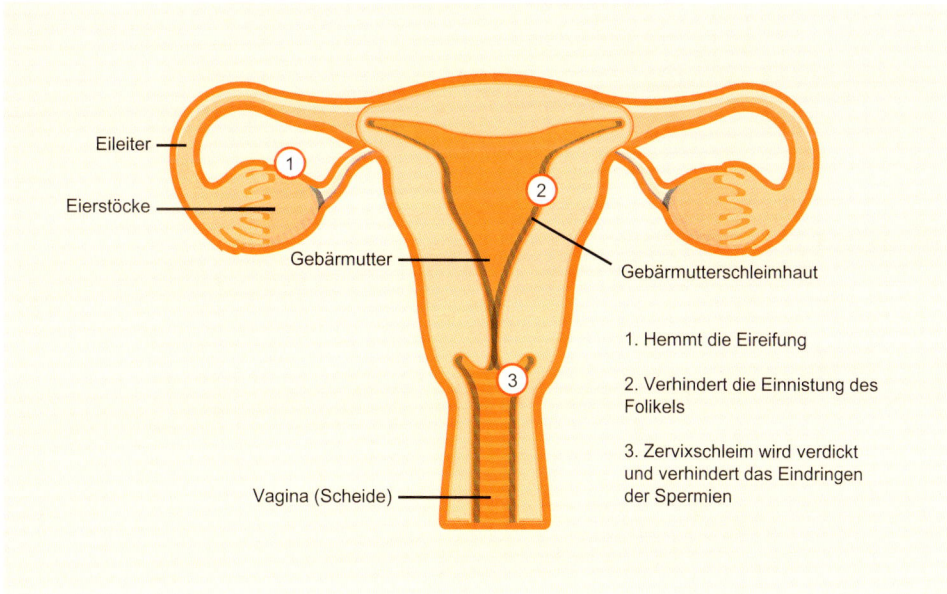

← Abbildung 8
Wirkungsweise von Gestagen

57

Vorteile
Niedrig dosiert, keine Östrogenwirkung, in der Stillzeit geeignet, geeignet für Frauen, die Risiken im Bereich des Herz-Kreislauf-Systems haben.

Nachteile
Zwischenblutungen, korrekte zeitlich Einnahme ist unbedingt erforderlich, durch die niedrige Dosierung wirkt sich das Gestagen kaum auf die Haut aus und hilft somit nicht bei Akne.

Das Absetzen der Pille

Egal, ob Kinderwunsch, gesundheitliche Faktoren oder der Wechsel zu einem anderen Verhütungsmittel. Es gibt verschiedene Gründe, weshalb Frauen sich dazu entscheiden, die Antibabypille abzusetzen. Die Auseinandersetzung mit dem eigenen Körper und das Bewusstsein für eine gesunde Lebensweise treten immer mehr in den Fokus, woraufhin Frauen anfangen, künstliche Hormone als Mittel der Wahl beim Thema Verhütung anzuzweifeln. Einmal dazu entschieden, die Pille nicht mehr nehmen zu wollen, stellt sich die Frage nach dem richtigen Vorgang beim Absetzen.

Der richtige Zeitpunkt

Beim Zeitpunkt des Absetzens kommt es ganz darauf an, mit welcher Form der Pille du verhütet hast.

Minipille

Die Minipille besteht nur aus einem Gestagen und wird meistens ohne Pillenpause eingenommen. Aufgrund dessen kannst du diese Art der Antibabypille zu jedem Zeitpunkt absetzen. Solltest du die Minipille über einen längeren Zeitpunkt genommen haben, bist du eventuell sogar an sehr unregelmäßige Zwischenblutungen gewöhnt. Bei manchen Frauen bleibt die Blutung auch ganz aus. Aufgrund der Zwischenblutungen, die unter der Minipille auftreten können, empfinden manche Frauen die natürliche Periode phasenweise sogar als störend.

Kombinationspräparate

Antibabypillen mit einer Kombination aus Gestagen und Östrogen sollten erst abgesetzt werden, wenn du den Monatsblister beendet hast. Dadurch gestaltest du den Übergang zu deinem natürlichen Hormonzyklus sehr viel harmonischer. Bei den Kombipräparaten kannst du die Pille bereits auch nach 14 Tagen absetzen. Wichtig ist hierbei allerdings, in die Packungsbeilage zu schauen (einige Pillen haben einen anderen Rhythmus bei der Einnahme). Richte dich nach den Regeln „Pille vergessen in Woche 3" deiner Packungsbeilage. Dort gibt es manchmal die Option, früher in die Pillenpause zu gehen. Die Sicherheit, nicht schwanger zu werden, besteht bei manchen Pillen bereits nach einer Einnahme von 14 Tagen.

Solltest du die Pille absetzen wollen und hast du sie weniger als 14 Tage eingenommen, kann es noch zu einem Eisprung kommen. Im schlimmsten Fall hattest du kurz vorher Sex und die Spermien sind noch befruchtungsfähig (Spermien überleben in der Regel 5-7 Tage). Dadurch kann es zu einer ungewollten Schwangerschaft kommen.

Das Gespräch mit deinem Gynäkologen

Solltest du die Pille lediglich als Mittel der Verhütung nutzen, kannst du sie ohne Rücksprache mit deinem Gynäkologen absetzen. Einige Frauen haben die Pille neben der Verhütung auch aus anderen medizinischen Gründen verschrieben bekommen. Sie leiden zum Beispiel an Zyklusstörungen, starken Regelschmerzen oder dem PCO-Syndrom. Solltest du die Pille als Therapieoption aufgrund eines Symptoms verschrieben bekommen haben, ist es ratsam, das Absetzen mit deinem Gynäkologen zu besprechen. Viele Gynäkologen sehen die Pille noch immer als Allheilmittel, besonders in Bezug auf das PCOS. Auch wenn du die Pille als Therapieoption für ein Symptom verschrieben bekommen haben solltest, bitte deinen Gynäkologen, einen gemeinsamen Weg zu finden, dieses Symptom auch ohne die Pille behandeln zu können - vieles ist möglich!

Der erste natürliche Zyklus

Vergiss bitte nicht, dass deine erste Periode nach dem Absetzen der Pille keine natürliche Periode ist. Nachdem du die letzte Pille aus dem Blister eingenommen hast, kommt es zu einer Abbruchblutung (auch Entzugsblutung genannt), wie du sie bereits aus deinen vorherigen Zyklen kennst, als du die Pille noch genommen hast. Erst die Periode nach der Abbruchblutung kann als „richtige" Periode gewertet werden.

Wie lange es dauert, bis der Körper wieder zu seinem eigenen Zyklus zurückgefunden hat, ist von Frau zu Frau verschieden. Während einige Frauen gleich in den ersten Monaten nach dem Absetzen eine Periode haben, leiden andere Frauen für mehrere Monate an unregelmäßigen Blutungen. Dieses kann ein Zeichen dafür sein, dass sich der Hormonhaushalt noch nicht wieder eingependelt hat. Die Umstellung zu einem natürlichen Zyklus kann mehrere Monate dauern. Wenn du drei Monate nach dem Absetzen noch immer keine Periode hattest, solltest du mit deinem Arzt sprechen und abklären lassen, was die Ursache für das Ausbleiben deiner Periode sein könnte.

Der weibliche Zyklus mit der Pille (Kombinationspräparat)

Durch die tägliche Einnahme der Pille kommt es dazu, dass in deinem Körper bis zum Zeitpunkt der Pillenpause ein gleichmäßiges Level an Hormonen herrscht. Durch die fehlenden Schwankungen von Östrogen und Progesteron baut sich nur eine sehr kleine Schicht an Gebärmutterschleimhaut auf. Die Pille sorgt ebenfalls dafür, dass der Eisprung unterdrückt wird. Ohne einen Eisprung ist auch nicht genügend Progesteron vorhanden. In einem natürlichen Zyklus bleibt nach dem Eisprung die Hülle der geplatzten Eizelle zurück und sorgt dafür, dass in der zweiten Zyklushälfte Progesteron produziert wird. Progesteron baut die Gebärmutterschleimhaut weiter auf und versorgt sie mit Nährstoffen. Aufgrund der Pille sind deine Hormonlevel also auf einem fast konstanten Niveau und durch die nur sehr gering aufgebaute Gebärmutterschleimhaut fällt die Periode (Abbruchblutung) deutlich leichter aus.

Pille vergessen – und jetzt?

Der Zyklus unter Einnahme der Pille hat nur unfruchtbare Tage, eine Befruchtung ist daher nicht möglich. Anders sieht es natürlich aus, wenn du die Pillenpause einlegst oder die Einnahme der Pille einmal vergessen haben solltest.

Die größte Gefahr, schwanger zu werden, besteht dann, wenn du die Pilleneinnahme in der 1. Woche vergessen hast. Aufgrund der vorherigen Pillenpause verlängert sich die hormonfreie Zeit, so dass ein völliges Ausreifen des Eibläschens und ein Eisprung möglich sind. Dadurch, dass der Schleimpfropf am Gebärmutterhals noch nicht aufgebaut ist und somit ein Eindringen der Spermien ermöglicht wird, besteht die Gefahr einer Schwangerschaft.

Solltest du die Einnahme in der 3. Woche, also vor der Pillenpause, vergessen haben, wird auch hier die hormonfreie Zeit verlängert. Somit ist gegen Ende der Pillenpause oder zu Beginn der nächsten Zykluspackung ein Eisprung möglich. In Woche 3 besteht bereits eine Schleimbarriere am Gebärmutterhals, weshalb das Eindringen von Spermien nicht möglich ist. Somit besteht beim Geschlechtsverkehr direkt vor, oder auch nach dem Einnahmefehler nur ein sehr geringes bis kein Risiko für eine Schwangerschaft.

Einzig und allein in Woche 2 bleibt ein Einnahmefehler meist ohne Auswirkungen. Aufgrund der vorherigen Pilleneinnahme von mindestens sieben Tagen ist das Wachstum des

Eibläschens soweit gehemmt, dass kein Eisprung stattfinden kann. Ebenfalls besteht der Schleimpfropf am Gebärmutterhals, sodass ein Eindringen von Spermien nicht möglich ist.

Pille und Schwangerschaft

Es ist mir fast etwas unangenehm, aber als ich die Pille täglich eingenommen und mich nicht mit dem natürlichen Zyklus einer Frau beschäftigt habe, war ich der Meinung, dass man immer schwanger werden kann (ausgenommen in der Zeit während der Periode). Erst nachdem ich nach dem Absetzen der Pille wieder einen natürlichen Zyklus hatte, habe ich mich ernsthaft mit dem weiblichen Zyklus auseinandergesetzt. Kaum zu glauben, aber Frauen können nur an etwa fünf Tagen im Monat schwanger werden. Diese Tage sind maximal drei Tage vor dem Eisprung, der Tag des Eisprungs und eventuell auch noch an einem Tag nach dem Eisprung. Da Spermien bis zu fünf Tage überleben, kannst du also auch schwanger werden, wenn du vor deinem Eisprung Sex hattest. Die Eizelle lebt hingegen nur etwa einen Tag lang. In der zweiten, unfruchtbaren Zyklushälfte kannst du nicht mehr schwanger werden. Dessen war ich mir früher natürlich nicht bewusst. So habe ich munter Tag für Tag eine kleine Pille geschluckt und das alles nur wegen fünf fruchtbarer Tage im Monat.

Menstruation vs. Abbruchblutung

Frauen, die die Pille absetzen, erschrecken sich oftmals vor ihrer ersten „richtigen" Periode ohne die Pille. Plötzlich ist die Blutung deutlich stärker und auch die Unterleibsschmerzen nehmen an Intensität zu. Die natürliche Periode kann mit der Abbruchblutung unter Einnahme der Pille nicht gleichgesetzt werden.

Menstruation

Unter der Menstruation versteht man eine periodisch wiederkehrende Blutung aus der Gebärmutter, mit Abstoßung der Gebärmutterschleimhaut. Die Gebärmutterschleimhaut ist bei der Menstruation deutlich dicker, sodass die Periode stärker ausfällt.

Abbruchblutung

Eine Abbruchblutung oder auch Entzugsblutung findet während der Einnahmepause der Pille statt. Sie wird durch einen Trick künstlich hervorgerufen. Der Körper reagiert auf die Hormonpause, in dem Zeitraum, in dem die Pille nicht eingenommen wird. Da kaum Gebärmutterschleimhaut aufgebaut wurde, fällt die Periode deutlich schwächer aus.

2.4 Körperliche Auswirkungen nach dem Absetzen der Pille

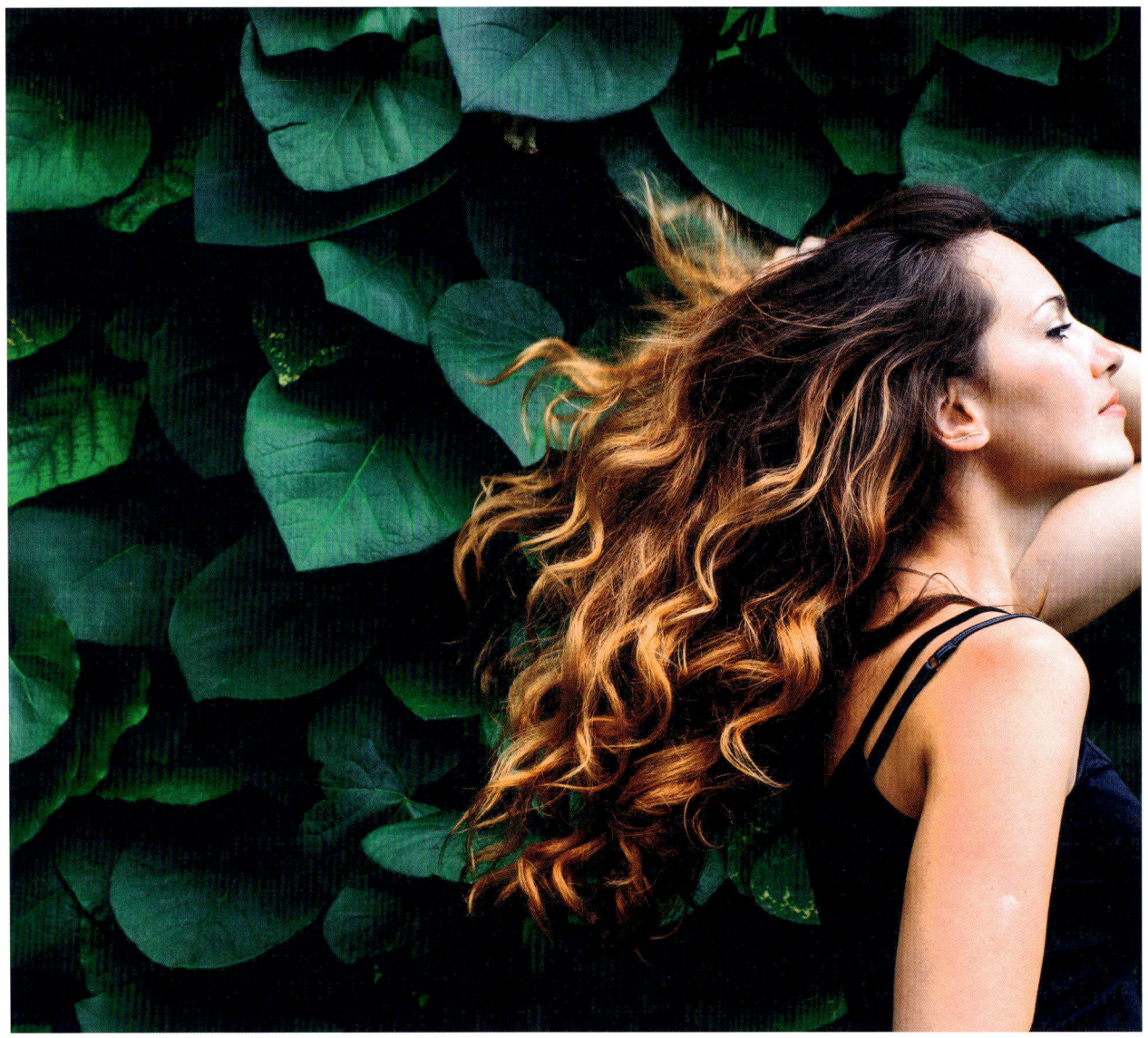

Auswirkungen auf die Periode

Die Amenorrhoe

Das Absetzen der Pille kann sich erleichternd anfühlen, da du deinem Körper keine künstlichen Hormone mehr zuführst. Doch wie du bereits weißt, kann das Absetzen auch mit weiteren Auswirkungen in Zusammenhang gebracht werden. Neben Haarausfall und Pickeln kämpfen einige Frauen noch mit der Amenorrhoe. Im Zusammenhang mit dem Absetzen der Pille, wird das Ausbleiben der Periode auch oft als „post pill"-Amenorrhoe bezeichnet.

Primäre und sekundäre Amenorrhoe

Mit dem Wort Amenorrhoe ist das Ausbleiben der Periode gemeint. Im Allgemeinen wird die primäre von der sekundären Amenorrhoe unterschieden. Von der primären Amenorrhoe wird gesprochen, wenn bei der Frau nach dem 16. Lebensjahr noch immer keine Menstruation aufgetreten ist. Von einer sekundären Amenorrhoe geht man aus, wenn bei einer Frau, die bereits menstruiert hat, die Menstruation für mehr als drei Monate ausbleibt [27]. Da du bereits deine erste Menstruation hinter dir hast, sprechen wir in diesem Fall von einer sekundären Amenorrhoe.

Ursachen der sekundären Amenorrhoe

Die Diagnose der Amenorrhoe ist kein Hexenwerk, jedoch muss der vorliegende Grund herausgefunden werden. Naheliegend ist ein Absinken der Hormone, das dein Körper mit dem Absetzen der Pille erleidet. Bei der „post pill"-Amenorrhoe kann die Periode über ein halbes Jahr (in Einzelfällen sogar noch länger) ausbleiben. Bei einigen Frauen kommt es zu einer spontanen Regeneration und die Periode setzt nach einiger Zeit wieder ein [28]. Dein Körper benötigt etwas Zeit, um die fehlenden Hormone aus eigener Kraft auszugleichen. Das klingt nach einem simplen Grund, weshalb du sehnsüchtig auf deine Periode warten musst. Doch so einfach gestaltet sich das Thema der Amenorrhoe nicht. Deine fehlende Menstruation kann nicht nur dem „Hormonchaos" geschuldet sein.

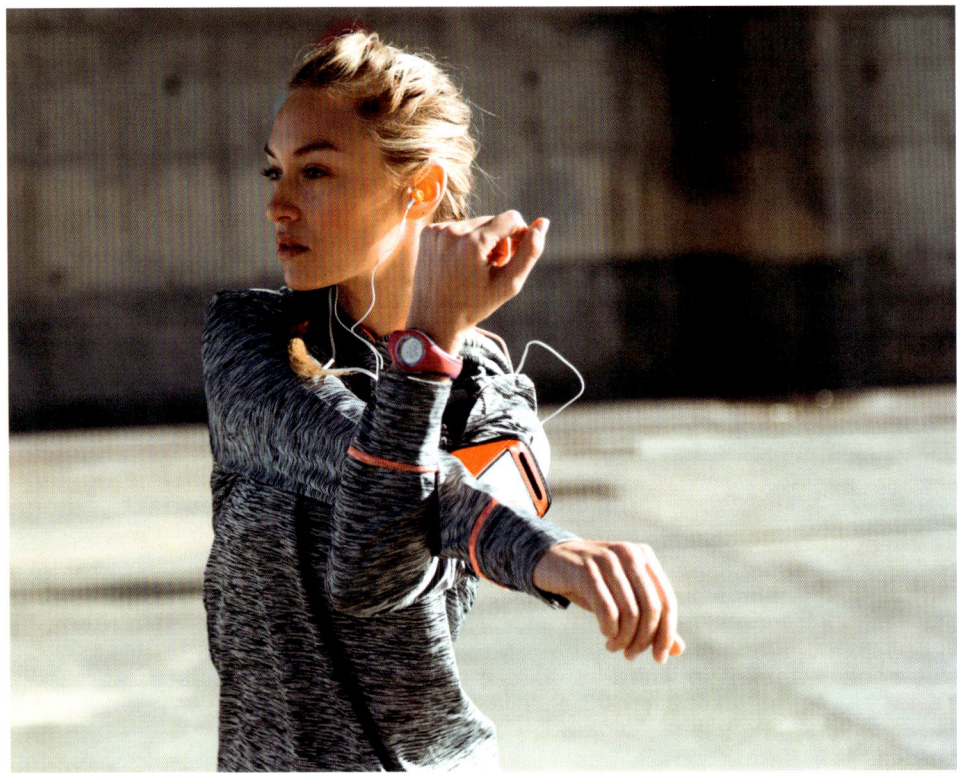

Ausbleiben der Periode durch den Sport

Es gibt verschiedene Sportarten, bei denen ein geringes Körpergewicht und ein schlanker Körper von Vorteil sind, z. B. beim Kunstturnen, Eiskunstlaufen etc. Die Anorexia athletica wird auch oft bei Ausdauersportarten beobachtet oder auch bei Sportarten, bei denen die Athletin in die entsprechende Gewichtsklasse eingruppiert wird. Dies hat zur Folge, dass manche Sportlerinnen ihre Nahrungszufuhr teilweise extrem kontrollieren. Durch die stark reduzierte Kalorienzufuhr kann es zu einer Störung in der Hormonregulation kommen [29]. Dieses Phänomen beobachtet man jedoch nicht nur bei Leistungssportlerinnen. Auch ambitionierte Freizeitsportlerinnen können aufgrund eines Kaloriendefizits zu einer sekundären Amenorrhoe neigen. Unterschreitet die Menge an Körperfett eine kritische Grenze, stellen die Eierstöcke ihre Funktion ein. Dieses Verhalten kann man auf die Evolution zurückführen. Wer nicht genug Körperfett besitzt, ist nicht in der Lage, ein Kind im Verlauf der Schwangerschaft zu ernähren. Somit lässt es der Körper erst gar nicht zu einer Schwangerschaft kommen.

Ausbleiben der Periode durch Stress

Bei der sekundären Form der Amenorrhoe sind gar nicht so selten Phasen von psychischer Belastung der Auslöser. Dauerhafter Stress [30] im Job, innerhalb der Familie oder auch mit dem Partner können eine so starke psychische Belastung auf den Körper ausüben, dass die Periode ausbleiben kann.

Auswirkungen auf die Haare

Haare sind bei Frauen ein sehr feinfühliges Thema. Färben, Blondieren, Föhnen, Lockenstab, Glätteisen, Haarspray - die Haare einer Frau müssen einiges mitmachen. Viele Frauen stellen nach dem Absetzen der Pille fest, dass ihnen vermehrt die Haare ausfallen. Auch die Kopfhaut ist viel schneller fettig als gewöhnlich und kann kleine Pickel vorweisen. Auf den ersten Blick kann mit bestimmten Shampoos nachgeholfen werden, doch um die Symptome behandeln zu können, muss man die Ursachen wissen.

Gründe für Haarausfall

Es ist nicht immer leicht, den Grund für den Haarausfall nach dem Absetzen der Pille festzustellen. Vereinfacht gesagt, kann man wieder auf das Chaos der Hormone zurückgreifen, doch auch andere Dinge können hier eine Rolle spielen.

› **Hormone**
Nach dem Absetzen der Pille muss der Körper aus dem Dornröschenschlaf geweckt werden – die eigene Hormonproduktion muss wieder übernommen werden. Unter Einnahme der Pille wurde dem Körper viel Östrogen zugeführt. Östrogen sorgt dafür, dass die Haare wachsen. Nach dem Absetzen der Pille werden dem Körper die hohen Dosen an Östrogen jedoch wieder entzogen, worauf er u. a. mit Haarausfall reagiert. Dieses Phänomen kann man auch bei Frauen nach der Schwangerschaft beobachten. Während der Schwangerschaft sind die Haare voll, da Östrogen die Wachstumsphase der Haare verlängert und gleichzeitig weniger Haare ausfallen. Einige Monate nach der Geburt fallen mit sinkendem Östrogenspiegel auch die neu gewonnen Haare wieder aus [31].

› **Schilddrüse**
Eine Aufgabe der Schilddrüse und ihrer Hormone ist es, den Energieverbrauch und den Grundumsatz des Organismus zu erhöhen. Sie setzt ständig Hormone zur Unterstützung und Regulation der Vitalfunktionen im Körper frei. Hierzu gehören z. B. das Atmen, die Herzfrequenz, die Körpertemperatur, das Körpergewicht sowie das Haarwachstum. Ist die Schilddrüse einem hohen Stresslevel ausgesetzt und nicht ausreichend mit

Vitaminen und Nährstoffen versorgt, kann sie nicht optimal funktionieren. Sie schaltet in den „Überlebensmodus" und konzentriert sich nur noch darauf, die Prozesse im Körper zu unterstützen, welche zum Überleben notwendig sind – z. B. deine Atmung. Dadurch schenkt sie dem Versorgen deiner Haarfollikel weniger Aufmerksamkeit und hat wenige bis gar keine Energiereserven für das Haarwachstum.

› **Leber**
Nach dem Absetzen der Pille kann es dazu kommen, dass die Leber völlig erschöpft ist. Sie hat vielleicht Jahre damit verbracht, die schädlichen Stoffe aus der Pille zu entgiften und hat somit Höchstleistungen vollbracht. Kann die Leber nicht mehr mit voller Kraft entgiften, so übernimmt die Haut einen Teil der Entgiftung. Das zeigt sich nicht nur durch Pickel, sondern auch durch eine fettige Haut und Kopfhaut.

› **Nährstoffmangel**
Stell dir vor, du hast eine Zimmerpflanze, die du lange nicht gießt. Hinzu kommt, dass der Boden, in dem die Wurzeln dieser Pflanze stecken, keinerlei wertvolle Nährstoffe bietet – die Pflanze geht ein. Die Pille entzieht dem Körper wertvolle Nährstoffe [32] (z. B. Zink, Kupfer etc.). Diese Nährstoffe fehlen nun auch deinen Haaren, weshalb sie ausfallen können.

› **Darm**
Wenn die Darmflora einmal zerstört sein sollte, was durch die Einnahme der Pille [33] durchaus möglich ist, kann der Körper die eingenommenen Nährstoffe nicht mehr richtig verarbeiten. Vielleicht nimmst du ausreichend Nährstoffe zu dir, doch wenn der Darm diese nicht aufnehmen kann, können sie ihre Wirkung nicht entfalten. Fehlende Nährstoffe führen somit zu Haarausfall.

In den meisten Fällen stoppt der Haarausfall nach einiger Zeit auch wieder von alleine. Die Dauer ist jedoch von Frau zu Frau verschieden. Wie du anhand der vielen Gründe bereits gesehen hast, gibt es nicht das eine Wundermittel, damit die Haare wieder sprießen. Hier hilft es nur, den Körper und die Hormone wieder in ein Gleichgewicht zu bringen. Funktionieren Leber und Darm problemlos, ist schon ein großer Schritt getan. Nun ist der Körper auch in der Lage, zugeführte Nährstoffe richtig aufzunehmen.

Auswirkungen auf die Haut

Unreine Haut vor der Periode

So gut wie jede Frau kennt das Problem, wenn vor der Periode die kleinen Pickel im Gesicht auftauchen. Besonders häufig zeigen sie sich an der Region um das Kinn. Auch hier sind wieder schwankende Hormonlevel der Auslöser. Jeder Tag im weiblichen Zyklus sieht anders aus und unterliegt ständigen hormonellen Schwankungen. In der ersten Zyklushälfte dominiert das Hormon Östrogen und sorgt dafür, dass die Talgproduktion gedrosselt wird. Nach dem Eisprung sinkt der Östrogenspiegel. Das Progesteron ist nun das führende Hormon. Der Einfluss von Progesteron konnte bisher nicht eindeutig geklärt werden. Man geht jedoch davon aus, dass der Anstieg von Progesteron die Talgproduktion stimuliert, da erhöhte Progesteronspiegel eine androgenähnliche Wirkung entfalten können [34] – die Haut wird fettig. Die unreine Haut taucht meistens sechs bis zehn Tage vor der Menstruation auf. Kurz bevor die Menstruation dann beginnt, sind sowohl Progesteron als auch Östrogen auf dem niedrigsten Niveau. Die Talgproduktion geht zurück.

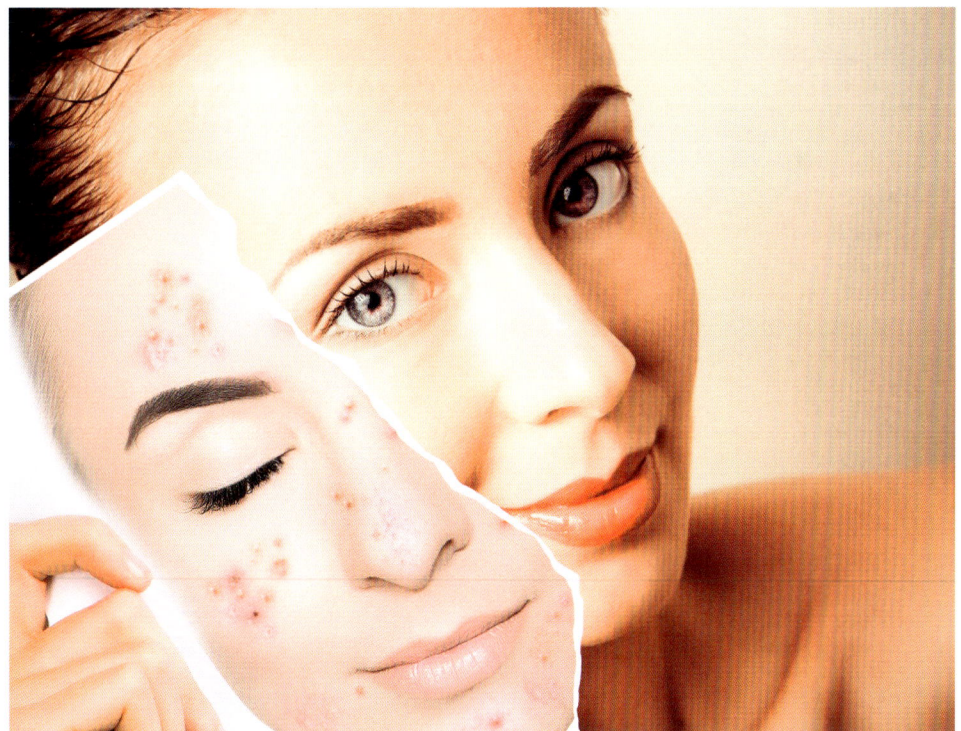

67

Unreine Haut nach dem Absetzen der Pille

Hormone

Ohne es vielleicht zu wissen, nehmen einige Frauen die Pille mit einer antiandrogenen Wirkung ein. Diese Pillen wirken besonders gut bei zu Pickeln neigender Haut, indem sie männliche Sexualhormone im Körper hemmen. Dadurch sinkt die Talgproduktion und es entstehen weniger bis gar keine Pickel. Wenn du aufhörst, du Pille zu nehmen, werden deine männlichen Sexualhormone wieder vermehrt ansteigen. Ein kleiner Anstieg ist gut für Stimmung und Libido. Ein zu hoher Anstieg kann zu Symptomen wie Akne (und Haarausfall) führen.

Es gibt verschiedene Gründe, warum die Androgene nach dem Absetzen der Pille erhöht sein können:

› Deine Pille unterdrückt Androgene (sie enthält z. B. Drospirenon, Dienogest, Chlormadinonacetat, Cyproteronacetat), sodass dein Körper nun die Androgenproduktion ankurbeln muss.
› Du hattest eine leichte Tendenz zum PCO-Syndrom, schon bevor du die Pille genommen hast.
› Du hast unter der Pille eine Insulinresistenz entwickelt und tendierst nun zu einem PCO-Syndrom.

Androgene sind Sexualhormone (z. B. Testosteron), die eine männliche Wirkung besitzen. Durch diese kommt es beim Mann zur Ausbildung von sekundären Geschlechtsmerkmalen wie Bartwuchs, Muskelentwicklung oder auch die tiefere Stimme. Mit Hilfe eines bestimmten Enzyms wird das Testosteron in Dihydrotestosteron (DHT) umgewandelt, seine biologisch aktivste Form. Durch die Bildung von DHT werden die Talgdrüsen stimuliert und produzieren mehr Talg. DHT begünstigt auch die Bildung von Hornzellen auf den Talgdrüsen. Diese Hornzellen können das Abfließen des Talgs verhindern, was zur Entstehung von Mitessern und später Pickeln führen kann.

Das Hormon Östrogen ist ein gegenregulierendes Hormon zum Testosteron. Es wirkt sebostatisch, d. h. es sorgt für eine verminderte Talgabsonderung. Das funktioniert deshalb, weil Östrogene ein bestimmtes Hormon im Blut (SHGB = sexualhormonbindendes Globulin) erhöht [35]. Dieses Hormon sorgt dafür, dass die Androgene nicht mehr im Blut wirken können, indem es sie „einsperrt".

Man könnte nun annehmen, dass das im Körper vorhandene Östrogen alles wieder richten müsste. Dein Körper schafft es direkt nach dem Absetzen der Pille jedoch nicht, die notwendige Dosis an Östrogen und Progesteron zu produzieren. Ebenso kann es, wie oben bereits erwähnt, zu einem Anstieg der Androgene kommen. Diese Kombination kann zu einem schlechten Hautbild und Akne führen.

Ernährung

Nicht nur das Chaos der Hormone, sondern auch die Ernährung kann einen starken Einfluss auf dein Hautbild haben. Besonders Milch und Kohlenhydrate, die schnell ins Blut übergehen (Kohlenhydrate mit einer hohen glykämischen Last) werden von der Wissenschaft immer wieder in Verbindung mit Akne gebracht. Es gibt einige Studien [36] über den Konsum von Kohlenhydraten mit einem hohen glykämischen Index in Bezug auf Akne. Sich wirklich auf eine Aussage festzulegen, ist in der Wissenschaft immer schwierig, da viele andere Faktoren eine Studie beeinflussen können.

Eine Ernährung mit Kohlenhydraten, die schnell ins Blut übergehen (z. B. Fertigprodukte, Chips, Süßigkeiten, Fast Food usw.), führt dazu, dass das Hormon Insulin in einer viel höheren Konzentration im Blut vorliegt, als bei einer Ernährung aus frisch gekochten Zutaten (Gemüse, Fisch, Fleisch). Durch die hohe Zufuhr von Insulin werden bestimmte Reaktionen im Körper ausgelöst [37, 38], weshalb Androgene besser im Blut aufgenommen werden können. In Bezug auf Akne fördern Androgene die Produktion und Sekretion von Talg [39, 40].

Nicht nur Fast Food, sondern auch Milchprodukte enthalten Kohlenhydrate und es wird vermutet, dass sie den Schweregrad der Akne erhöhen [41]. Dies liegt unter anderem daran, dass die in der Milch enthaltenen Kohlenhydrate dazu führen, dass mehr Insulin als nötig im Körper vorhanden ist. Sowohl Mager- als auch Vollmilch sorgen dafür, dass mehr Insulin produziert wird, Käseprodukte scheinen jedoch keinen großen Einfluss darauf zu haben [41]. Milchprodukte könne eine hormonelle Reaktion in deinem Körper auslösen und enthalten zudem auch noch wachstumsstimulierende Hormone. Selbst nach der Pasteurisierung und Verdauung [42] sind die wachstumsstimulierenden Hormone noch immer hoch und können in deinem Körper wirken.

Auch ein Präparat wie Whey Protein, das oft als Nahrungsergänzung für Sportler dient, kann Akne stark beeinflussen. Dies ist auf das enthaltene Molkeprotein zurückzuführen. Molkeproteine sorgen dafür, dass der Blutzuckerspiegel kurz nach dem Essen ansteigt. Casein, das auch einen Anteil der Milch ausmacht und ebenso als Nahrungsergänzungsmittel für Sportler dient, sorgt dafür, dass sich die Konzentration eines bestimmten Parameters (IGF-1) wieder erhöht [43, 44] – die Akne wird verstärkt.

Obwohl es noch keine verlässlichen Beweise gibt, wird vermutet, dass Omega-3-Fettsäuren [45] die Schwere der Akne reduzieren können. Das machen sie, indem sie gewisse Entzündungsparameter reduzieren und dadurch Entzündungen bekämpfen, wie sie bei der Akne vorliegen (Entzündungszytokin- und Leukotrienproduktion).

Aktuell sind sich die Forscher nicht ganz sicher, weshalb sich Milch negativ auf Akne auswirkt. Gründe könnten die Hormone in der Milch, das Milcheiweiß, oder die Wirkung von Milch auf das Hormon Insulin sein.

Entgiftung

Ein anderer Faktor, der sich auf deine Haut auswirken kann, ist eine schlechte Entgiftungsleistung von Leber und Darm. Diese beiden Organe treten leider oftmals in Vergessenheit, wenn die Pickel im Spiegel betrachtet werden. Dabei haben sie einen großen Einfluss auf dein Hautbild. Leber und Darm sorgen täglich dafür, dass unser Köper aufgeräumt ist. Giftstoffe wie Nikotin und Alkohol wirken sich negativ auf die beiden Organe aus und verlangsamen die Entgiftung deines Körpers. Auch Umweltgifte wie Kunststoff, Pestizide aus der Nahrung oder Haushaltsgifte bremsen den Entgiftungsprozess.

Man sagt oft, dass die Haut ein Spiegelbild des Darms ist. Das ist gar nicht so abwegig, denn wenn der Körper nicht über Leber und Darm entgiften kann, nimmt er den Umweg über die Haut. Das zeigt sich dann in Form von Pickeln, Mitessern und Akne. Ein ebenso wichtiger Punkt ist ein regelmäßiger Stuhlgang. Nur so schafft es dein Körper, die ihm zugeführten Giftstoffe und Hormonreste auch wieder loszuwerden.

Stress

Eine Kollegin ist krank und du musst einen Teil ihrer Arbeit übernehmen, das Finanzamt wartet auf die Steuererklärung, der Kühlschrank ist leer und zum Sport wolltest du nach der Arbeit eigentlich auch noch. Stress begegnet uns in unserer schnelllebigen Gesellschaft immer öfter. Auch der Stress, gesund essen und sich ausreichend bewegen zu wollen, kann sich eher negativ auf den Körper auswirken.

Physiologische Stressreaktionen haben einen starken Einfluss auf die Barrierefunktion der Haut, die Heilung von Wunden und die Anfälligkeit für Hautinfektionen [46, 47]. Stress kann auch zu „Trostessen", wie Fast Food oder Süßigkeiten führen. Diese Lebensmittel treiben den Blutzucker schnell in die Höhe und führen somit zu einem erhöhten Insulinspiegel.

Unter Stress fällt auch ganz klar Schlafmangel. Ausreichend zu schlafen ist besonders wichtig, um u. a. das Immunsystem intakt und die Stresshormone in Zaum zu halten [48].

Wenn die Pickel über das Gesicht hinaus gehen

Neben Pickeln im Gesicht stellen einige Frauen auch vermehrt Pickel im Dekolleté, auf dem Rücken und auf der Kopfhaut fest. Die Erklärung hierfür ist ganz einfach. Die Größe der Talgdrüsen variiert je nach Körperregion. Die Talgdrüsen sind unterschiedlich groß und produzieren deswegen mehr oder weniger Talg. Zu den Bereichen, in denen mehr Talg produziert wird, gehören vor allem Kopfhaut, Gesicht, Schultern, oberer Bereich der Brust (Dekolleté) und der obere Rücken.

Hautpflege

Mit Einnahme der Pille zeigen sich bei vielen Frauen nur um die Zeit der Periode kleine Unreinheiten, welche dann schon als extrem störend empfunden wurden. Doch viele Frauen erleben erst mit dem Absetzen der Pille, was es wirklich heißt, unreine Haut zu haben. Um Mitessern und Pickeln den Kampf anzusagen, wirbt die Kosmetikindustrie gefühlt wöchentlich mit neuen Produkten. Die meisten Frauen besitzen mehr als drei Pflegeprodukte für ihr Gesicht und neigen dazu, immer wieder Neues auszuprobieren. Benötigt die Haut im Gesicht wirklich eine Tages-, Nacht- und Augencreme? Ein Serum, Waschgel, Peeling, Gesichtswasser? Mit vielen verschiedenen Kosmetikprodukten kann man oft temporär etwas gegen schlechte Haut unternehmen, jedoch bekämpfen diese oft nicht die Ursache der Hautunreinheiten. Beim Absetzen der Pille ist das Chaos der Hormone oftmals der Grund, warum Frauen zu unreiner Haut neigen. Doch manchmal zeigt sich auch erst dann, dass eventuell auch einige Lebensmittel der Auslöser unreiner Haut sind. Aufgrund der Einnahme hoch dosierter Hormone, ist dies nur vorher nicht aufgefallen.

Urvölker und Akne

Unabhängig davon, dass die Pille aufgrund des verursachten Hormonchaos zu unreiner Haut führen kann, sollten wir uns die Frage stellen, weshalb wir überhaupt unreine Haut haben. Verschiedene ethnologische Studien [115] zeigen, dass die Inuit nicht an Akne leiden, solange sie traditionell leben und essen. Ihre Ernährung ist reich an Omega-3-Fettsäuren, antioxidativen Vitaminen und sie enthält kaum bis gar kein Getreide und weißen Zucker.

In Papua-Neuguinea wurden 1200 Kitavan-Inselbewohner beobachtet, wobei bei keinem Bewohner Akne festgestellt wurde. Selbiges zeigte eine Studie über 2,5 Jahre bei 115 Aché-Indianern aus Paraguay [116]. In der westlichen Welt gehören hohe Anteile an raffiniertem Zucker und kohlenhydratreiche Nahrungsmittel zum normalen Leben dazu, währenddessen sich z. B. die Kitavan von Fisch, Früchten, Knollen, Kokosnuss und die Aché-Bewohner von Wild, rohem Gemüse, Erdnüssen, Mais und Reis ernähren. Hier wird

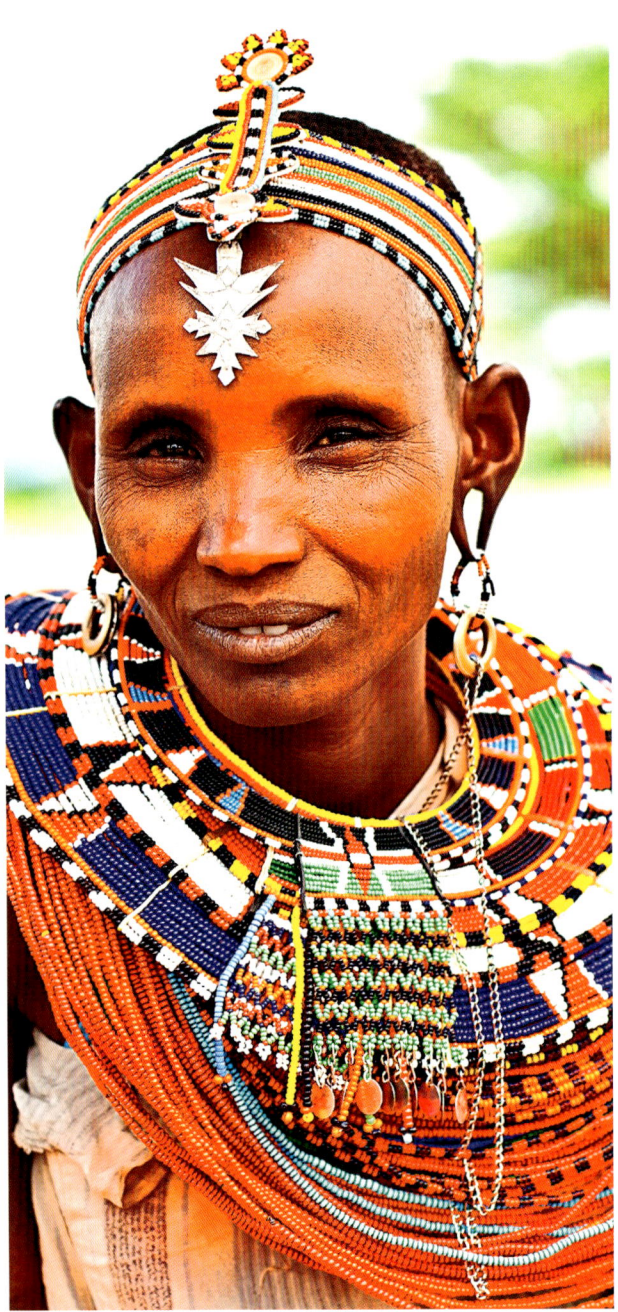

ersichtlich, dass die Ernährung einen großen Einfluss auf das Hautbild haben kann. Mit Hilfe einer ausgewogenen Ernährung kannst du dein Hautbild nach dem Absetzen der Pille wieder verbessern.

Gesunder Darm, aktive Leber

Du kannst viel Geld und Zeit in Kosmetika und Pflegeartikel stecken, doch der Weg zu einer reinen und gesunden Haut führt letzten Endes, neben der Ernährung, immer über einen gesunden Darm und eine aktive Leber. Ist dein Darm gesund, leidet er an keinerlei Entzündungen und ist er in der Lage, alle ihm zugeführten Nährstoffe zu verwerten, so zeigt sich das auch anhand deines Hautbildes. Ebenso verhält es sich mit deiner Leber. Kann die Leber in vollen Zügen entgiften, so braucht sie keine Giftstoffe über die Haut auszuleiten. Bevor du viel Geld in Kosmetika investierst, solltest du dein Geld in „echtes Essen" investieren.

Die richtige Hautpflege

Nicht jede Haut ist gleich und somit benötigen wir verschiedene Pflegeprodukte – davon geht die Mehrheit zumindest aus. Eine dänische Studie hat gezeigt, dass der Gebrauch einer Feuchtigkeitscreme dazu führt, dass die Haut mehr Wasser verliert. Es wurde ebenso gezeigt, dass der lange Gebrauch von Feuchtigkeitspflege bei normaler Haut dazu führt, dass die Anfälligkeit der Haut für Reizungen erhöht ist [117]. Gerade als Frau kann man Unmengen an Geld für Kosmetika ausgeben und für viele ist die Pflege des Körpers auch ein Hobby.

Weniger ist mehr

Wenn du nicht gerade einen Stall ausgemistet, eine Wand gestrichen oder intensiv Sport getrieben hast, ist die Haut am Ende des Tages nicht wirklich dreckig. Solltest du kein Make-up tragen, reicht es, die Haut am Abend mit lauwarmem Wasser zu reinigen. Solltest du das Bedürfnis

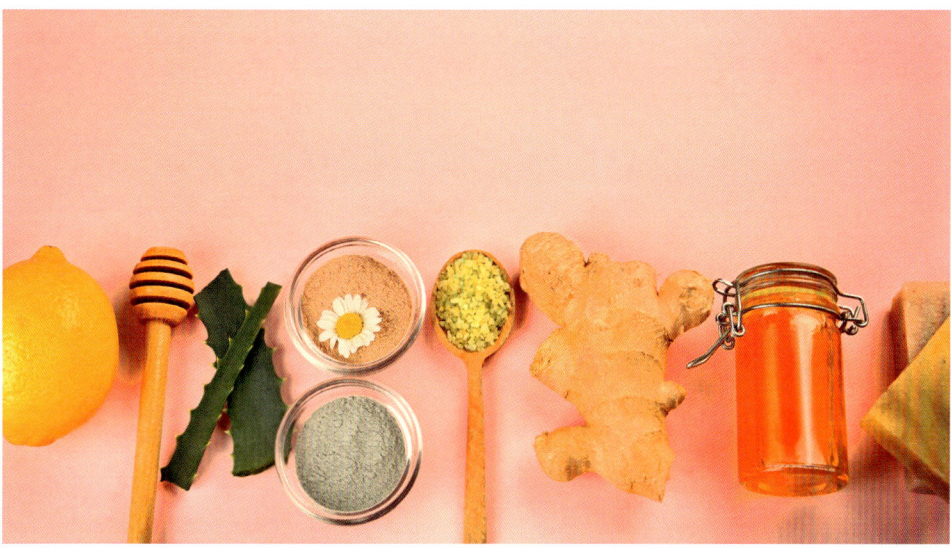

haben, dich sauber fühlen zu wollen, so probiere doch einmal natürliche Seifen aus, die extra für die Gesichtsreinigung hergestellt werden. Diese trocknen die Haut nicht unnötig aus und enthalten nur natürliche Wirkstoffe.

Solltest du Make-up verwenden, probiere Kokosöl als Abschminkalternative zu Produkten aus der Drogerie. Tränke ein Wattepad mit etwas Kokosöl und entferne vorsichtig dein Make-up. Da Kokosöl sehr schonend ist, kannst du es auch sehr gut zum Abschminken von Mascara benutzen. Da es keinen Alkohol enthält, löst es vor allem in der Augenpartie keine Irritationen aus.

Wenn sich dein Gesicht durch die intensive Pflege trocken anfühlt, oder du besonders im Winter zu trockener Haut aufgrund der Heizungsluft neigst, eignen sich natürliche Gesichtsöle als Pflege. Die Zutaten sind natürlich und der Verbrauch ist sehr sparsam. Verreibe etwas Öl in deinen Handflächen. Es sollte sich so anfühlen, als ob das Öl bereits etwas in deine Hände eingezogen ist. Gehe danach mit den Handflächen durch dein Gesicht. Du wirst merken, dass eine winzige Menge des Öls an dein Gesicht abgegeben wird. Diese kleine Menge reicht meistens schon aus, um das Gefühl der trockenen Haut zu mindern. In vielen Reformhäusern erhält man biologische Gesichtsöle wie z. B. Arganöl.

Welches Öl am besten zum eigenen Hauttyp passt, muss oftmals durch Ausprobieren herausgefunden werden.

Gerade Frauen, die zu starker Akne neigen, fühlen sich sehr unwohl und versuchen alles, um die Akne zu bekämpfen. Oft wird auch nicht vor sehr chemischen Produkten haltgemacht. Auch Fruchtsäurepeelings sind eine beliebte Alternative. Es gibt nicht das eine Wundermittel gegen Akne, auch wenn die Werbung dies oft suggeriert. Um starke Akne zu behandeln, bedarf es eines guten Dermatologen, der nicht direkt mit Kanonen auf Spatzen schießt und einer strikten Ernährungsumstellung. Nicht bei jedem muss zwingend Milch die Akne verschlimmern. Welche Nahrungsmittel das Feuer der Akne entfachen, muss oftmals durch eine Eliminationsdiät herausgefunden werden. Bei dieser temporären Form der Ernährung werden anfangs viele Lebensmittel weggelassen und nach und nach wieder in den Speiseplan integriert. Somit soll man ausschließen, auf welche Art von Lebensmittel der Körper reagiert.

Wie schmeckt deine Hautpflege?

Bei der Wahl der Nahrungsmittel wir der Mensch immer vorsichtiger und der Trend geht in Richtung natürlich und biologisch. Doch was ist mit den Substanzen, die du täglich auf deine Haut aufträgst? Auch die Haut ist ein Organ, das Stoffe aufnehmen kann. Schau dir einmal die Zusammensetzung deiner Pflegeprodukte an. Würdest du sie ohne Bedenken essen? Alles was du nicht essen, oder wenigstens ohne Bedenken probieren würdest, solltest du auch nicht auf deine Haut auftragen.

Auswirkungen auf die Psyche

Mit Einnahme der Pille kann sich sehr viel im Körper verändern. Dass die Hormone sich auf Haut und Periode auswirken können, ist vielen Frauen bewusst. Dabei kommt es gar nicht so selten vor, dass sich die Einnahme der Pille auch auf die Psyche auswirken kann. Gerade die Effekte auf das seelische Wohl werden oftmals erst nach dem Absetzen der Pille festgestellt. Die Wahrnehmung, dass man sich antriebsarm fühlt und immer mal wieder das Gefühl der Traurigkeit in einem aufsteigt, ist bei einigen Frauen deutlich vorhanden, doch wird es selten in Zusammenhang mit der Pille gebracht.

Müdigkeit und Antriebslosigkeit sind Aspekte, die oft mit dem Alltag in Verbindung gebracht werden. Das ist auch gar nicht so weit hergeholt, denn Stress im Job und/oder Privatleben und wenig Schlaf können schnell zu diesen Symptomen führen. Doch auch wenn beruflich und privat alles in Ordnung zu sein scheint, fehlt einigen Frauen trotzdem der Elan, Dinge anzugehen. Das muss, wie viele andere Auswirkungen der Pille, natürlich nicht auf jede Frau zutreffen.

Natürliche Alternativen zur Hautpflege

Gesichtspeeling
2 EL Kokosöl
1 EL Zucker oder Kaffeepulver

Erwärme das Kokosöl bis es flüssig ist und rühre die anderen Zutaten unter (der Zucker sollte nicht schmelzen). Das Peeling ist nun sofort einsatzbereit.
Das Kokosöl reinigt und pflegt die Haut, Zucker oder Kaffee löst abgestorbene Hautschuppen. Verwende das Peeling nicht öfter als alle 1-2 Wochen, um deine Haut nicht unnötig zu reizen.

Körperpeeling
5 EL Kokosöl oder Olivenöl
1/2 Tasse brauner Zucker
3 EL grobe Haferflocken

Erwärme das Kokosöl und rühre die anderen Zutaten unter. Solltest du Olivenöl benutzen, musst du es nicht erwärmen. Für den Körper kann das Peeling etwas grober sein als für dein Gesicht. Deswegen beinhaltet dieses Rezept braunen Zucker und Haferflocken.
Wenn du am Ende deines Peelings alle Zutaten mit lauwarmem Wasser wieder von der Haut abspülst, hinterlässt das Öl einen pflegenden Film auf deiner Haut.

Hautpflege Basics

› Lauwarmes Wasser
› Weiches Handtuch, das du ausschließlich für dein Gesicht benutzt
› Kokosöl (Haarmaske, Bodylotion, Peelingzusatz, Make-up-Entferner)
› Olivenöl (Haarmaske, Peelingzusatz)
› Gesichtsöl z. B. Arganöl (Gesichtspflege für die Haarspitzen)
› Natürliche Körperseife statt Duschgel
› Natürliche Gesichtsseife

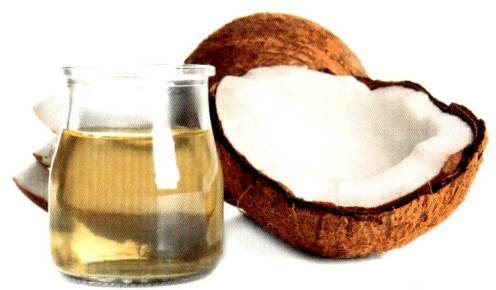

Depression und Stimmungsschwankungen

Einige Frauen haben das Gefühl, depressiv zu sein, doch dieses Gefühl beim nächsten Arztbesuch anzusprechen, erfordert eine Menge Mut. Viele empfinden das Thema Depression als unangenehm. Dabei sind Stimmungsschwankungen, Gereiztheit und auch die Depression Nebenwirkungen, die im Beipackzettel vieler Pillen mit „häufige Nebenwirkungen" gekennzeichnet sind.

Die Einnahme der Pille wird von vielen Mädchen in der Pubertät begonnen, wo es besonders schwierig ist, den Unterschied zwischen normalen Stimmungsschwankungen und den Nebenwirkungen der Pille auszumachen. Eindeutig aussagekräftige Studien, ob die Pille denn nun wirklich zur Depression führen kann, findet man so gut wie gar nicht. Generell sind Studien zum Thema Depression und Pille schwierig, da eine Depression nicht objektiv messbar ist.

Bei einigen Studien zum Thema Depression werden die Symptome durch das Ausfüllen von Fragebögen erfasst. Anhand der Auswertung der Fragebögen müssen die Wissenschaftler dann feststellen, ob eine Frau „krank" oder „gesund" ist. Hinzu kommt, dass Depressionen durch viele verschiedene Auslöser bedingt sein können, z. B. auch durch Überlastung oder Stress, der vom Körper als unangenehm, überfordernd und bedrohlich empfunden wird (Disstress). Ob die Pille also wirklich eine Depression auslösen kann, ist daher schwer mit einem klaren Ja oder Nein zu beantworten. Auffällig ist, dass viele Frauen nach dem Absetzen eine Besserung der Stimmung feststellen und berichten, dass sie klarer denken können – „Der Nebel in meinem Kopf ist verschwunden."

Die Ursachen für die Stimmungsschwankungen sind noch unklar. Es ist bekannt, dass für die Stimmung bestimmte Regionen im Gehirn (Amygdala, vorderes Cingulum und Gyrus frontales inferior) zyklusabhängig auf bestimmte Umweltreize reagieren. Es wird außerdem vermutet, dass das Progesteron in der Pille gewisse Rezeptoren (GABA) beeinflusst, was sich dann im Verlauf auf den Serotoninspiegel auswirkt [49]. Der Serotoninspiegel sinkt und somit nimmt das „Glückshormon" deutlich ab – vorbei mit innerer Ruhe und Zufriedenheit.

Depression und Suizid

Am 21. Januar 2019 wurde eine wichtige Mitteilung von der Arzneimittelkommission der deutschen Ärzteschaft zu hormonellen Kontrazeptiva veröffentlicht, die wie folgt lautet:

„Hormonelle Kontrazeptiva: Neuer Warnhinweis zu Suizidalität als mögliche Folge einer Depression unter der Anwendung hormoneller Kontrazeptiva"

Bei Arzneimitteln ist es wichtig, Risikomanagement zu betreiben, um schädliche Folgen des Medikamentes zu verhindern. Es gibt verschiedene Arten von Risiken. Das Risikomanagement muss diese beurteilen und minimieren und sie dann gegenüber dem Nutzen des Arzneimittels in Erwägung ziehen. Der Ausschuss der Risikobewertung im Bereich der Pharmakovigilanz (= Erkennung, Untersuchung und Vermeidung von unerwünschten Ereignissen oder anderen arzneimittelbezogenen Problemen) hat ein Risikobewertungsverfahren zu hormonellen Kontrazeptiva und einem möglichen Risiko von Suizid und Suizidversuchen abgeschlossen. Grundlage hierfür bot eine Studie [50] aus Dänemark, an der 475.802 Frauen ab dem Alter von 15 Jahren teilnahmen, die im Durchschnitt 8,3 Jahre nachverfolgt wurden. Die Frauen hatten zuvor keine hormonellen Kontrazeptiva genutzt. Erschreckend an dieser Studie ist, dass Frauen, die die Pille nehmen (im Vergleich zu Frauen, die keine hormonellen Kontrazeptiva einnehmen), dreimal eher dazu neigen, Selbstmord zu begehen. Bei Frauen im Alter von 15-19 Jahren war das ermittelte Risiko zudem höher als bei älteren Anwenderinnen.

Diese Studie ist nur eine Beobachtungsstudie. Das heißt, dass man daraus nicht eindeutig ableiten kann, dass die Pille auch wirklich kausal zu Depressionen und Selbstmord führt. Es ist allerdings ein starker Zusammenhang, der es in meinen Augen erfordert, sich intensiver mit dem Thema auseinanderzusetzen.

Serotonin

Serotonin ist ein Gewebshormon und Neurotransmitter. Im menschlichen Organismus hat es viele verschiedene Auswirkungen, insbesondere auf das Herz-Kreislauf-System, den Magen-Darm-Trakt und das Nervensystem. Serotonin wirkt auch auf die Stimmungslage und gibt uns das Gefühl von Gelassenheit, innerer Ruhe und Zufriedenheit. Dabei dämpft es z. B. Gefühlszustände wie Angst, Aggressivität oder auch Hunger. Serotonin wird aufgrund seiner Wirkung auch das „Glückshormon" genannt. Man hört oft, dass sich serotoninreiche Lebensmittel, wie z. B. Schokolade oder Bananen, positiv auf die Stimmung auswirken. Das stimmt jedoch nicht so ganz. Serotonin kann nämlich nicht die Blut-Hirn-Schranke überwinden. Es sind eher die Kohlenhydrate in den Lebensmitteln, die durch die vermehrte Produktion und das Ausschütten von Neurotransmittern zu dieser Wirkung führen.

Die Europäische Arzneimittel-Agentur (EMA) schlussfolgerte aus dieser Studie jedenfalls, dass ab nächstem Jahr auf jedem Beipackzettel auf das erhöhte Risiko für Depression und Suizidalität hingewiesen werden muss. Es gäbe zwar noch keinen kausalen Zusammenhang zwischen dem Einnehmen der Pille und der Neigung zu Depressionen und Selbstmord, da jedoch Depressionen als Risikofaktor für suizidales Verhalten oder sogar Suizid bekannt sind, wurde es für wichtig erachtet, den Schweregrad dieser Nebenwirkungen dennoch in den Beipackzetteln hormoneller Kontrazeptiva aufzunehmen. Dieser Hinweis soll nicht nur die Ärzte sensibilisieren, ihre Patientinnen besser aufzuklären, sondern auch die Patientinnen informieren, dass sie ihren Arzt aufsuchen, sobald sie Änderungen ihrer Stimmungslage oder depressive Symptome feststellen.

Kurz nachdem die Aussage der Arzneimittelkommission „Hormonelle Kontrazeptiva: Neuer Warnhinweis zu Suizidalität als mögliche Folge einer Depression unter der Anwendung hormoneller Kontrazeptiva" publik war, gab es hierzu eine Pressemeldung [51] der deutschen Gesellschaft für Gynäkologie und Geburtshilfe.

Die Ärztevertretung hat sich sehr entschärfend darüber geäußert, dass sich im Beipackzettel ab nächstem Jahr ein Warnhinweis bezüglich Depression und Suizidalität befinden wird. Sie kritisiert die voreilige Entscheidung der Arzneimittelbehörde.

In unseren Augen ist es wichtig diesen Zusammenhang zwischen Antibabypille, Depressionen und Suizidalität eng unter die Lupe zu nehmen und weitere Studien folgen zu lassen. Dieses Thema sollte man nicht einfach unter den Tisch kehren.

Wir möchten außerdem darauf aufmerksam machen, dass Veränderungen der Stimmungslage nicht einfach hingenommen werden sollten. Es gibt viele Gründe für Traurigkeit oder depressives Verhalten. Auch hier muss die Ursache gefunden werden, indem man den Mut hat, über seine negativen Gefühle und Gedanken zu sprechen.

Die Suche nach Mr. Right

Hat die Einnahme von Hormonen Einfluss darauf, wie zufrieden wir mit unserem Partner sind? In einer Studie [52] wurde dieser Frage nachgegangen. Nach dem Absetzen der Pille soll die Attraktivität des Mannes eine größere Rolle spielen. Genauer gesagt geht es um das Gesicht, welches einen Hinweis auf die genetische Fitness liefern soll. Während der Einnahme der Pille soll diese Assoziation angeblich geschwächt sein.

Wir Frauen sind der Überzeugung, dass die Wahl des Mr. Right gut durchdacht ist und ganz bewusst abläuft, doch der Schein trügt. Auch wenn du der Meinung bist, dass dich sein Aussehen und sein Charme überzeugt haben, liegt es weniger daran, sondern eher an seinem Geruch. Dieses Prozedere läuft ganz unterbewusst ab, nichtsdestotrotz muss die Chemie natürlich stimmen.

Mit Hilfe des MHC (Major Histocompatibility Complex, eine Gruppe von Genen) ist dein Körper in der Lage, fremde Zellen von körpereigenen zu unterscheiden [53]. Für weibliche Mäuse sind z. B. nur jene Männer attraktiv, die fremde MHC-Muster haben. Das ist ein schlauer Trick der Evolution, denn so kann es zu einer größeren genetischen Vielfalt kommen (Je ähnlicher die Erbanlagen, desto ähnlicher sind die MHC-Muster und Gerüche.).

Jeder Mensch hat individuelle MHC-Moleküle, die über die Schweißdrüsen auf die Hautoberfläche geraten und somit zum eigenen Körpergeruch führen. Gewisse Gerüche aktivieren den Hypothalamus und die Hypophyse. Diese produzieren Hormone, wodurch u. sa. Sexualität und Hunger gesteuert werden. Je nach Geruch bekommst du nun von deinem Gehirn Gefühle wie Freude, Sehnsucht oder auch Abwehr und Wehmut signalisiert.

In einer Studie bestimmten Forscher den MHC-Typ von Männern und Frauen [54]. Danach ließen sie die Frauen die Attraktivität der Düfte von T-Shirts einschätzen, die von Männern zwei Nächte lang getragen wurden. Die Männer waren MHC-ähnlich und MHC-verschieden zu den Frauen. Die Frauen haben generell den Geruch der MHC-verschiedenen Männer als angenehmer empfunden. Außerdem erinnerte der Duft MHC-verschiedener Männer die Frauen doppelt so oft an den Geruch ihres Partners. Bei Frauen mit der Pille war es umgekehrt. Sie bevorzugten den Geruch MHC-ähnlicher Männer. Die Pille imitiert eine Schwangerschaft und daraus schlussfolgerten die Forscher, dass schwangere Frauen MHC-ähnliche Partner bevorzugen, da sie mit ihnen „stärker verwand" sind. Damit ist gemeint, dass sie bei der Schwangerschaft mehr Hilfe erwarten können. Weibliche Mäuse z. B. ziehen ihre Jungen gerne in der Nähe der Verwandtschaft auf, die ähnliche MHC-Strukturen haben.

Nach dem Absetzen der Pille kann es also vorkommen, dass du deinen jetzigen Partner nicht mehr „riechen kannst" – muss es aber nicht! Erwähnung finden sollte es schon, denn es gibt Frauen, die sich nach dem Absetzen der Pille von ihrem Partner getrennt und ein „neues Leben" angefangen haben. Auch hier können natürlich wieder viele andere Faktoren ebenso einen Einfluss haben. Keine Sorge, die Forscher geben zu, dass dies natürlich nur eine Facette sei, die die Zufriedenheit einer Frau mit ihrem Mann bestimmt. Trotzdem ist es erstaunlich, was die Wirkung künstlicher Hormone in einem Körper alles durcheinanderbringen kann.

Einfluss auf die Libido

Durch das Einnehmen der Pille ist Sex plötzlich immer möglich. Das ist an sich keine schlechte Sache, aber es reduziert das wundervolle Empfinden von Lust auf „immer verfügbar". Alles was immer vorhanden ist, interessiert den Menschen oftmals nach gewisser Zeit nicht mehr. Bei manchen Paaren ist Sex unter der Pille nur noch eine Befriedigung von Bedürfnissen, aber kein sinnlicher Austausch von Lust und Begierde. Dadurch, dass die Frau durch die Pille immer auf dem „gleichen hormonellen Level" ist, kann es passieren, dass sie den Sex nicht mehr so intensiv erlebt.

Viele Frauen berichten, dass sie nach dem Absetzen der Pille wieder deutlich mehr Lust auf Sex verspüren. Verschiedene Studien [55] zeigen sogar einen Zusammenhang zwischen Libidoverlust und Pille. Forschungen [56] führten zu dem Ergebnis, dass die Einnahme der Pille im Blut für eine höhere Konzentration des Eiweißkörpers SHGB sorgt. Testosteron ist für die weibliche Libido wichtig und wird durch das SHGB gebunden, dadurch ist es im Blut nicht mehr frei verfügbar. Somit wird die Freisetzung von Testosteron blockiert. Das könnte erklären, warum Pillenanwenderinnen weniger Lust auf Sex haben.

Ein anderes Problem ist das junge Alter, indem die Pille oftmals schon verschrieben wird. Angenommen, ein Mädchen beginnt im Alter von 15 Jahren mit der Einnahme der Pille. Wenn sie 27 ist, entscheidet sie sich dazu, die Pille abzusetzen und verspürt plötzlich einen viel stärkeren Drang und eine größere Lust nach Sex. Natürlich kommt ihr der Unterschied nach ihrem plötzlichen Verlangen nach Sex viel größer vor als mit der Pille. Man muss aber bedenken, dass ein Mädchen, das bereits mit 15 Jahren die Pille nimmt, oftmals gar nicht weiß, wie ihr Liebesleben und die Lust auf Sex ohne künstliche Hormone überhaupt einzuschätzen ist. Der verminderte Sexualtrieb wird übrigens auch als Nebenwirkung im Beipackzettel angegeben.

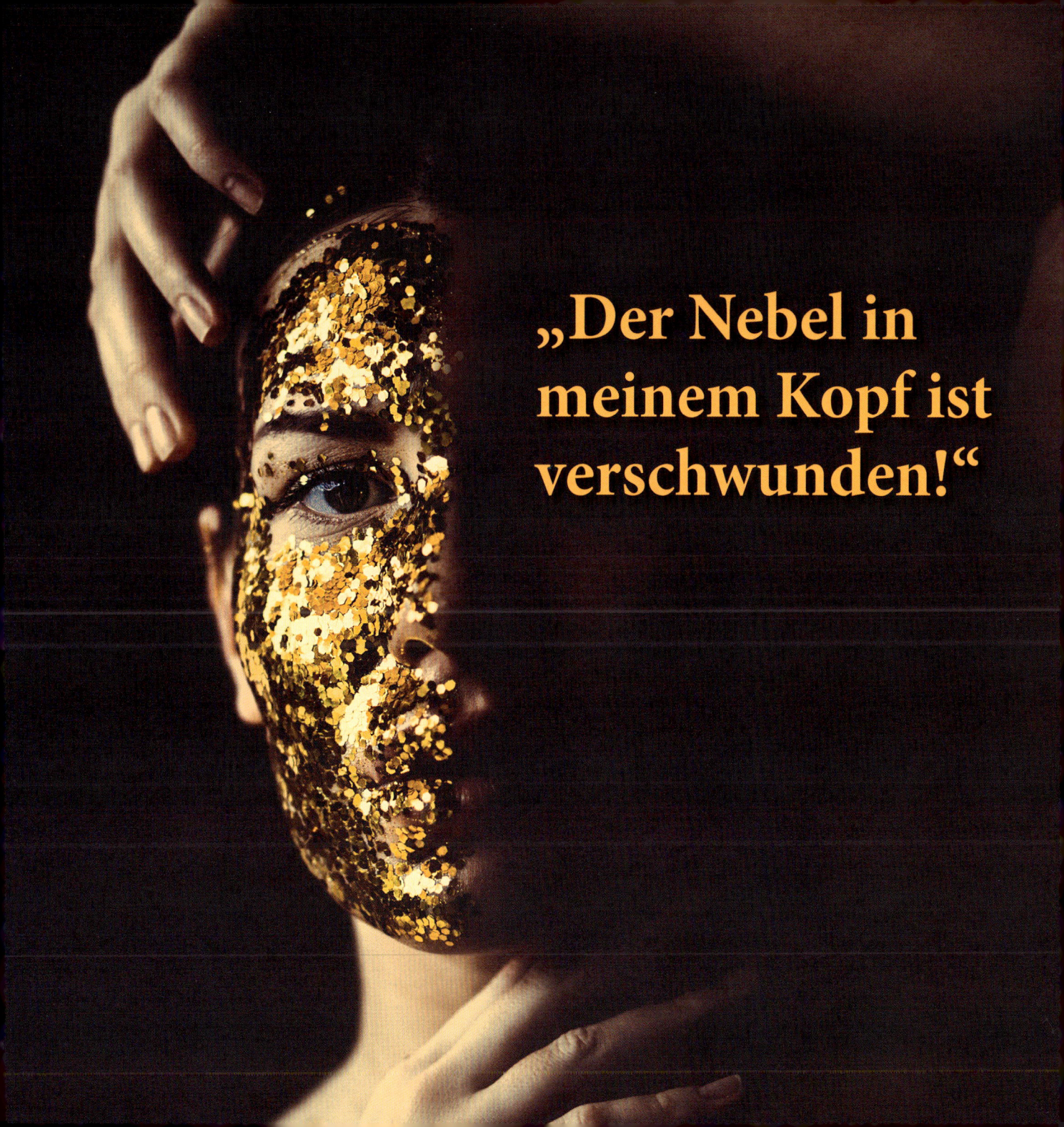

„Der Nebel in meinem Kopf ist verschwunden!"

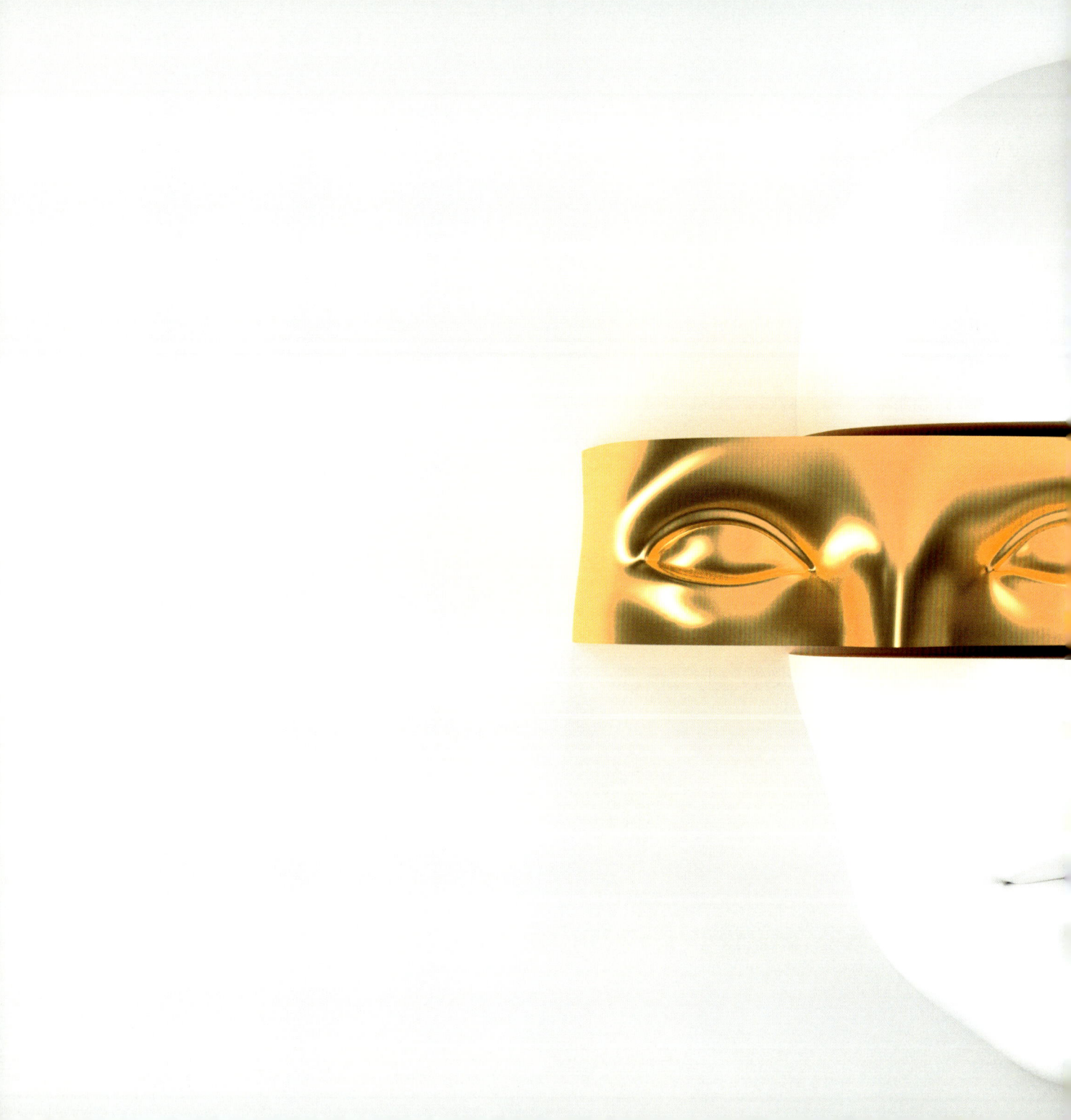

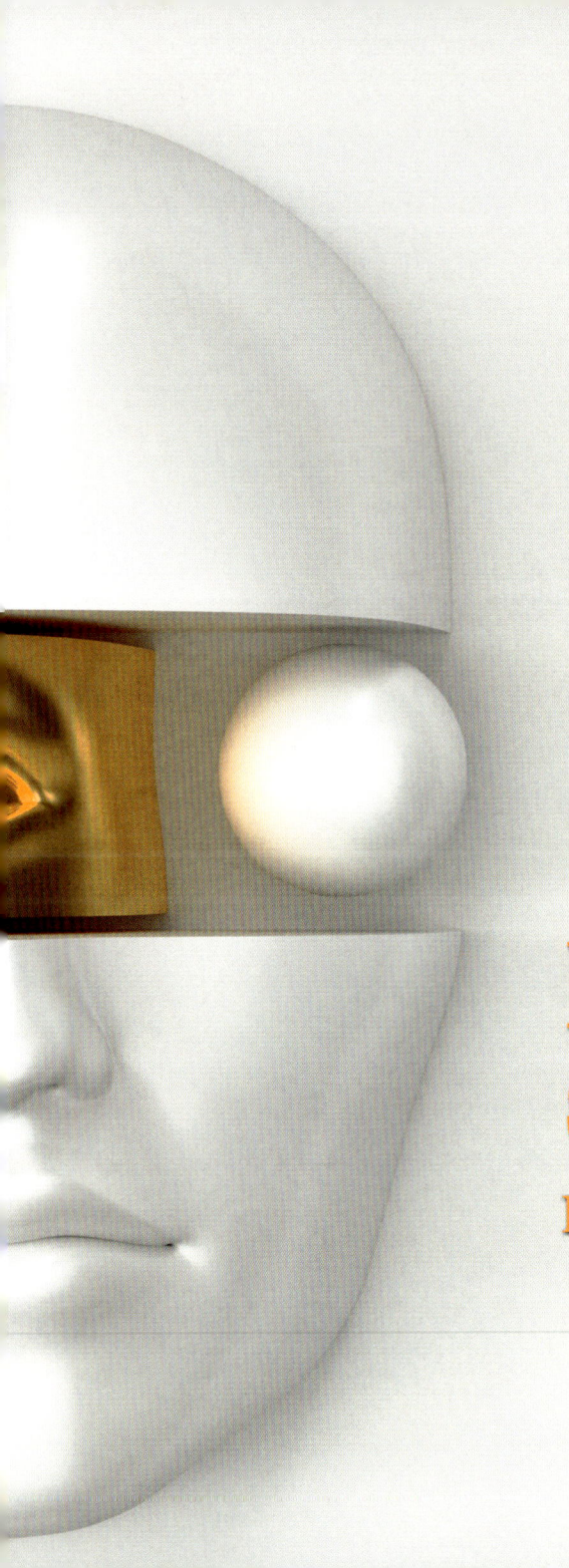

Funktions-störungen

Kapitel 3

„Die Pille macht den Darm kaputt!"

Um möglichst wenige Nachwirkungen nach dem Absetzen der Pille zu haben, ist es sinnvoll, den Blick über den Rand der Hormone hinaus zu wagen. Die synthetischen Hormone müssen im Körper wirken und diesen nach Möglichkeit auch wieder verlassen. Hier kommen Leber und Darm ins Spiel. Auch die Schilddrüse ist ein Organ, das manchmal nicht ganz unbeschadet bleibt durch die Pille. Es wäre zu einfach zu sagen, dass die Pille primär „schlecht" ist und sich negativ auf den gesamten Körper auswirkt. Das sollte man etwas differenzierter betrachten, denn die Konsequenzen nach dem Absetzen betreffen schließlich auch nicht jede Frau.

Im Internet kursieren immer wieder Aussagen wie:

„Wegen der Pille habe ich plötzlich eine Schilddrüsenunterfunktion!"

Es ist ganz und gar nicht angenehm, unter den Auswirkungen der Pille zu leiden, doch dürfen wir nicht vergessen, dass jeder Körper eine andere Ausgangssituation hat. Ist das Mikrobiom stark aufgestellt und intakt, können die Nachwirkungen deutlich geringer ausfallen. Bei einem geschwächten Mikrobiom, einer ungesunden Ernährung und Lebensweise und einer dazu noch erschöpften Leber, hat der Körper viele Baustellen, an denen er arbeiten muss. Auf welche Bereiche in deinem Körper sich die synthetischen Hormone der Pille auswirken können, erfährst du in den folgenden Abschnitten.

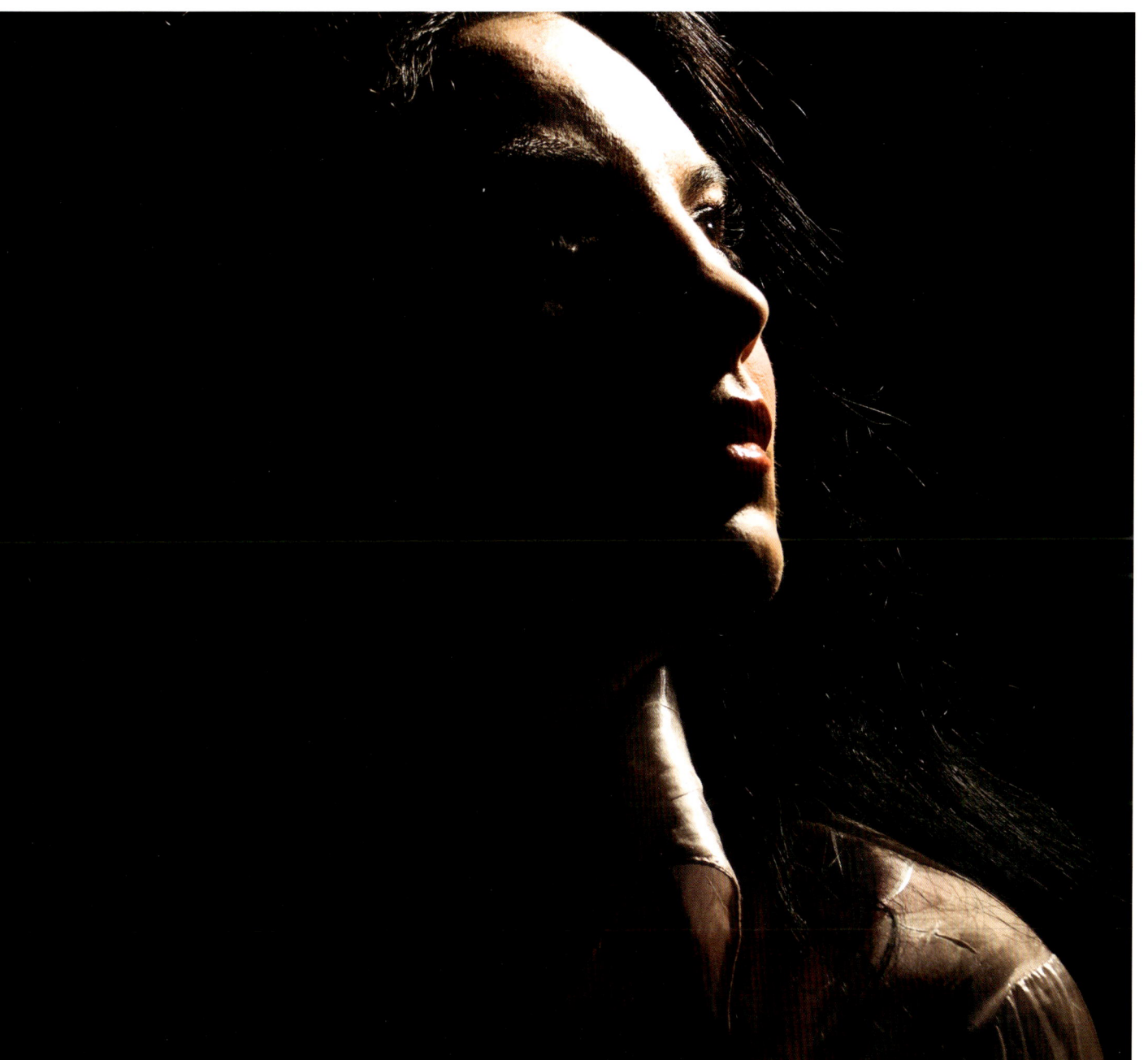

3.1 Darm und Mikrobiom

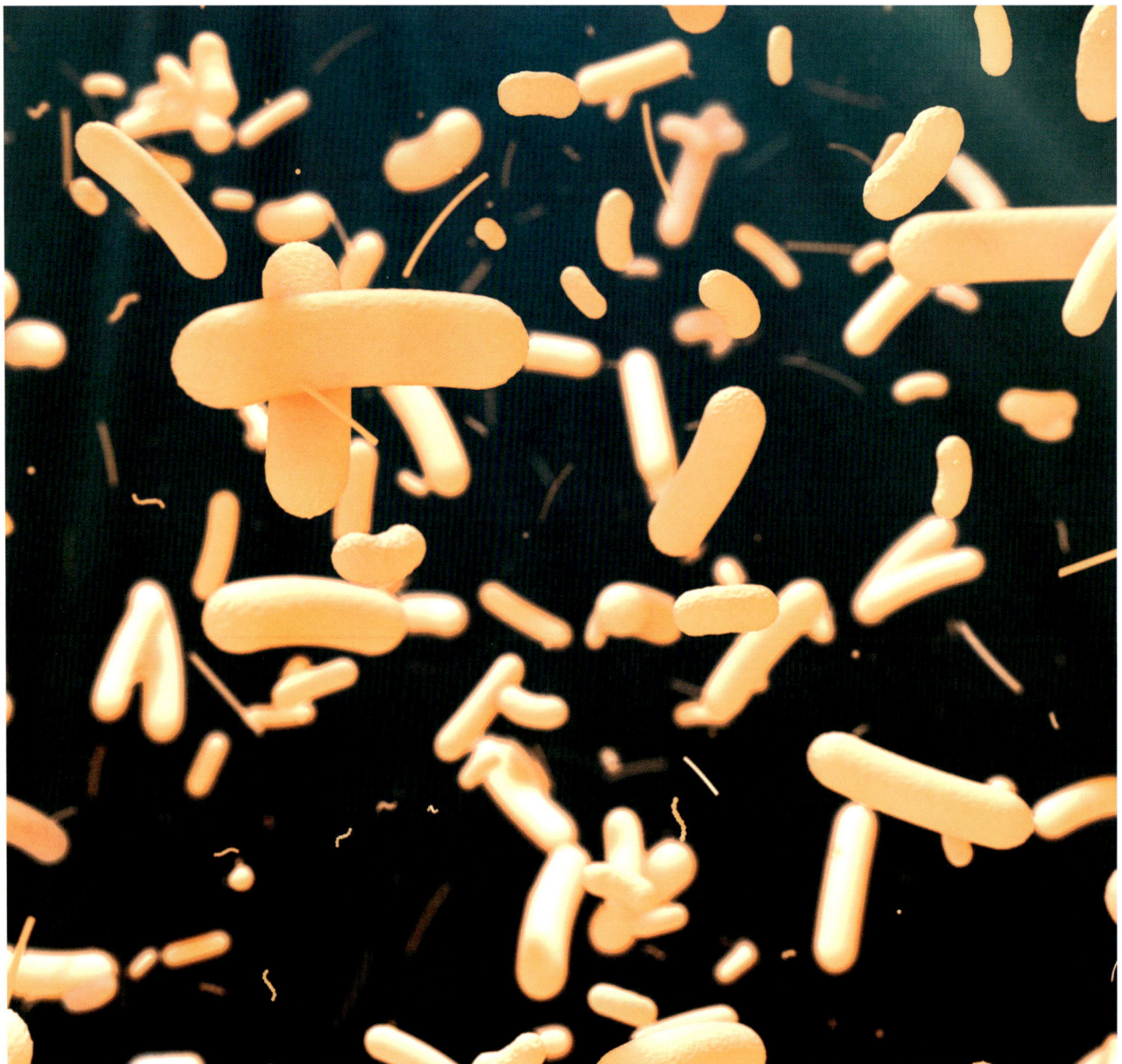

Spätestens seit der Erscheinung des Buchs „Darm mit Charme" von Giulia Enders wurde dem Organ Darm eine ganz besondere Aufmerksamkeit geschenkt. Wurde der Darm früher noch als langer Schlauch gesehen, liegt der Fokus in der heutigen Zeit besonders auf dem Mikrobiom. Dein Mikrobiom besteht aus unzähligen Mikroorganismen, die nicht nur Bakterien, sondern auch Viren und Pilze beinhalten. Sie spielen eine große Rolle, sowohl bei der Entstehung von Krankheiten als auch bei der Frage nach dem allgemeinen Wohlbefinden. Damit du gesund bleibst, sollten diese Bakterien im Gleichgewicht sein. Das Mikrobiom gibt es nicht nur im Darm. Auch Haut, Mund, Nase, Rachen und der Urogenitaltrakt (Harnorgane und Geschlechtsorgane) gehören neben dem Darm zum Mikrobiom deines Körpers.

Dein Immunsystem im Darm und die Bakterien der Darmflora arbeiten Hand in Hand. Eine gut ausbalancierte Darmflora regt die Helfer deines Abwehrsystems (Lymphozyten) an, bestimmte Botenstoffe (Zytokine) freizusetzen, mit denen krankmachende Keime abgewehrt werden. Deine Darmflora kann auch die Bildung von Antikörpern begünstigen oder hemmen. So können z. B. allergische Reaktionen entstehen – dein Körper bildet zu starke Antikörper gegen einen Eindringling (z. B. Pollen), der eigentlich gar nicht schlimm ist.

Ist deine Darmflora „richtig" zusammengesetzt, sorgen die Mikroorganismen für eine Erneuerung der Schleimhaut und stärken diese. Es kommt zu einer stabilen Barriere zwischen „innen und außen". Hast du vermehrt „schlechte" Bakterien in deinem Darm, so wird die Schleimhaut löchrig [57]. Dadurch können sich Krankheitserreger oder auch Bestandteile der Nahrung ansiedeln, die eigentlich nicht durch die Schleimhaut in den Körper übertreten. Dein Immunsystem wird aktiv und fängt an, diese Eindringlinge zu bekämpfen – es kommt zu einer Entzündung.

Mit Hilfe umfangreicher Forschungsarbeit konnte herausgefunden werden, dass das Mikrobiom des Menschen sehr stark an der Entwicklung und Funktion des menschlichen Organismus beteiligt ist und dass es eine Reihe von Erkrankungen beeinflusst, die nicht nur auf den Magen-Darm-Trakt beschränkt sind. Bei einer Fehlbesiedlung mit „schlechten" Mikroorganismen können dadurch chronisch-entzündliche Erkrankungen (Morbus Chron, Colitis Ulcerosa), aber auch andere chronische Erkrankungen, wie z. B. Multiple Sklerose [58], Allergien oder Asthma bronchiale entstehen. Mittlerweile wird sogar ein Zusammenhang zwischen Depressionen, Angststörungen oder auch Autismus und dem Mikrobiom diskutiert [59].

Auch Probleme mit dem Körpergewicht oder psychosomatische Krankheiten stellen sich immer öfter als Mikrobiommangel dar [60]. Es wird auch immer wieder über einen Einfluss des Darmmikrobioms auf das Gehirn [61] berichtet. Es soll ebenso Zusammenhänge zwischen dem Mikrobiom des Darms und der Stimmung des Menschen geben [62]. Woran man als letztes denkt, ist wahrscheinlich der Zusammenhang zwischen Darm und Gehirn. Da stellt man sich zu Recht die Frage, ob ICH Entscheidungen treffe oder mein Mikrobiom.

Du entscheidest über dein Mikrobiom

Obwohl unser Mikrobiom genetisch festgelegt ist, entwickelt es sich ständig weiter. Nur wir selbst haben Einfluss auf diese Bakterien. Eine ungesunde Ernährung, Konservierungsmittel, Alkohol, Stress, Antibiotika oder auch andere Medikamente schaden unseren Darmbakterien. Der Organismus wächst, wenn man ihn füttert. So ist es auch mit den Darmbakterien. Gute Ernährung sorgt für gute Darmbakterien. Allerdings führt eine schlechte Ernährung ebenso zu schlechten Darmbakterien. Je mehr du die guten Darmbakterien fütterst, desto wacher, fitter und mental klarer wirst du dich fühlen.

Gemäß einer Untersuchung [63] können sich die Darmbakterien an unsere Lebensbedingungen anpassen. Verglichen wurde die Zusammensetzung des Mikrobioms von Jugendlichen in Florenz mit der von Jugendlichen aus einem Dorf in Burkina Faso (Afrika). Die Menschen aus dem afrikanischen Dorf ernähren sich noch nahezu so wie vor 10 000 Jahren – mit verschiedenen zu Mehl gemahlenen Hirsearten, die sie zu einem Brei verrühren, mit selbst angebautem Gemüse und gelegentlich etwas Hühnerfleisch. Die italienischen Kinder nahmen eine typisch moderne Nahrung der westlichen Welt zu sich, nämlich Pizza, Pasta, Fleisch, Süßigkeiten, Softdrinks usw. Dementsprechend sahen die Darmbakterien der Kinder auch ganz verschieden aus.

Abbildung 9 →
Mikrobiom

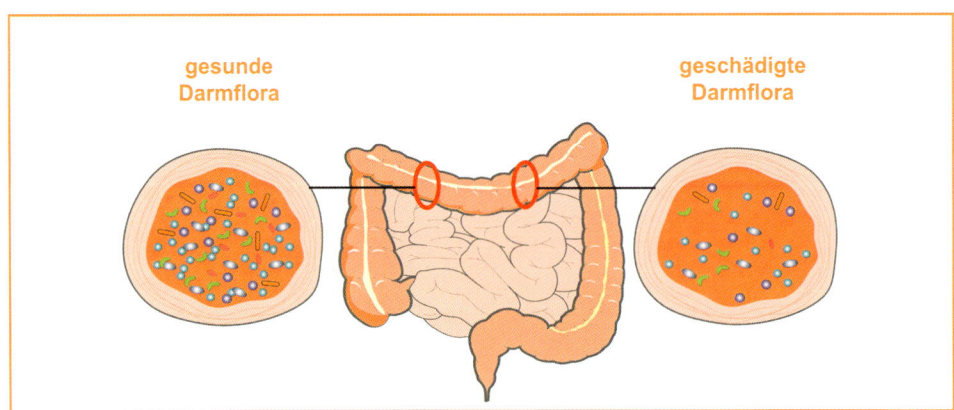

Im Darm der italienischen Probanden kamen primär Bakterien vor, wie sie bei Personen mit Übergewicht zu finden sind. Diese Bakterien ziehen mehr Energie aus der Nahrung und können dazu führen, dass der Körper mehr Fett einlagert als es bei normalgewichtigen Menschen der Fall ist. Bei den Jugendlichen in Burkina Faso fand man hingegen Bakterien, die bei schlanken Menschen in höherer Zahl vorhanden sind. Die Bakterien dieser Kinder helfen dabei, die Nährstoffe aus Getreide, Bohnen und Gemüse verfügbar zu machen. Wichtig dabei ist, dass aufgrund dieser bestimmten Bakterien die Jugendlichen in Burkina Faso das Maximum an Energie aus ihren Grundnahrungsstoffen freisetzen konnten, die sie zum Überleben benötigen.

Man könnte davon ausgehen, dass die unterschiedliche Beschaffenheit der Bakterien ihren Ursprung darin hat, dass die Kinder aus Florenz mehr Fett und einfachen Zucker gegessen haben. Glaubt man den Forschern, dann reicht diese Begründung allerdings nicht aus. Entscheidend waren die Ballaststoffe. Die Kinder aus Burkina Faso haben viel mehr Ballaststoffe über den Verzehr von Gemüse, Getreide und Hülsenfrüchte aufgenommen, als die Kinder in Florenz.

Die Ergebnisse weisen demnach darauf hin, dass eine Änderung der Ernährungsgewohnheit eine Rolle bei der Gestaltung der Darmflora spielt. Durch die typisch westliche Ernährung kann es sogar dazu kommen, dass Mikroorganismen, wie faserabbauende Bakterien, beseitigt werden können, wenn man nicht genug dieser Lebensmittel in seinen Alltag einbaut.

Wie du dein Mikrobiom unterstützen kannst

Die Art und Weise, wie du dein Mikrobiom fütterst, bestimmt, welche Ausprägung dein Mikrobiom hat. Wie bereits erwähnt, schaden ein Übermaß an Zucker, industriell gefertigte Lebensmittel, aber auch zu viel Alkohol deinem Mikrobiom. Mit viel Gemüse [64] und ausreichend Ballaststoffen machst du ihm jedoch eine wahre Freude.

Präbiotika

Die guten Bakterien in deinem Darm können sich besonders dann vermehren, wenn du ihnen geeignete Nahrung bietest. Hier kommen die Präbiotika ins Spiel. Sie fördern das Wachstum „guter" Darmbakterien und helfen damit automatisch deinem Östrogenstoffwechsel auf die Sprünge. Präbiotika findest du vor allem in Gemüse. Spargel, Chicorée, Zwiebeln, Knoblauch, oder auch Pastinaken sind eine gute Einnahmequelle für natürliche Präbiotika.

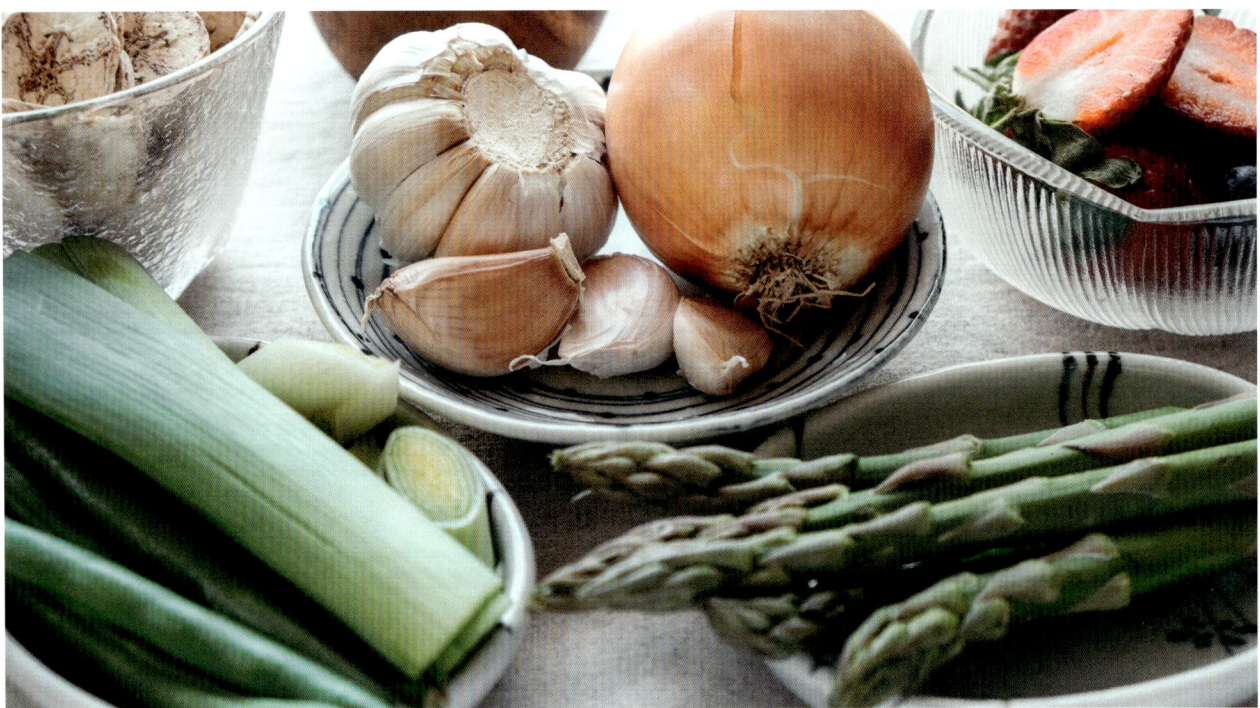

↑ *Abbildung 10*
Probiotika

Probiotika

Probiotika sind lebende Mikroorganismen (z. B. Milchsäurebakterien). Die Einnahme von Probiotika unterstützt aktiv den Aufbau und Erhalt deiner Darmflora und kann daher auch deine psychische und physische Gesundheit steigern. Fermentierte Lebensmittel wie z. B. Sauerkraut, Kimchi oder eingelegtes Gemüse, sind eine Möglichkeit, deinen Darm mit Probiotika zu unterstützen. Eine andere Alternative sind Probiotika in Kapselform, oder als Pulver.

Die Pille und das Mikrobiom

Es wird immer wieder gerne behauptet, dass die Pille unser Mikrobiom zerstört. Doch so einfach ist das nicht. Bis heute gibt es keine eindeutigen, wissenschaftlichen Beweise zu diesem Standpunkt. Allerdings hat man herausgefunden, dass es einen Zusammenhang gibt zwischen der Verwendung von Hormonen und dem Risiko, an Morbus Crohn oder Colitis ulcerosa zu erkranken [65]. Ebenso hat sich gezeigt, dass oral eingenommenes

Östrogen die Durchlässigkeit der Darmschleimhaut verändert und dass sich die Verwendung von außen zugeführter Hormone negativ auf den Hormonspiegel im Körper auswirken kann, indem entzündliche Erkrankungen (z. B. M. Crohn oder C. Ulzerosa) gefördert werden [66].

Dass die Pille dein Mikrobiom zerstört, lässt sich also nicht zu 100 % wissenschaftlich festlegen. Jedoch gibt es genügend Anhaltspunkte, dass orale Kontrazeptiva zu Entzündungen im Darm führen können. Mit der Pflege und dem Aufbau einer gesunden Darmflora kannst du deinem Körper erheblich unter die Arme greifen, was das Absetzen der Pille betrifft.

← *Abbildung 11*
Probiotika

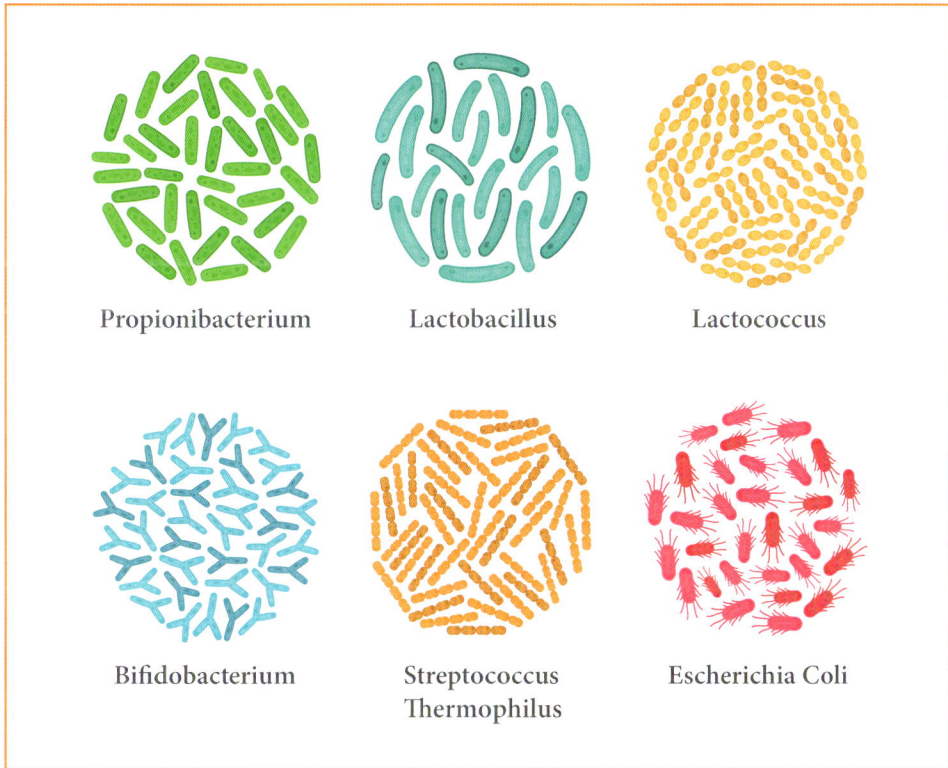

Propionibacterium

Lactobacillus

Lactococcus

Bifidobacterium

Streptococcus Thermophilus

Escherichia Coli

Hormone und das Mikrobiom

Der Darm ist Teil des Entgiftungssystems, das für die Ausscheidung von Hormonen entscheidend ist. Die Untermenge von Darmbakterien, die für den Um- und Abbau von Östrogen verantwortlich ist, nennt man Östrobolom, also eine Reihe bestimmter bakterieller Gene. Sie produzieren Enzyme, die beim Östrogenstoffwechsel hilfreich sind [67]. Ist das Darmmikrobiom gesund, produziert der Körper genau die richtige Menge des Enzyms ß-Glucoronidase. Dieses Enzym ist für die Regulierung des Östrogenspiegels zuständig, indem es dafür sorgt, dass die Gifte, die eigentlich über Galle und Darm ausgeschieden werden sollen, nicht wieder mit der Gallenflüssigkeit zurück ins System befördert werden. Wenn du allerdings eine Störung innerhalb deiner Mikroorganismen hast, kann das die Aktivität dieses Enzyms beeinflussen und zu einer Über- oder Unterversorgung mit freiem Östrogen führen [68]. Durch die Funktionsstörungen in deinem Körper können verschiedene Diagnosen entstehen, welche der Arzt dann feststellt. Die Endometriose und das PCOS sind keine Funktionsstörungen an sich, sondern eine Diagnose, die aus den Funktionsstörungen resultiert.

Endometriose

Die Endometriose ist durch das Wachstum von Endometriumgewebe (Gewebe der Gebärmutterschleimhaut) außerhalb der Gebärmutter gekennzeichnet. Diese Erkrankung wurde mit einem Ungleichgewicht im Darm in Zusammenhang gebracht [69]. Das sogenannte Östrobolom von Frauen mit Endometriose kann eine größere Anzahl von Bakterien zeigen, die das Enzym ß-Glucoronidase bilden. Das führt dann zu einem erhöhten Spiegel an Östrogen im Körper, was letztendlich die Endometriose antreibt. Auch ein Ungleichgewicht der Vagina und des Endometriums, mit einer Abnahme von „guten" und einer Zunahme von „schlechten" Bakterien, wurde bei Frauen mit einer Endometriose festgestellt, was ebenfalls zu einem hormonellen Ungleichgewicht beitragen kann. Diese Ergebnisse könnten also darauf hindeuten, dass der Begriff Östrobolom nicht nur auf die Mikroben im Darm, sondern vielleicht auch auf die weiblichen Fortpflanzungsorgane ausgedehnt werden könnte [69, 70].

PCOS

Das polyzystische Ovarialsyndrom kann auch durch eine Störung im Östrobolom beeinflusst werden. Frauen, die am PCOS leiden, haben einen Überschuss an Androgenen (in Bezug auf das Östrogen) sowie eine veränderte Darmflora. Es wird vermutet, dass die veränderten Bakterien im Darm bei Frauen mit PCOS den Aufbau (die Biosynthese) von Androgenen fördern und den Östrogenspiegel (durch eine verringerte ß-Glucoronidase-Aktivität) senken kann [71, 72].

3.2 Die Insulinresistenz

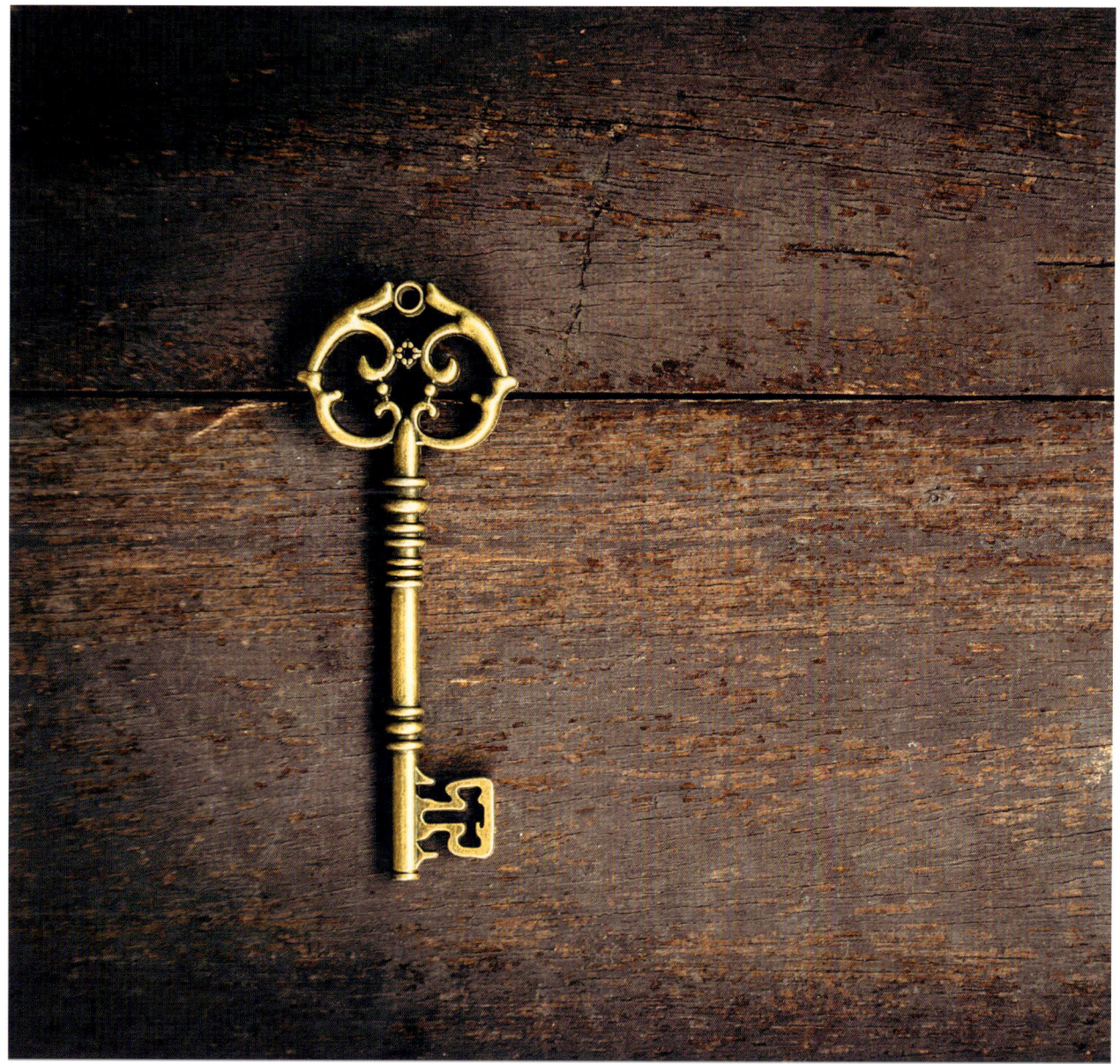

Frauen mit einem Diabetes mellitus müssen sich von ihrem Gynäkologen speziell beraten lassen, denn für sie kommt nicht jede Pille in Frage. Doch auch bei gesunden Frauen kann die Einnahme der Pille mitunter zu einer Zunahme der Insulinresistenz führen [73]. Es kann sogar so weit kommen, dass im schlimmsten Fall ein Diabetes mellitus entsteht.

Was ist Insulin

Insulin ist ein Hormon, das in bestimmten Zellen der Bauchspeicheldrüse gebildet wird. Die Hauptaufgabe von Insulin ist es, den Blutzuckerspiegel zu senken und die Zellen mit neuer Energie zu versorgen. Steigt der Blutzuckerspiegel durch die Aufnahme von Nahrung und soll nun gesenkt werden, wird Insulin von der Bauchspeicheldrüse ins Blut abgegeben. Dort macht es sich auf den Weg, um sich an die Oberfläche einer Zelle zu binden. Diese Zelle soll den Zucker aus dem Blut aufnehmen. Dadurch, dass sich das Insulin an die Zelle bindet, wird der Zelle nun vermittelt „du kannst jetzt Zucker aus der Blutbahn aufnehmen". Durch das Signal des Insulins strömt der Zucker aus dem Blut in die Zelle ein. Der Blutzuckerspiegel im Blut sinkt und die Zelle erhält Energie. Damit ist die Aufgabe des Insulins (zunächst) erledigt.

Was ist eine Insulinresistenz

Stell dir vor, du isst eine Mahlzeit bestehend aus Zucker und schnell verdaulichen Kohlenhydraten (zum Beispiel eine knusprige Salamipizza). Die Kohlenhydrate aus deiner Mahlzeit werden zu Glucose, also zu Zucker verdaut. Dieser wird im Darm aufgenommen und ans Blut abgegeben. Dein Blutzuckerspiegel steigt. Nun misst deine Bauchspeicheldrüse den Blutzuckeranstieg und schüttet passend Insulin aus. Jede Zelle hat einen Rezeptor, an den das Insulin andockt. Je mehr Insulin ausgeschüttet wird, desto mehr Rezeptoren kann es besetzen. Dadurch wird die Zelle aufgefordert, mehr Zucker aufzunehmen.

Bei der Insulinresistenz werden die Rezeptoren inaktiv. Du kannst dir das so vorstellen, dass sich die Rezeptoren ins Innere der Zelle drehen. Das kann passieren, wenn über einen

Das Schlüssel-Schloss-Prinzip

Der Schlüssel (Insulin) wird in das Schloss eingeführt (Bindung an die Zelle), wodurch das Haus (die Zelle) seine Tür öffnet und den Gast (Zucker) hereinlässt.

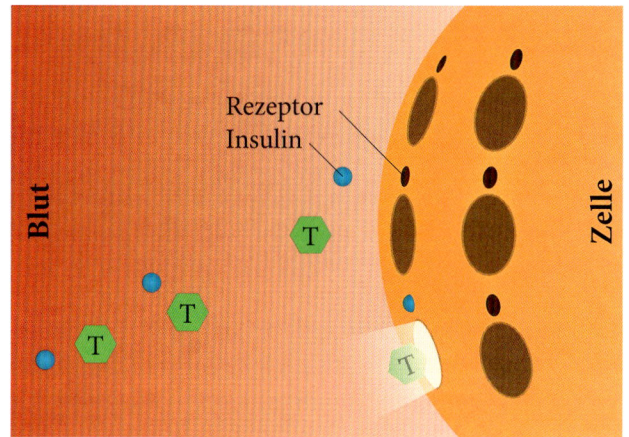

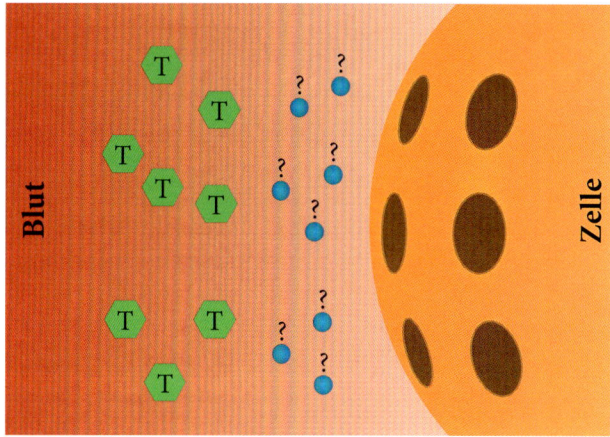

↑ *Abbildung 12 – Insulin*

↑ *Abbildung 13 – Insulinresistenz*

langen Zeitraum viel Zucker konsumiert wird. Dadurch wird die Zelle weniger empfindlich für Insulin. Das heißt, dass weniger Zucker in die Zelle aufgenommen wird und vermehrt Zucker im Blut bleibt.

Deine Verdauung läuft allerdings immer weiter und setzt immer mehr Glukose frei, die ins Blut geht. Deine Bauchspeicheldrüse schüttet immer mehr Insulin aus, um den weiteren Zucker aus dem Blut in die Zellen zu bekommen. Dadurch kommt es zur Überproduktion von Insulin. Insulinresistenz bedeutet also, dass zwar Insulin im Körper vorhanden ist, es aber nicht mehr seine volle Wirkung an der Zelle entfalten kann. Schuld ist nicht das Insulin, sondern die Signalweiterleitung in der Zelle. Der Zucker kann nicht mehr so gut in die Zelle aufgenommen werden. Die Bauchspeicheldrüse antwortet darauf, indem sie mehr Insulin als üblich herstellt. Das blutzuckersenkende Hormon Insulin wirkt weniger als erwartet. Das bedeutet natürlich auch, dass immer mehr und mehr Insulin benötigt wird, um weiterhin die gleiche Menge an Zucker bzw. Energie in die Zellen zu bekommen. Allerdings fühlen wir uns mit einer Insulinresistenz oft hungrig und müde. Wir essen Zucker, dieser schafft es jedoch nicht in die Zellen, was uns somit keine Energie verschafft und wir uns zudem trotzdem hungrig fühlen.

Die chronisch hohen Insulinspiegel führen irgendwann zu einer negativen Kaskade von Entzündung, Übergewicht bis hin zu Erkrankungen wie dem PCOS. Durch die ständige Anforderung, mehr und mehr Insulin zu produzieren, ist auch die Bauchspeicheldrüse irgendwann einmal erschöpft und es kommt zu einem Diabetes.

Was können Ursachen einer Insulinresistenz sein

Jetzt fragst du dich natürlich, was die Ursachen für eine Insulinresistenz sein können. Ganz klar: ein chronisch zu hoher Zuckerkonsum. Die Resistenz kann sowohl angeboren als auch erworben sein. Mit erworben meine ich, dass sie eine Konsequenz deiner Verhaltensweise ist. Wenn du dauerhaft zu viele Kalorien aufnimmst (vor allem durch Kohlenhydrate/Zucker) und dich nicht bewegst, erhöht das die Wahrscheinlichkeit für die Entwicklung einer Insulinresistenz.

Vielen ist bereits bekannt, dass mit steigendem Körpergewicht das Risiko steigt, an Typ-2-Diabetes zu erkranken. Doch soweit muss es manchmal gar nicht kommen. Einige Menschen befinden sich im „Grenzbereich" und leben mit ihrer unbewussten Insulinresistenz in den Tag hinein, ohne in der nächsten Zeit einen Typ-2-Diabetes zu entwickeln. Sie leiden nicht einmal an Übergewicht. Die Deutsche-Diabetes-Gesellschaft hat durch eine Studie [74] festgestellt, dass auch normalgewichtige Menschen an einer Insulinresistenz erkranken können. Auch wenn du für deine Körpergröße ein gesundes Gewicht hast, bedeutet das nicht automatisch, dass du von einer Insulinresistenz betroffen sein kannst.

Insulinresistenz und PCOS

Sehr sinnvoll ist es immer, wenn man die Ursache und nicht nur die Symptome einer Erkrankung behandelt. Alle genauen Gründe für das PCO-Syndrom sind leider immer noch nicht restlos geklärt. Was jedoch bei vielen betroffenen Frauen zu einer Verschlechterung der Symptome führen kann, ist die Insulinresistenz. 71 % der deutschen Frauen mit PCO-Syndrom wiesen in einer Studie [75] eine Insulinresistenz auf. Übergewicht kann natürlich das Auftreten der Insulinresistenz fördern, doch auch schlanke Frauen mit PCO-Syndrom können von einer Störung der Insulinwirkung betroffen sein.

Was können erhöhte Insulinspiegel beim PCOS bewirken

Haben wir zu viel Insulin im Körper, da unser Körper nicht mehr empfindlich genug für Insulin ist, kann dies zu einer vermehrten Bildung des Hormons Testosteron im Eierstock führen [76]. Ebenso hemmt Insulin die Bildung des Hormons SHBG (Sexualhormonbindendes-Globulin) in der Leber [77]. SHBG bindet Testosteron. Das ist gut, denn so kann das gebundene Testosteron nicht mehr wirken. Ist das SHBG jedoch vermindert, steht nun noch mehr Testosteron im Körper zur Verfügung. Das kann deine hormonelle Situation verschlimmern. Das heißt, dass die Insulinresistenz zu einem erhöhten Androgenspiegel beim PCOS beiträgt. Viele Symptome des PCOS oder auch die Beeinträchtigung der

Fruchtbarkeit durch einen erhöhte Androgenspiegel können Konsequenzen der Insulinresistenz [78] sein.

Wie stellt man eine Insulinresistenz fest

Als Laie ist es uns durch das alleinige Beobachten unseres Körpers kaum möglich, festzustellen, ob wir an einer Insulinresistenz leiden oder nicht. Ein auffallendes Symptom in Bezug auf die Insulinresistenz ist die Müdigkeit kombiniert mit starkem Heißhunger. Auch dein Arzt kann anhand von Äußerlichkeiten nicht zu 100 % sagen, dass du an einer Insulinresistenz leidest. Bei der Insulinresistenz sind die Blutzuckerwerte nach den Mahlzeiten leicht erhöht und es zeigen sich deutlich erhöhte Insulinwerte. Der Nüchternblutzucker (wenn man deinen Blutzucker misst, ohne dass du acht Stunden zuvor etwas gegessen hast) liegt meistens noch lange im Normalbereich. Da die Insulinresistenz meist lange ohne Symptome verläuft, bleibt sie deshalb auch lange unentdeckt. Mit Hilfe zweier Tests lässt sich die Störung in der Verwertung von Glucose messen.

HOMA-Index – Homeostasis Model Assessment

Nachdem du zehn bis zwölf Stunden nichts gegessen hast, werden morgens das Nüchterninsulin und der Nüchternblutzucker (Nüchternglucose) mittels einer Blutentnahme bestimmt. Aus diesen beiden Parametern wird dann der HOMA-Index anhand einer Formel berechnet. Er sagt also aus, wie viel Insulin du brauchst, um den Zucker in deine Zellen zu bekommen. Je mehr Insulin benötigt wird, desto höher deine Insulinresistenz.

Oraler Glucosetoleranz-Test (oGTT)

Laut der DDG (Deutsche Diabetesgesellschaft) soll der Test morgens durchgeführt werden. Er dauert circa zwei Stunden. Zuvor hast du zehn Stunden keine Nahrung zu dir genommen (du bist „nüchtern"). Sprich mit deinem Arzt ab, ob du Wasser trinken darfst, in der Regel stellt reines Wasser kein Problem dar und führt zu keinem verfälschten Ergebnis. Wichtig ist, dass du dich die letzten Tage „wie immer" ernährt und keine Diätversuche unternommen hast, denn dadurch könnte die Messung verzerrt werden. Während des Testes darfst du nicht essen, nicht trinken, nicht rauchen und auch nicht körperlich aktiv sein. Als erstes wird etwas Blut zur Nüchternglucose-Bestimmung abgenommen. Danach bekommst du in Wasser aufgelöste Glucose, welche du innerhalb von etwa fünf Minuten austrinken sollst. Dann wird in bestimmten Zeitabständen mehrfach Blut abgenommen und dieses untersucht. Dabei will man prüfen, ob der Körper in der Lage ist, den aufgenommenen Zucker auch wieder abzubauen, also in die Zellen zu lassen. Solltest du nach einer gewissen Zeit noch immer einen erhöhten Blutzucker haben, ist das ein Zeichen dafür, dass der Körper nicht in der Lage ist, den Zucker aus dem Blut in die Zellen zu lassen, was für eine Insulinresistenz oder sogar einen Diabetes spricht. Es kann jedoch auch vorkommen, dass der Blutzuckerspiegel nach dem Trinken der Zuckerlösung wieder sinkt. Dafür gibt es zwei Gründe:

1. Es wurde genügend Insulin ausgeschüttet und die Zellen haben genügend Rezeptoren, (Schlüssel-Schloss-Prinzip), um den Zucker aus dem Blut in die Zelle zu bringen.

2. Der Blutzuckerspiegel wurde wieder adäquat gesenkt. Dafür wurde jedoch eine extrem große Menge an Insulin benötigt. Aufgrund der Resistenz der Zellen wurde sehr viel Insulin benötigt, damit sie entsprechend reagieren und den Zucker aufnehmen.

Sieht man sich also nur den Blutzuckerspiegel nach einer gewissen Menge an Glucose an, kann man nicht sagen, zu welchem „Preis" der Körper den Blutzuckerspiegel wieder gesenkt hat. Wir wissen also nicht, wie viel Insulin er dafür benötigt hat – viel oder wenig? Deswegen ist es bei einem oGTT so wichtig, nicht nur den Blutzucker zu bestimmen, sondern gleichzeitig das Insulin. Denn nur dadurch weiß man, wie viel Insulin für dieses Blutzuckerlevel notwendig war.

Gerade bei Frauen ist es wichtig, dass zum Zeitpunkt der Messung ein dreitägiger Abstand vor und nach der Menstruation eingehalten wird, da der Blutzucker Zyklusschwankungen unterliegt. Die weiblichen Geschlechtshormone beeinflussen die Insulinempfindlichkeit und somit auch den Blutzuckerspiegel. Durch den Abfall des Östrogens und den Anstieg des Progesterons sinkt vor der Periode die Insulinempfindlichkeit, was zu leicht erhöhten Blutzuckerwerten führen kann.

Diagnose Insulinresistenz – und jetzt?

Eine leichte Insulinresistenz bedeutet nicht direkt, dass du nie wieder die köstlichen Torten in deinem Lieblingscafé genießen darfst. Ich habe mich damals nicht testen lassen, aber ich würde behaupten, dass auch ich mit hoher Wahrscheinlichkeit eine Insulinresistenz hatte. Ich habe wirklich sehr viel Zucker in allen Variationen konsumiert. Ich war süchtig, ohne mir dessen bewusst zu sein. Angesehen hat man es mir allerdings nicht. Ich war immer schlank und hatte nie Probleme mit meinem Gewicht.

Natürlich möchtest du schnellstmöglich weg von der Insulinresistenz, um nicht Gefahr zu laufen, einen Typ-2-Diabetes zu entwickeln oder ein PCO-Syndrom zu verschlimmern, falls dieses vorliegt. Ebenso möchtest du, dass deine Hormone wieder in Einklang

HOMA-Index und PCOS

Bei Frauen mit PCOS ist der HOMA-Index manchmal nicht ausreichend, um die Störung genau anzeigen zu können [79]. Die Insulinresistenz zeigt sich nicht gleich von Anfang an durch erhöhte Nüchternwerte. In diesem Fall wäre der HOMA-Index gar nicht in der Lage, die Störung aufzudecken. Falls du dich auf eine Insulinresistenz testen lassen möchtest und an PCOS leidest, teile diese deinem Arzt im Vorgespräch unbedingt mit.

kommen. Du ahnst es wahrscheinlich schon – der effektivste Weg „raus aus der Insulinresistenz" heißt: Ernährungsumstellung.

Ernährungsumstellung ist ein Begriff, den viele mit Verzicht verbinden. Doch das muss nicht sein. Natürlich ist es nicht einfach, seine Essgewohnheiten von heute auf morgen umzustellen, aber das verlangt auch niemand von dir (außer du selbst vielleicht). Ich habe eine gewisse Zeit die ketogene Ernährung ausprobiert, um meine Insulinresistenz wieder in den Griff zu bekommen. Wie jede Form der Ernährung gelangt auch die ketogene Ernährung immer wieder in die Kritik. Im Verlauf dieses Buches wirst du noch mehr Details darüber erfahren. Probiere sie einfach aus und mache dir dein eigenes Bild. Ich bin mir sicher, dass du irgendwann sehr wohl deinen eigenen Weg bezüglich der „richtigen Ernährung" finden wirst. Am Ende des Buches erkläre ich dir, wie du es schaffst, deinen Weg zur passenden Ernährungsform zu finden.

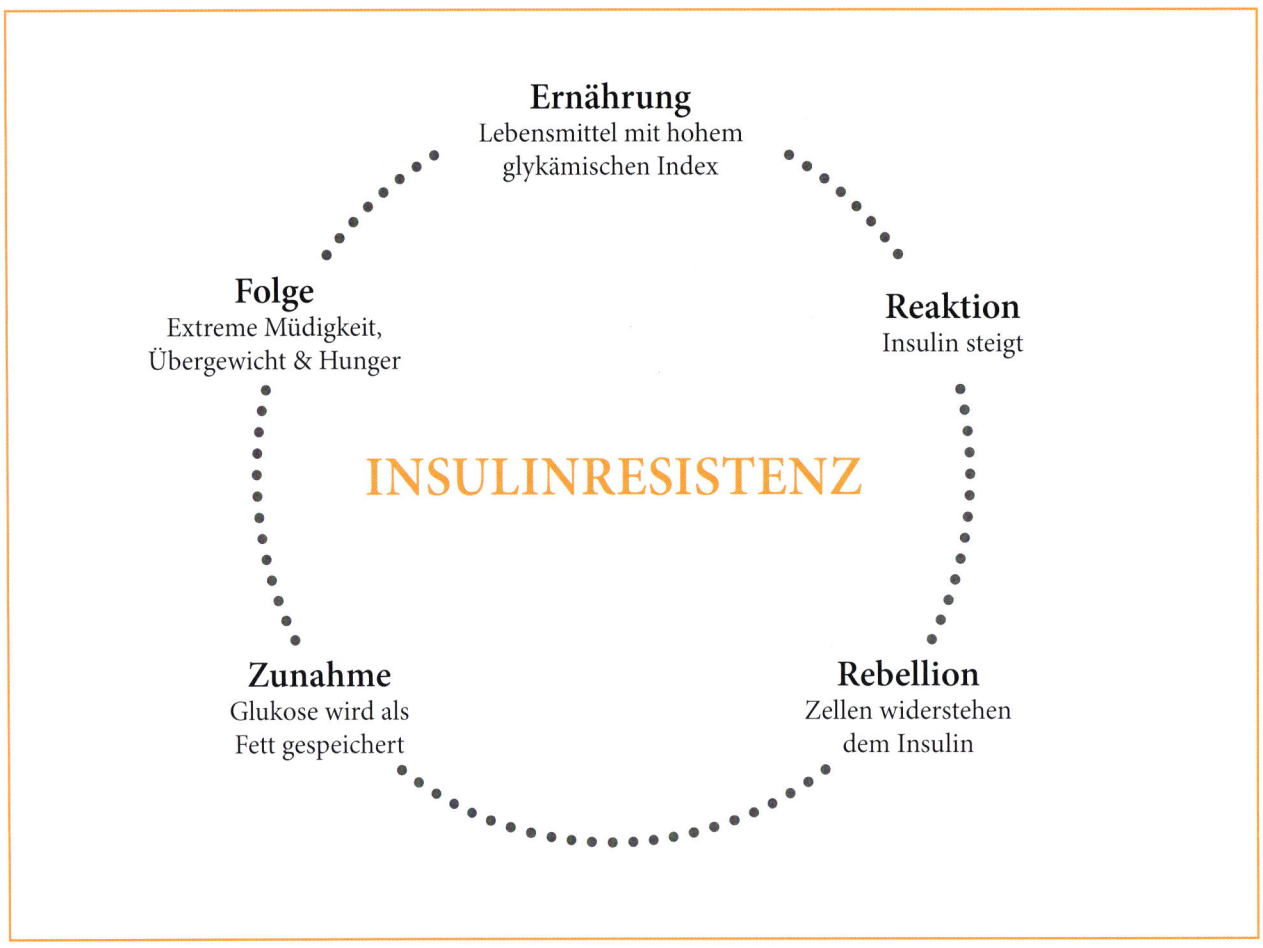

Ernährung
Lebensmittel mit hohem
glykämischen Index

Folge
Extreme Müdigkeit,
Übergewicht & Hunger

Reaktion
Insulin steigt

INSULINRESISTENZ

Zunahme
Glukose wird als
Fett gespeichert

Rebellion
Zellen widerstehen
dem Insulin

↑ *Abbildung 14*
Ernährung und Insulinresistenz

3.3 Die gestörte Entgiftung

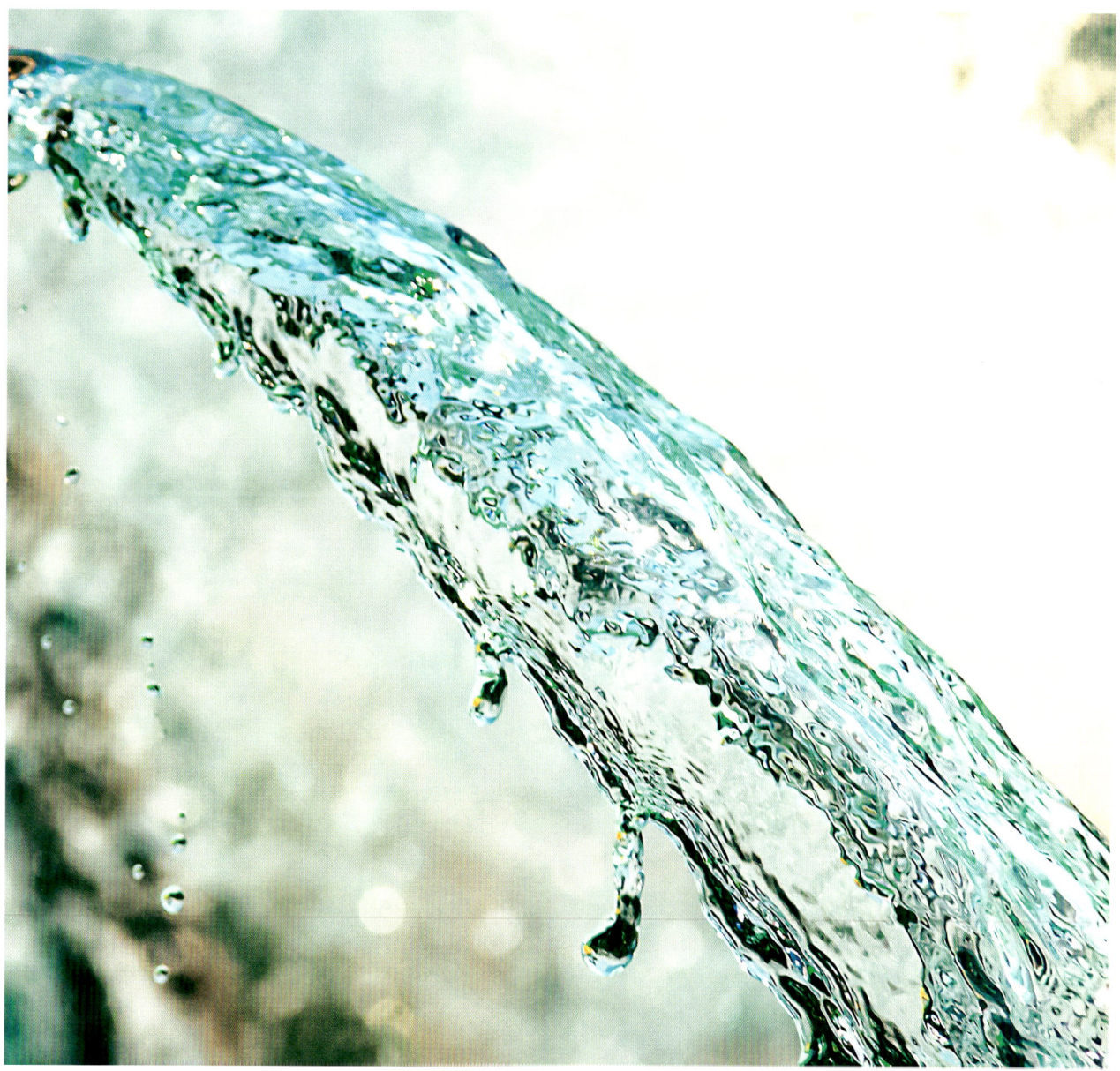

Wie wichtig eine gesunde Darmflora ist, wird in der heutigen Gesellschaft immer mehr diskutiert und das Bewusstsein dafür geschärft. Neben dem Darm spielt jedoch auch ein anderes Organ eine sehr wichtige Rolle, nämlich die Leber. Vor allem, wenn es darum geht, dem Hormonchaos entgegenzuwirken. Eine ungünstige Ernährung, Nikotin, die Pille, Alkohol, Medikamente oder auch Umweltgifte können die Leber stark in ihrer Entgiftungsfunktion überlasten und diese somit verlangsamen.

Mehr Liebe für die Leber

Alles, was du isst, einatmest oder auf deine Haut aufträgst, gelangt irgendwann in deine Blutlaufbahn und auch zu deiner Leber. Sie gerät als Organ oft in Vergessenheit. Dabei hilft sie dir unter anderem, den Wein vom letzten Abend zu verstoffwechseln, speichert fettlösliche Vitamine (E, D, K, A) und Mineralien (Eisen) und gibt sie bei Bedarf an den Körper ab. Sie hilft deinem Körper ebenfalls, Pestizide, Konservierungsmittel, Zusatzstoffe in Lebensmitteln, Schwermetalle usw. unschädlich zu machen. Die Datenlage, dass die Pille wirkliche Schäden an der Leber verursachen kann, ist sehr gering [80, 81]. Es werden immer wieder Studien zu diesem Thema durchgeführt und es gibt die ein oder andere Frau, die aufgrund der Pille stärkere Schäden an der Leber erfahren hat [82]. Die mit klassischen Methoden messbaren Schäden haben sich allerdings nach dem Absetzen der Pille wieder reguliert. Das betrifft zum Glück nur wenige Frauen. Nichtsdestotrotz sollte man sich bewusst sein, dass die Leber aufgrund der Pille täglich eine Extraschicht einlegen muss. Deine Leber sollte also optimal funktionieren, wenn sich das Hormonchaos in deinem Körper wieder einpendeln soll.

Die Entgiftung – so wird dein Körper aufgebrauchte Hormone los

Die Entgiftung in deiner Leber läuft grob in drei Phasen ab. In der ersten Phase werden die Giftstoffe durch verschiedene Enzyme wasserlöslich gemacht und verbinden sich mit Sauerstoff. Die Substanzen, die hier entstehen, sind nun aggressiver und giftiger als sie es zu Beginn waren. Deshalb sollte die zweite Phase nahtlos folgen. In der zweiten Phase der Entgiftung verbinden sich die extrem giftigen Zwischenprodukte mit anderen Stoffen aus deinem Körper. Dadurch, dass sich die sehr giftigen Stoffwechselzwischenprodukte mit anderen Molekülen verknüpfen, werden sie entschärft und unschädlich gemacht. In der dritten Phase müssen die Zwischenprodukte allerdings noch entgiftet bzw. ausgeschieden werden. Sie werden jetzt zur Galle befördert, wo sie sich mit einer bestimmten Substanz (Glucuroniden) verbinden. Diese gebundenen Hormone (aber auch andere Gifte und Hormone) werden dann über den Darm ausgeschieden.

Von der genutzten Gallenflüssigkeit wird ein Großteil wieder zurück ins System befördert. Das bedeutet, dass die vermeintlich ausgeschiedenen Gifte auch wieder zurückkommen können. Dafür ist ein ganz bestimmtes Enzym (ß-Glucoronidase) verantwortlich. Um eine optimale Entgiftung zu gewährleisten, muss dieses Enzym gehemmt werden. Diese Aufgabe übernimmt normalerweise eine gesunde Darmflora. Durch die Einnahme der Pille wird die Darmflora jedoch oft angegriffen. Eine defekte Darmflora schickt die Giftstoffe wieder zurück in den Kreislauf, wo sie weiter zirkulieren können.

Wenn deine Leber die weiße Fahne rausholt

Durch die Einnahme der Pille tun wir der Leber keinen Gefallen. Da du die Pille oral einnimmst, also schluckst, so wie andere Lebensmittel auch, kommt sie als erstes an der Leber vorbei. Noch bevor sie also überhaupt an den Eierstöcken oder der Gebärmutter ankommt, wird direkt die Leber begrüßt (First-Pass-Effekt = Substanzen werden durch die Leber entweder aktiviert oder deaktiviert). Die Leber ist ein Fuchs und erkennt sofort, dass die Substanzen in dieser künstlichen und fremden Form und vor allem in dieser Menge nicht in den Körper gehören. Sie versucht, sie zu vernichten. Das ist der heutigen Medizin natürlich bewusst, somit werden orale Verhütungspräparate grundsätzlich viel höher dosiert, damit die Leber trotz aller Anstrengung nicht alle Wirkstoffe vernichten kann. Somit bleiben ausreichend Wirkstoffe im Körper, um ihre Arbeit der Verhütung zu erledigen.

← *Abbildung 15*
Leber „HELP"

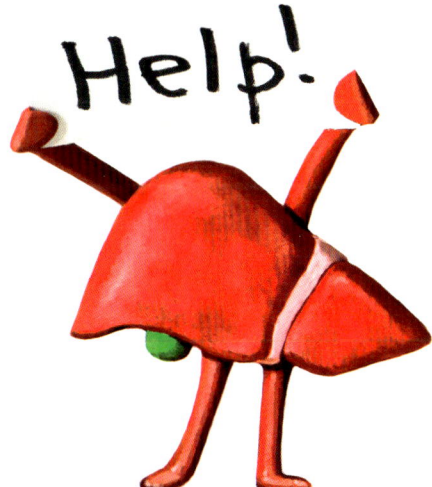

Deine Leber wird im Grunde jeden Tag aufs Neue an den Rand der Verzweiflung getrieben, weil sie immer wieder mit der Flut synthetischer Hormone zurechtkommen muss. Natürlich ist die Pille nicht allein an allem schuld. Alkohol, Zigaretten, Medikamente und eine ungesunde Ernährungsweise fordern deine Leber ebenfalls jeden Tag aufs Neue. Irgendwann ist es soweit und deine Leber winkt nur noch kraftlos mit der weißen Fahne – sie gibt auf. Sie ist nicht mehr in der Lage, ihren ganzen Aufgaben nachzugehen und erledigt ihren Job nur noch halbherzig.

Leider ist die Leber nicht wirklich fähig, mit dir zu kommunizieren, da sie keine Nervenbahnen besitzt und somit keine Schmerzen verursachen kann. Sie leidet still und leise vor sich hin, ohne dass wir es mitbekommen. Natürlich können Beschwerden und Symptome, die du nach dem Absetzen der Pille feststellst, von vielen verschiedenen Ursachen ausgehen, jedoch kann eine erschöpfte Leber eine Ursache dafür sein. Verlassen die Hormone deinen Körper nicht, dann kann es passieren, dass sie wieder aktiviert werden. Aktive Hormone können wieder wirken. Somit kann es zu einem Anstieg der Hormone in deinem Körper kommen. Ein schlechtes Hautbild kann z. B. auch ein Zeichen für ein Entgiftungsproblem deines Körpers sein. Wenn der Körper nicht ausreichend über Leber und Darm entgiften kann, so nimmt er den Weg über die Haut.

Sobald dein Körper die Hormone verwendet hat, ist es Aufgabe der Leber, die Hormone für die Beseitigung durch den Darm vorzubereiten. Du solltest neben einer kraftvollen Leber also auch jeden Tag Stuhlgang haben, um die beseitigten Hormone entfernen zu können. Wenn du nicht mindestens einmal am Tag Stuhlgang hast, solltest du herausfinden, woran das liegen könnte und dem entgegenwirken (Bewegung, Ernährung, ausreichend Flüssigkeit etc.).

Xenoöstrogene

Du hast dich aus einem bestimmten Grund dazu entschieden, die Pille abzusetzen. Keine Pille, keine synthetischen Hormone – könnte man denken! Ohne es zu merken, fügst du deinem Körper immer wieder künstliche Hormone zu. Sie befinden sich allerdings nicht in Form einer Pille. Die Rede ist von Xenoöstrogenen aus der Umwelt.

In einem umstrittenen Bericht wurde die Hypothese aufgestellt, dass für das Absinken der Spermienzahlen beim Menschen Xenoöstrogene verantwortlich sind. Auch Fortpflanzungs- und Entwicklungsstörungen bei Tieren und eine Zunahme bestimmter bösartiger Erkrankungen beim Menschen (z. B. Brust- und Hodenkrebs) werden mit Xenoöstrogenen in Verbindung gebracht [25].

Was sind Xenoöstrogene und wo finde ich sie?

Xenoöstrogene sind synthetisch hergestellte, chemische Verbindungen mit östrogenartiger Wirkung auf das Hormonsystem. Die Rede ist von Stoffen, die vom Menschen für dessen Gesunderhaltung und Hygiene oder auch für kosmetische Zwecke eingesetzt werden. Somit umfassen Xenoöstrogene tausende verschiedenster chemischer Substanzen aus Produkten des täglichen Gebrauchs. Darunter fallen auch verschreibungspflichtige und frei erhältliche Arzneimittel, Flammschutzmittel, Weichmacher aus Kunststoffen, UV-Filter aus Sonnenschutzmitteln oder Duftstoffe aus Kosmetika. Diese Stoffe haben eine ähnliche chemische Struktur wie Östrogen [83] und können deshalb vom Körper für ein Hormon gehalten werden.

Dein Körper erkennt Hormone, indem sich diese an einen Hormonrezeptor binden. Ist eine chemische Substanz einem natürlichen Hormon sehr ähnlich, kann es passieren, dass sich diese wie das Hormon an den Hormonrezeptor bindet und so deinem Körper die Anwesenheit dieses Hormons vortäuscht. Vor allem das Hormon Östrogen hat eine ähnliche Struktur wie manche Kunststoffadditive. Additive werden dem Kunststoff zugesetzt, damit sich Verpackungen nicht so schnell abnutzen, sie machen sie haltbarer. So kann es passieren, dass sich verschiedene Weichmacher, Antioxidantien oder UV-Stabilisatoren, wie das natürliche Östrogen, an den Östrogenrezeptor binden. Besonders bekannt sind die Weichmacher in Plastikflaschen. Auch in Plastikmöbeln oder Anstrichen finden sich östrogenartige Stoffe. Pestizide können ebenfalls Substanzen enthalten, die auf den Körper ähnlich wirken wie Östrogen.

Xenoöstrogene und ihr Vorkommen

› BPA (Bisphenol A), welches in vielen Beschichtungen von Lebensmittelverpackungen (Dosen), Kunststoff oder auch in einem Kassenbon enthalten ist.

› Phthalsäureester (Phthalate), die als Weichmacher in Plastik eingesetzt werden.

› Pestizide und Herbizide wie DDT (Dichlordiphenyltrichlorethan) und Atrazin.

› Flammschutzmittel (in Matratzen, Elektrogeräten) wie PCB (Polychorierte Biphenyle) und PBDE (Polybromierte Diphenylether).

Abbildung 16 →
Xenoöstrogene

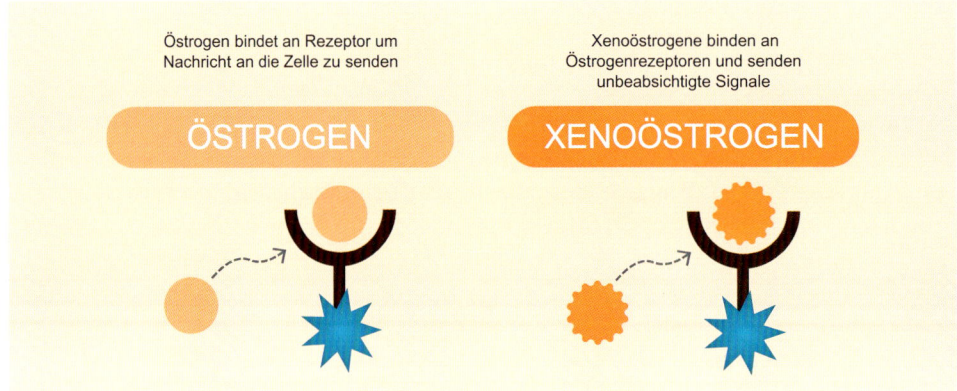

Östrogen bindet an Rezeptor um Nachricht an die Zelle zu senden

ÖSTROGEN

Xenoöstrogene binden an Östrogenrezeptoren und senden unbeabsichtigte Signale

XENOÖSTROGEN

Xenoöstrogene vermeiden

Möchtest du schädliche Stoffe vermeiden, dann habe ich ein paar Ideen, die du im Alltag umsetzen kannst

› Trinke Wasser nur aus Glasflaschen und benutze auch zum Transport von Flüssigkeiten nur Glasflaschen oder Edelstahlbecher.
› Kaufe keine frischen Lebensmittel, die in Plastik verpackt sind (Obst, Gemüse, Fleisch, Fisch).
› Reduziere den Gebrauch von Konserven.
› Benutze ökologisches Waschmittel mit möglichst wenigen Zusätzen.
› Ersetze deine Kosmetik durch Naturkosmetik (achte auch hier auf die Inhaltsstoffe!).
› Stelle Körperpflegeprodukte aus einfachen Hausmitteln selbst her (z. B. Bodylotion aus Kokosöl oder Sheabutter).
› Benutze zur Aufbewahrung von Lebensmitteln, Nüssen und Co. nur Gläser und/oder Edelstahldosen.
› Koche selbst und frisch, statt Fertiggerichte zu kaufen.
› Trage deinen Einkauf im Stoffbeutel nach Hause.

Natürlich ist es nahezu unmöglich, alles richtig zu machen und keine „giftigen" Stoffe mehr an seinen Körper zu lassen. Werde dir darüber bewusst, welche Dinge du in deinem Alltag nutzt. Vielleicht findest du die ein oder andere Sache, die du ohne große Mühe und Kosten ändern kannst.

3.4 Die Schilddrüsendysfunktion

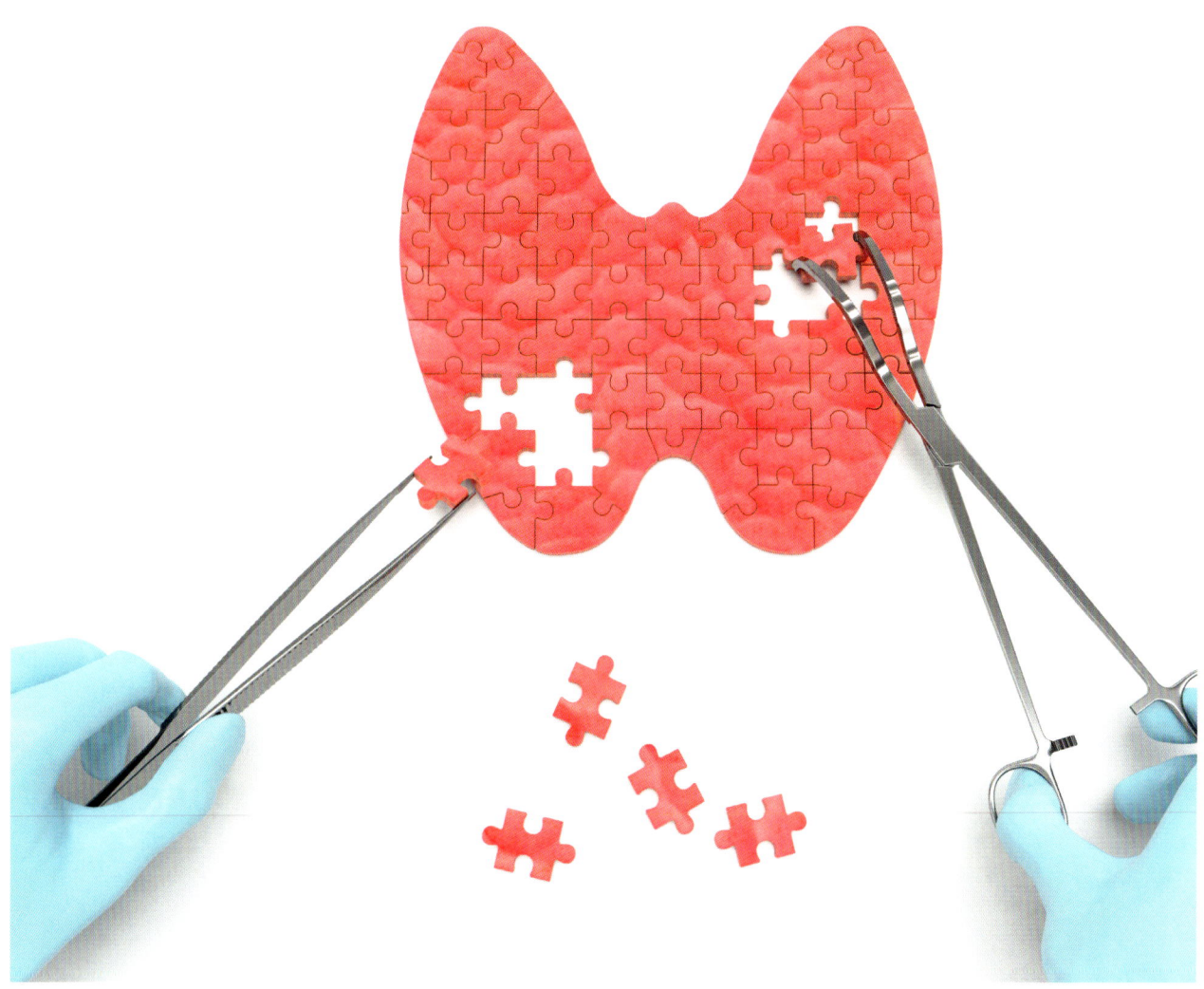

Die Schilddrüse ist eine Hormondrüse, die sich am Hals befindet, und zwar unterhalb deines Kehlkopfes vor der Luftröhre. Ihre Hauptfunktion besteht darin, Schilddrüsenhormone zu produzieren und freizusetzen. Dafür sorgen die Hirnanhangdrüse (Hypophyse) und der Hypothalamus (Abschnitt des Zwischenhirns). Die beiden Regionen im Gehirn überwachen den Hormonspiegel im Blut. Sinkt dieser, gibt die Hypophyse einen Botenstoff namens TSH (Thyreoidea-stimulierendes Hormon) ab, durch den es in der Schilddrüse zu einer verstärkten Hormonfreisetzung kommt. Übersteigt der Spiegel der Schilddrüsenhormone den Normalwert, ist es die Aufgabe der Hypophyse, das TSH zurückzuhalten, bis sich wieder normale Hormonverhältnisse eingependelt haben.

Die Hormone der Schilddrüse (T3, T4) bringen dafür den Organismus auf Touren. Die Schilddrüse beschleunigt nicht nur den Herzschlag, sondern ist gleichwohl in der Lage, die Körpertemperatur zu erhöhen oder auch den Zucker- und Fettstoffwechsel anzukurbeln. Das sind nur einige Aufgaben, sie kann noch einiges mehr. Diese kleine Hormondrüse kann allerdings auch sehr anfällig für Störungen sein. Dazu zählen die Hypothyreose (Unterfunktion), Hashimoto-Thyreoditis (eine Entzündung des Organs) und die Hyperthyreose (Überfunktion). Fehlfunktionen der Schilddrüse führen häufig zu Symptomen, die den Störungen der Geschlechtshormone sehr ähnlich sind. Zum Teil besteht auch ein direkter Zusammenhang zwischen dem Stoffwechsel der Schilddrüse und den Geschlechtsorganen.

Hypothyreose – die Unterfunktion

Am häufigsten tritt eine Unterfunktion der Schilddrüse auf. Die Symptome sind sehr vielfältig und werden nicht immer direkt mit der Schilddrüse in Verbindung gebracht. Müdigkeit, Gewichtszunahme sowie häufiges und schnelles Frieren sind Symptome, die bei Frauen mit einer Schilddrüsenunterfunktion oft zu beobachten sind. In Bezug auf die weiblichen Hormone kann eine Unterfunktion der Schilddrüse zu Zyklusstörungen und ungewollter Kinderlosigkeit führen [84]. Fällt bei einer Unterfunktion der Schilddrüse häufig die Periode aus, ist ein erhöhter Prolaktinspiegel festzustellen [85]. Bemerkt der Körper, dass es an Schilddrüsenhormonen fehlt, dann schüttet er ein Hormon aus, das die Schilddrüse animiert, mehr Hormone zu produzieren. Dieses animierende Hormon sorgt allerdings auch dafür, dass vermehrt das Hormon Prolaktin ausgeschüttet wird. Prolaktin reguliert u. a. Hormone, die für die Eireifung und den Eisprung zuständig sind. Sowohl ein Mangel als auch ein Überschuss des Hormons Prolaktin kann die Funktion der Eierstöcke stören und zu einem Ausbleiben der Periode führen.

Gerade nach dem Absetzen der Pille ist es wichtig, seine Schilddrüse im Hinterkopf zu behalten. Zyklusunregelmäßigkeiten kommen nach dem Absetzen der Pille relativ häufig vor. Sollten diese jedoch über einen Zeitraum von etwa sechs Monaten anhalten,

Prolaktin

Prolaktin ist ein Hormon, das vor allem für das Wachstum der Brustdrüse im Verlauf der Schwangerschaft und für die Milchsekretion während der Stillzeit verantwortlich ist. Bei nicht schwangeren Frauen kann ein Überschuss an Prolaktin zu anovulatorischen Zyklen (kein Eisprung), unregelmäßigen Zyklen, bis hin zum Ausbleiben der Regelblutung führen.

Häufige Ursachen für einen erhöhten Prolaktinspiegel im Blut sind bestimmte Medikamente (z. B. Neuroleptika, Östrogene, Antidepressiva), eine Schilddrüsenunterfunktion (Hypothyreose), Tumore (meist gutartig) im Bereich der Hirnanhangdrüse oder auch chronischer Stress. Manchmal lässt sich auch keine Ursache für einen erhöhten Prolaktinspiegel finden.

kann in Betracht gezogen werden, die Schilddrüsenhormone über eine Blutabnahme kontrollieren zu lassen. Dabei reicht es allerdings nicht, nur den TSH-Wert zu messen! Warum dieser Wert nicht ausreicht, erfährst du weiter unten unter dem Punkt Die Pille und die Schilddrüse.

Die Hypothyreose kann in einigen Fällen auch Ausdruck einer Autoimmunerkrankung – der Hashimoto-Thyreoditis – sein. Bei Autoimmunerkrankungen greift das Immunsystem nicht Eindringlinge von außerhalb an, sondern wendet sich gegen Organe und Gewebe des eigenen Körpers.

Hashimoto-Thyreoditis

Die Hashimoto-Thyreoditis ist eine entzündliche Erkrankung der Schilddrüse, wobei es oft zu einem Ungleichgewicht der Hormone (Östrogen und Progesteron) kommt. An dieser Erkrankung leiden mehr Menschen als oftmals angenommen wird. Konkret handelt es sich um eine Autoimmunerkrankung, bei der Zellen aus dem Abwehrsystem des Körpers eigenes Gewebe angreifen – in diesem Fall die Schilddrüse. Dadurch kommt es zu einer chronischen Entzündung, wobei immer mehr Schilddrüsengewebe zugrunde geht.

Warum sollte der Körper denn überhaupt die eigene Schilddrüse angreifen?

Man hat herausgefunden, dass es einen Mechanismus gibt, der bei dieser Thematik im Vordergrund steht, nämlich die Molekulare Mimikry – das Versteckspiel der Moleküle. Ein Molekül sieht aus wie das andere und dadurch kann es zur Verwechslung kommen. Das Immunsystem verwechselt nämlich Dinge, die nicht gut für unseren Körper sind, mit körpereigenem Gewebe. Es versucht, ein Bakterium oder Virus anzugreifen, das jedoch unserem Schilddrüsengewebe sehr ähnelt.

Was kann man dagegen tun?

Zuerst sollte man sich fragen, wie es ein Bakterium ins Blut schafft, wenn der Darm dieses doch eigentlich davon abhalten sollte. Offensichtlich muss der Darm durchlässig geworden sein. Dies nennt man auch Leaky Gut – löchriger Darm. Normalerweise liegen die Darmzellen mit Hilfe von Verbindungsmolekülen sehr eng aneinander (Tight Junctions), sodass dort nichts durchrutschen kann. Stoffe können nur durch die Zelle ins Blut gelangen und dort überwacht die „Zellpolizei", dass auch wirklich nur die guten Stoffe durchkommen. Durch Entzündungen im Darm und durch Trigger, die wir mit der Ernährung zuführen (z. B. Zucker, Glyphosat oder Gluten), können diese engen Verbindungen kaputt gehen. Aufgrund der Entzündung kommt es am Anfang der Hashimoto-Thyreoditis dazu, dass die Hormonspeicher in der Schilddrüse zerstört werden. Die in den Speichern enthaltenen Hormone werden freigesetzt und führen zu Symptomen einer Überfunktion der Schilddrüse (z. B. Schwitzen, Unruhe, Gewichtsabnahme, Reizbarkeit). Je mehr Schilddrüsengewebe dann im weiteren Verlauf durch die Entzündung zerstört wurde, desto größer ist die Wahrscheinlichkeit, dass die geschädigte Schilddrüse nun nicht mehr genug Hormone produzieren kann. Dieser Untergang des Gewebes führt letztendlich zu einer Unterfunktion der Schilddrüse.

Hyperthyreose – die Überfunktion

Bei der Hyperthyreose kommt es dazu, dass zu viele Schilddrüsenhormone produziert werden.
Menschen mit einer Überfunktion leiden oft an einer körperlichen Unruhe, Herzrasen, Gewichtsabnahme oder schwitzen übermäßig. Auch diese Symptome sind wieder nur einige von vielen. Eine der häufigsten Ursachen für eine Überfunktion der Schilddrüse ist eine Autoimmunerkrankung mit dem Namen Morbus Basedow. Bei dieser Erkrankung treten die Augäpfel der Patienten stark hervor, sodass sich allein durch den Anblick des Patienten schon eine grobe Diagnose stellen lässt.

Schilddrüsenerkrankungen und Hormone

Befinden sich die Sexualhormone nicht im Gleichgewicht, kann sich dies negativ auf die Funktion der Schilddrüsenhormone auswirken. Ist das Hormon Östrogen dominant gegenüber dem Hormon Progesteron im Körper vorhanden (Östrogendominanz), dann verhindert dieses, dass die Schilddrüsenhormone im Körper richtig wirken können. Aufgrund der Östrogendominanz können die Zellen die Schilddrüsenhormone nicht richtig verwerten. Folglich leidet man unter den Symptomen einer Hypothyreose, obwohl die Schilddrüse genügend Hormone produziert. Der Körper ist somit nicht in der Lage, festzustellen, dass der Schilddrüsenhormonmangel in den Zellen nicht durch einen echten Mangel verursacht wurde, sondern dadurch, dass die Körperzellen nicht fähig sind, die vorhandenen Hormone richtig zu verwerten.

Die Pille und die Schilddrüse

Antibabypillen verbrauchen Nährstoffe, die u. a. auch deine Schilddrüse benötigt. Zink und Selen sind z. B. notwendig, um Schilddrüsenhormone herzustellen und in ihre aktive Form (T3) umzuwandeln [86, 87]. Zink wird auch benötigt, damit ein Gespräch zwischen dem Rezeptor der Zelle und dem Schilddrüsenhormon stattfinden kann. Durch den Abbau von Zink kann die Pille also möglicherweise gewährleisten, dass Schilddrüsenhormone nur vermindert gebildet, aktiviert und verwendet werden.

Die Pille kann auch dafür sorgen, dass ein Protein, welches die Schilddrüsenhormone von A nach B bringt (TBG = Thyroxin-bindendes Globulin), erhöht ist [88]. Sobald das Schilddrüsenhormon an dieses Protein festgebunden ist, kann es nicht mehr verwendet werden. Selbst wenn der Körper also genügend Schilddrüsenhormone herstellt, kann es sein, dass die Hormone wie eingesperrt sind und somit den Zellen gar nicht zur Verfügung stehen.

Eine andere Wirkung der Pille ist, dass sie zu einem Überschuss von Prolaktin führen kann, indem sie seine Freisetzung in der Hirnanhangsdrüse beeinflusst [89]. Wie du bereits bei der Hypothyreose erfahren hast, kann ein erhöhter Prolaktinspiegel dazu führen, dass deine Periode ausbleibt.

Die Schilddrüse ist ein nicht zu unterschätzendes Organ, welches wichtige Hormone produziert. Es ist immer wieder faszinierend, wie komplex der menschliche Körper ist, welche noch so minimalen Strukturen miteinander vernetzt sind und welchen Einfluss die synthetischen Hormone aus der Pille haben können.

3.5 Die Nebennierenschwäche

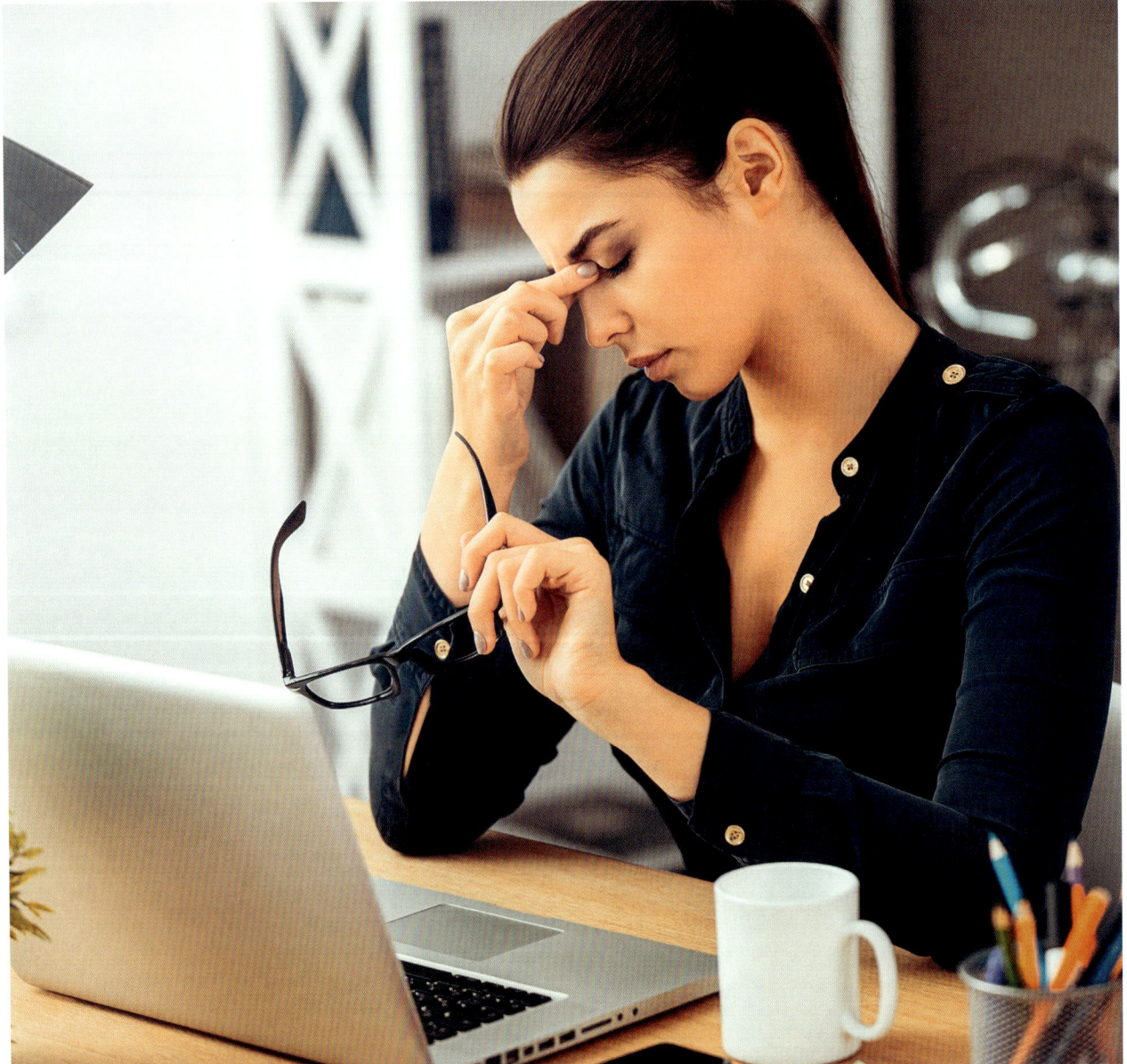

Die Nebennieren sind zwei kleine Organe, die oberhalb deiner Nieren liegen. Sie bilden je Seite sozusagen eine Art Hut für jede Niere. Oft in Vergessenheit geraten, sind die Nebennieren eine unserer Haupthormondrüsen im Körper und produzieren u. a. das wichtige Hormon Cortisol. Auch die Stresshormone Adrenalin und Noradrenalin, sowie Aldosteron und DHEA (Dehydroepiandrosteron) werden in den Nebennieren gebildet.

Die Nebennieren regulieren z. B. den Blutdruck, damit das Gehirn ausreichend mit Sauerstoff versorgt wird. Das Hormon DHEA ist eine Ausgangssubstanz für die Sexualhormone Testosteron und Östrogen. Das Hormon Cortisol nimmt an vielen Prozessen im Körper teil und ist ein lebenswichtiges Stresshormon. Cortisol reguliert z. B. den Energieumsatz in den Körperzellen, nimmt Einfluss auf den Blutzucker oder das Immunsystem.

Dass der Körper ein komplexes Zusammenspiel aller Organe ist, wird immer deutlicher. Auch die Verbindung zwischen dem Gehirn und den Nebennieren gehört dazu. Die Ausschüttung der Hormone in den Nebennieren wird über eine bestimmte Achse gesteuert. Diese Achse kommuniziert zwischen Gehirn und Nebennieren und signalisiert, welche Hormone produziert werden sollen. Werden die Nebennieren müde, kann das an einer Fehlkommunikation zwischen Gehirn und Nebennieren liegen.

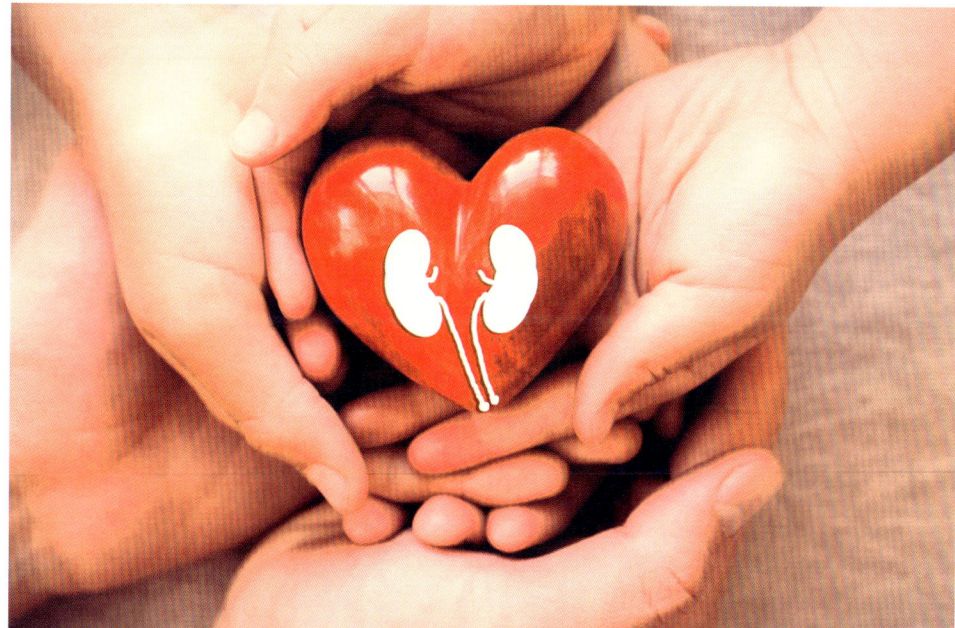

← *Abbildung 17*
Nebennieren"

Symptome einer Nebennierenschwäche

Wie bei so vielen Erkrankungen gibt es keine Symptome, die nur auf die Nebennierenschwäche zutreffen. Der Auslöser von Symptomen kann oft mehrere Gründe haben. Einige Symptome können mit einer Nebennierenschwäche zusammenhängen:

› Gehirnnebel,

› Schwierigkeit, abzunehmen,

› Schwindel im Stehen oder beim Aufstehen,

› Müdigkeit nach dem Schlafen, jedoch am Abend aufgedreht,

› reduzierte Belastbarkeit,

› ständiges Gefühl der Überforderung.

Pille und Nebennierenschwäche

Antibabypillen erhöhen den Östrogenspiegel und unterdrücken das Hormon Progesteron. Durch die Einnahme der Pille fügen wir unserem Körper oft mehr Östrogen zu, was eine Entzündungsreaktion im Körper auslösen kann [66]. Die Nebennieren reagieren auf diese Entzündung, indem sie Cortisol produzieren, um die Entzündung zu unterdrücken. Wenn das nur einmalig passieren würde, wäre das kein Problem für die Nebennieren. Jedoch wird die Pille täglich, oft über mehrere Jahre eingenommen. Die Nebennieren sind also täglich im Stress, da sie die Entzündungsreaktion vom hohen Östrogenspiegel unterdrücken wollen.

Führen wir unserem Körper zusätzlich Stress zu, sodass zusätzlich immer wieder Cortisol ausgeschüttet wird, kann es irgendwann zu einer Erschöpfung der Nebennieren kommen.

In einem natürlichen Zyklus arbeiten Progesteron und Östrogen zusammen, sie gleichen sich aus. Östrogen sorgt für Ehrgeiz und den Eisprung. Nach dem Eisprung kommt Progesteron ins Spiel und steuert dem Ganzen mit Gelassenheit entgegen. Ohne ausreichend Progesteron wird das Nervensystem also dauerhaft gereizt. Das Östrogen in Antibabypillen ist deutlich höher als natürliches Östrogen, welches der Körper produziert. Dieser Zustand von purem Stress durch die Pille ist wie das Yin ohne das Yang, Stress ohne Entspannung.

Niedrige Progesteronwerte bedeuten also wenig Erholung. Progesteron ist dafür verantwortlich, einer Frau in der Schwangerschaft das Gefühl von Ruhe, Glück und Nestbau zu geben. Auch wenn man nicht schwanger ist, sorgt Progesteron nach dem Eisprung für ein gutes Gefühl. Oft fühlt man sich in den Wochen vor der Menstruation geliebt und zufrieden.

Wenn du nun die Antibabypille einnimmst, findet diese Phase in deinem Zyklus erst gar nicht statt, da die Pille deinen Körper daran hindert, Progesteron zu produzieren.

Chronischer Stress während und nach der Einnahme der Pille bedeutet, dass dein Körper immer wieder hohe Dosen des Stresshormons Cortisol bildet. In Gefahrensituationen ist das großartig, denn es hilft uns, zu kämpfen oder zu flüchten (fight or flight). Im Alltag ist eine ständig erhöhte Ausschüttung an Cortisol nicht sinnvoll, da wir es einfach nicht benötigen. Ein ständig erhöhter Cortisolspiegel führt auch zu einem erhöhten Blutzuckerspiegel. Im Fluchtmodus benötigt der Mensch Energie, die schnell verfügbar ist, deshalb sorgt ein Anstieg an Cortisol dafür, dass im Blut mehr Glucose als Energielieferant für die Zellen zur Verfügung steht. Der mit dem erhöhten Cortisolspiegel einhergehende erhöhte Blutzucker (Stress kann also auch zu einer Insulinresistenz führen!) und die ständige Unterdrückung des Immunsystems können bei Frauen zu Menstruationsstörungen, einem hormonellen Ungleichgewicht und sogar zu Unfruchtbarkeit führen.

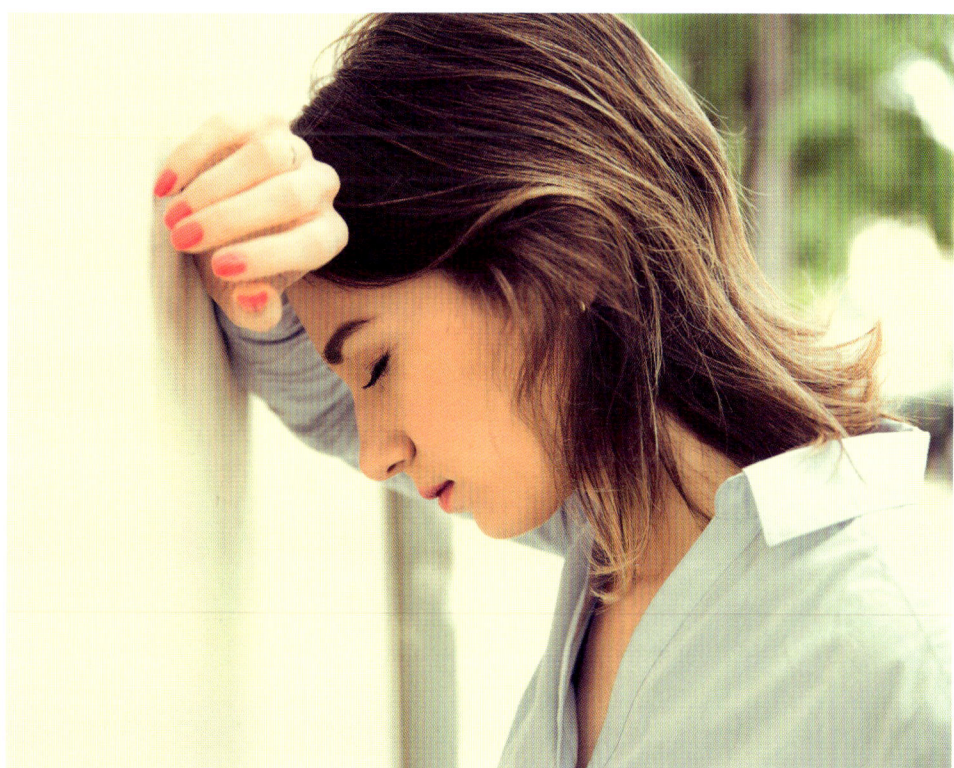

← Abbildung 18
Stress

Was ist Stress für den Körper?

› Stress im Arbeitsleben oder an der Uni,
› emotionaler Stress durch Trauer, Wut, Eifersucht, Sorge,
› Fast Food, Zucker,
› Ernährung mit wenig gesunden Fetten,
› Übermaß an Koffein,
› finanzielle Sorgen,
› das Aufschieben von anstehenden Tätigkeiten,
› mangelndes Zeitmanagement,
› zu viel Sport.

Wie du deine Nebennieren unterstützen kannst

Werde dir darüber bewusst, welche Stressauslöser du in deinem Alltag vorfindest. Leider nehmen wir diesen Stress oft nicht wahr. Kommst du ständig zu spät, erledigst du alles auf den letzten Drücker oder bleibst du morgens zehn Minuten länger liegen als geplant … all das löst ständig Stress in deinem Körper aus. Ebenso verhält es sich mit Sorgen (Geld, Verlust eines Menschen o. ä.).

Schreibe dir auf einen Zettel, welche Situationen und Gedanken in deinem Alltag Stress hervorrufen. Dinge, die du schnell und einfach ändern kannst, solltest du als erstes angehen. Du kannst z. B. deinen Wecker 15 Minuten früher stellen, damit morgens nicht jede Minute getaktet ist. Auch die Ernährung hat einen großen Einfluss auf deinen Körper. Ständige Blutzuckerspitzen bedeuten ebenfalls Stress für deine Nebennieren. Somit solltest du auf eine gesunde und ausgewogene Ernährung achten, ohne viel Zucker und fertige Lebensmittel – iss echtes Essen!

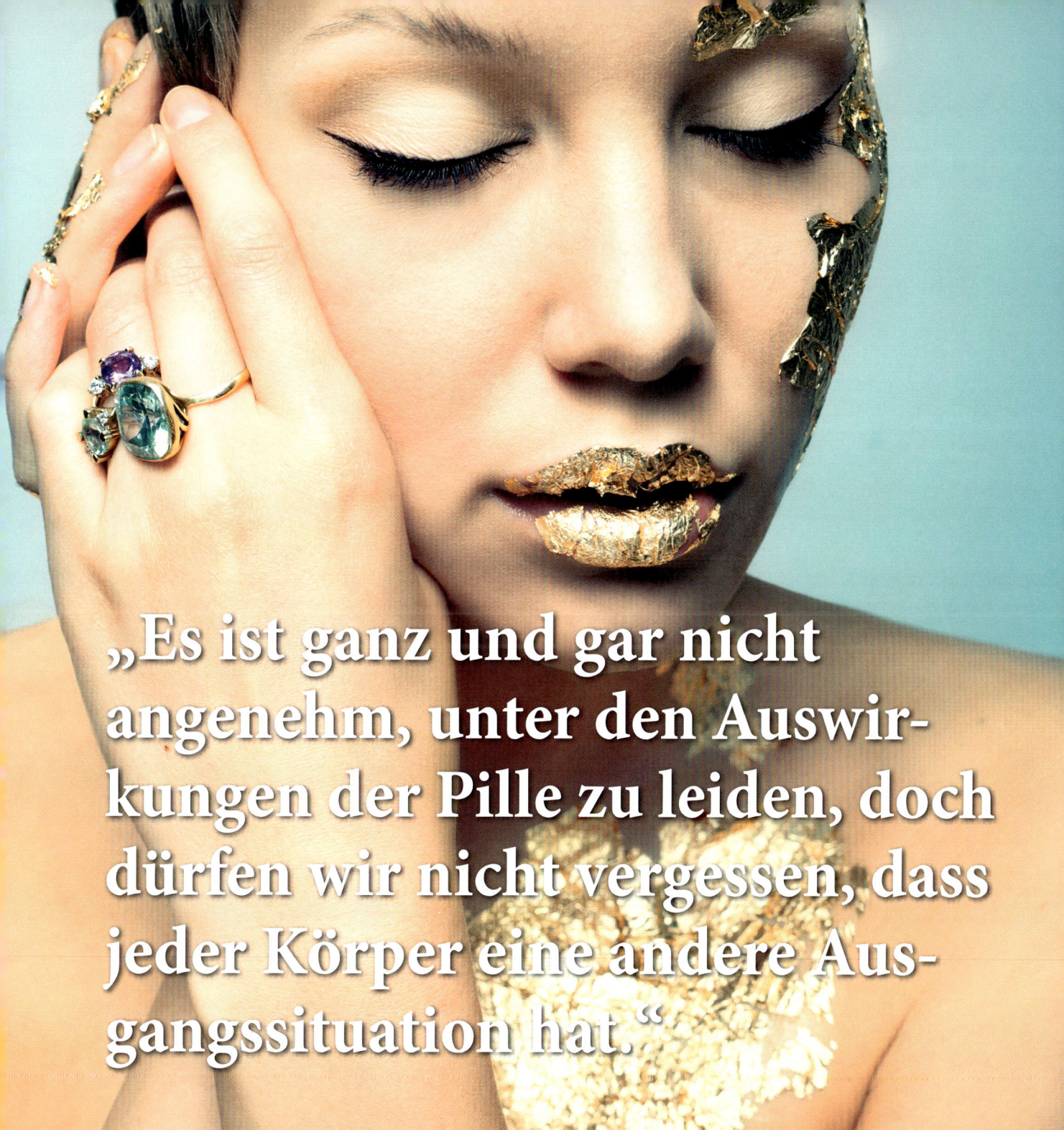

„Es ist ganz und gar nicht angenehm, unter den Auswirkungen der Pille zu leiden, doch dürfen wir nicht vergessen, dass jeder Körper eine andere Ausgangssituation hat."

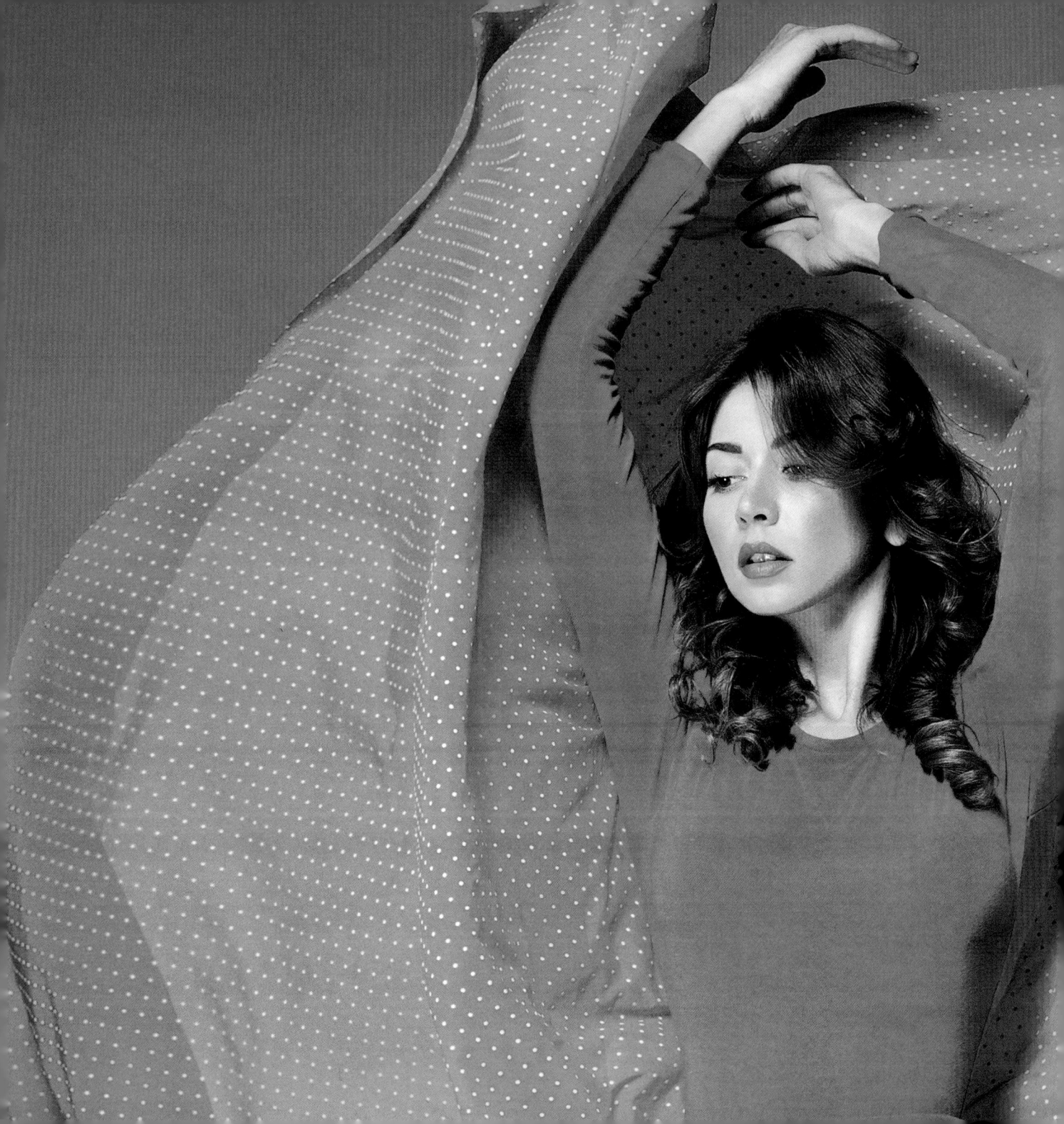

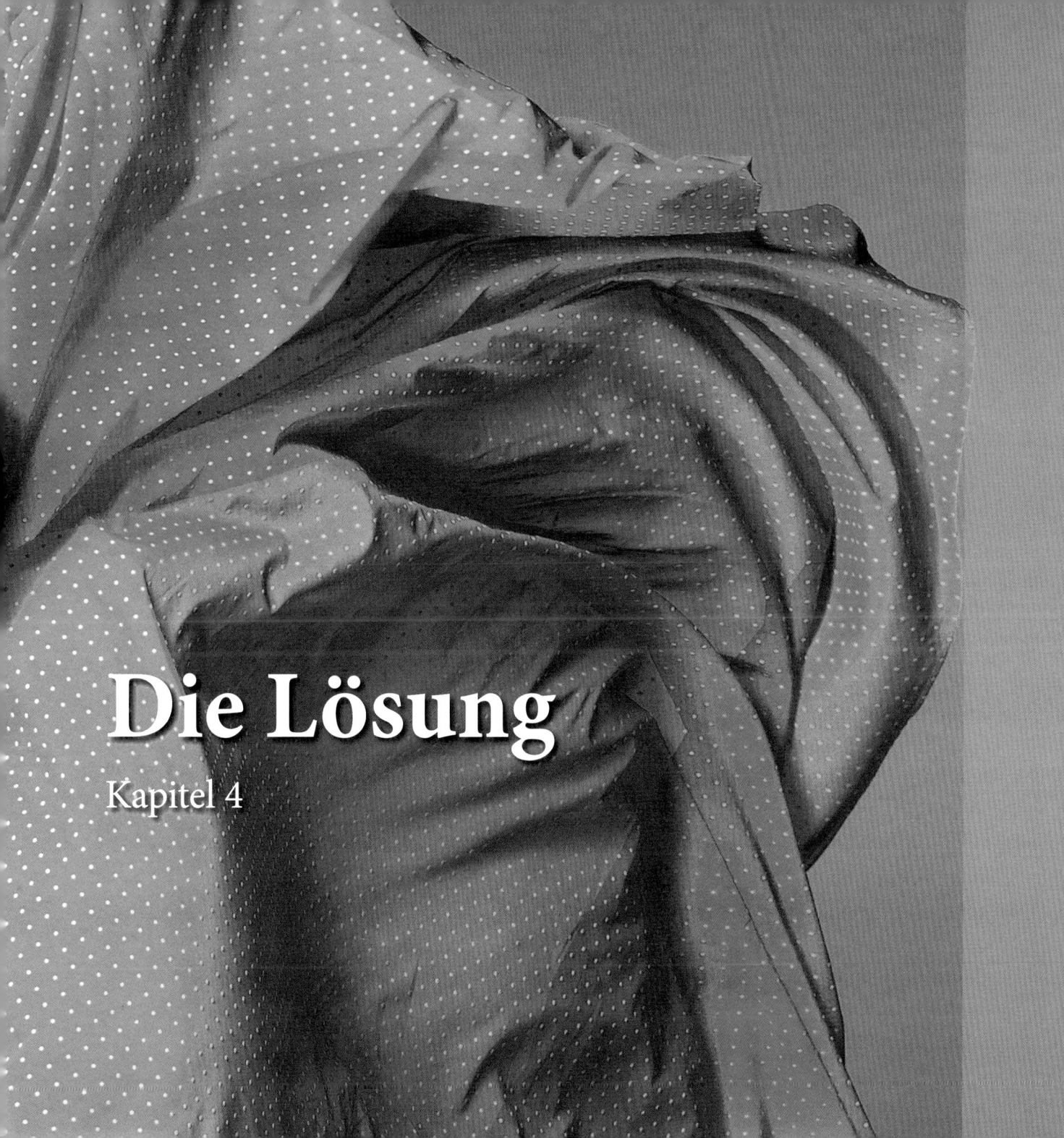

Die Lösung

Kapitel 4

„Werde dir darüber bewusst, welche Stressauslöser du in deinem Alltag vorfindest. Leider nehmen wir diesen Stress oft nicht wahr."

Du hast nun schon viel über den Zyklus und die Komplexität des menschlichen Körpers erfahren. Doch nun wollen wir zum wichtigsten Thema des ganzen Buches kommen: der Lösung. In diesem Kapitel erfährst du Tipps und Tricks, wie du zu einer gesunden Hormonbalance zurückfinden kannst. Mir war es besonders wichtig, dass alles, was du hier liest, in einem normalen Alltag umsetzbar ist. Auch ich habe mich an viele dieser Punkte gehalten und tue dies noch immer.

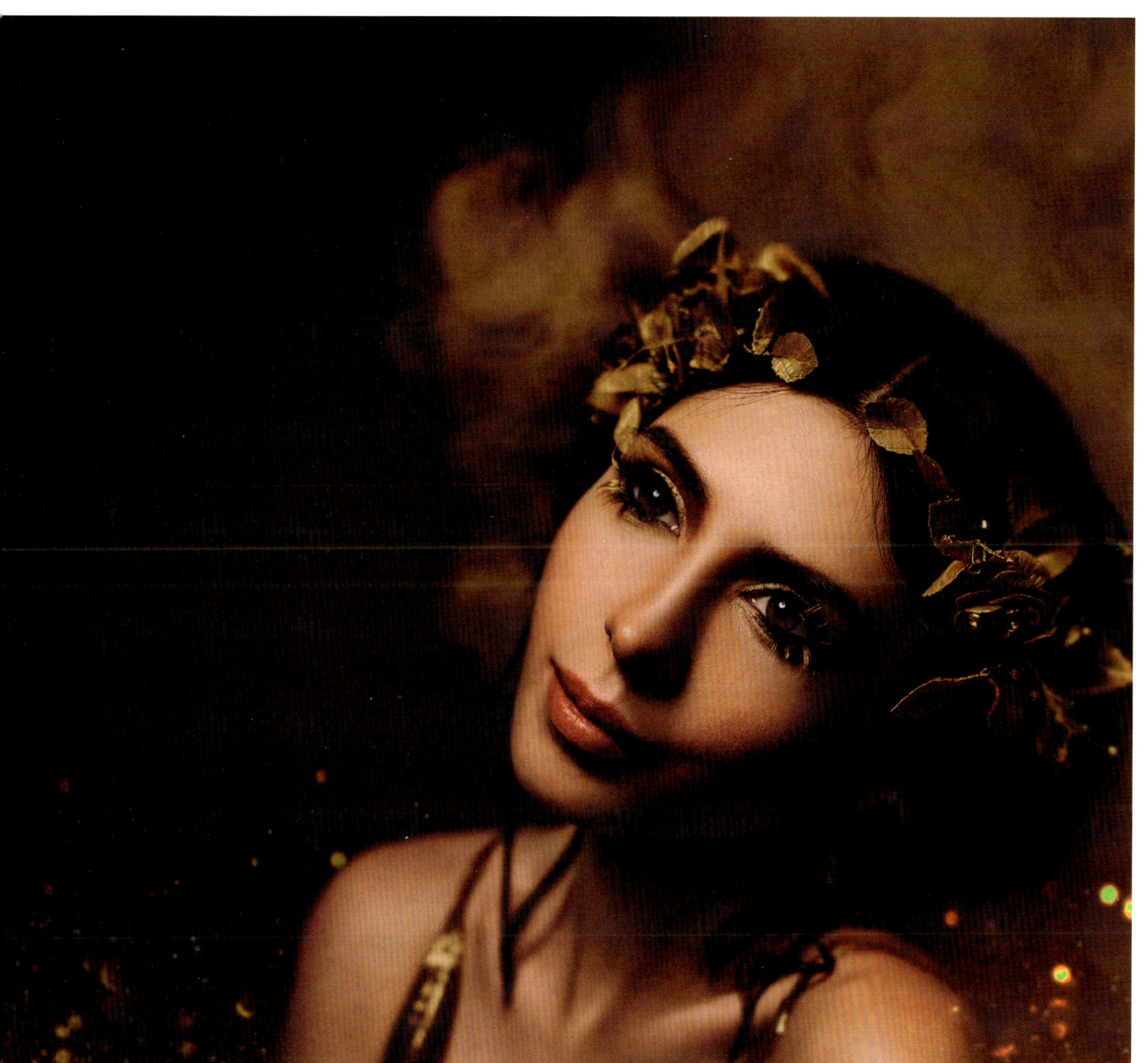

4.1 Die 4 Vitamine

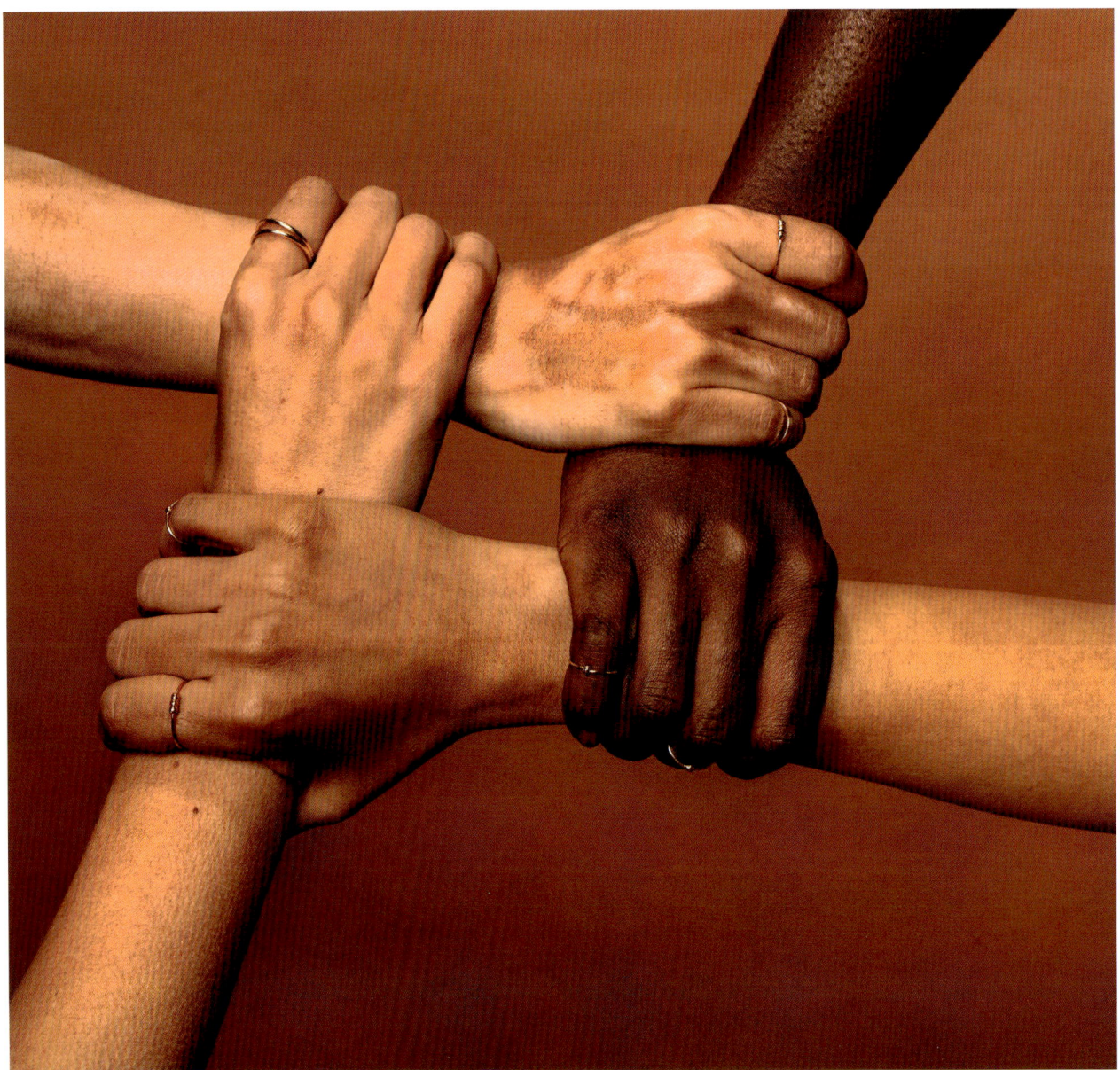

Um schnell wieder zu einer natürlichen Hormonbalance zurückzufinden, sollen dich die vier Vitamine unterstützen. Hierbei handelt es sich allerdings nicht um die allseits bekannten Vitamine, wie Vitamin C, oder ähnliche. Bei den vier Vitaminen geht es um die passende Ernährung (Vitamin Food = F), einen erholsamen Schlaf (Vitamin Sleep = S), ein starkes Mindset (Vitamin Head = H) und die richtigen Mikronährstoffe (Vitamin Micronutrients = M). Diese etwas anderen Vitamine sind ein sehr wichtiger Bestandteil, wenn es um das Absetzen der Pille geht.

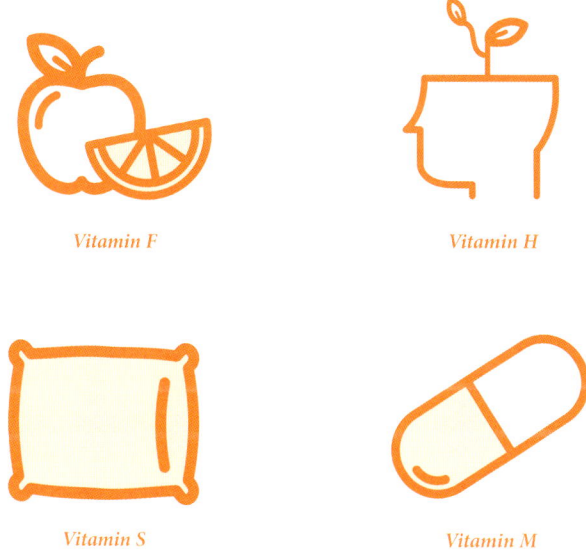

← Abbildung 19
Vitamine

Vitamin F

Vitamin H

Vitamin S

Vitamin M

Vitamin F – Essen

Ernährung als Fundament

Stell dir vor, du hast eine wunderschöne Pflanze in deiner Wohnung stehen. Ihre Blätter sind saftig und strahlen im schönsten Grün. Nach einiger Zeit bemerkst du, wie die Blätter nach und nach braun werden und ihre saftige grüne Farbe und das frische Aussehen verlieren. Was unternimmst du, damit es der Pflanze wieder besser geht und die Blätter wieder im vollen Grün erstrahlen? Es wäre eine Option, die Blätter einfach grün anzumalen, aber diese Idee klingt wirklich etwas seltsam. Natürlich sorgst du stattdessen dafür, dass die Pflanze Wasser bekommt und der Boden mit Nährstoffen (z. B. mit Hilfe von Dünger) versorgt wird. Was das eigene Wohl und den eigenen Körper betrifft, greifen wir leider immer öfter zur Farbe, anstatt zu Wasser und Dünger.

Um deinen Körper mit allen Nährstoffen zu versorgen, ist es ratsam, primär die Ernährung anzupassen und umzustellen, anstatt unzählige Nahrungsergänzungsmittel einzunehmen. Niemand würde auf die Idee kommen, die Blätter seiner Pflanze anzumalen, dennoch greifen wir zu einigen ausgefallenen Therapiemaßnahmen, wenn es um den eigenen Körper geht, anstatt erst einmal an den Basics zu arbeiten, wie z. B. der Ernährung. Biete deinem Körper ein nährstoffreiches Fundament und beobachte, wie er seinen ganzen Aufgaben mit viel mehr Energie nachgehen kann.

Du bist, was dein Essen gegessen hat

Viele kennen sicherlich den Spruch „Du bist, was du isst". Da wir uns von Pflanzen und Fleisch ernähren, ist es aber umso wichtiger, was unser Essen gegessen hat. Ein nährstoffreicher Boden führt dazu, dass die Pflanzen genügend Nährstoffe bekommen. Diese Pflanzen lassen wiederum starke und gesunde Tiere heranwachsen. Das hochwertige Fleisch von gesunden Tieren macht auch dich stärker und gesünder. Dasselbe gilt auch für Vegetarier und Veganer. Ernährst du dich von Pflanzen und pflanzlichen Produkten, ist es umso gesünder, wenn auch die Pflanzen einen nährstoffreichen Boden zum Wachsen hatten.

Lass mich diese Unterschiede in der Nährstoffdichte am einfachen Beispiel eines Apfels erklären.

Nahrungsqualität

Qualitätsstufe 1 (natürliche Lebensmittel)

Omas Garten

Der Apfel aus dem Garten deiner Oma kommt von einem Baum, der wahrscheinlich als einziger Apfelbaum neben Sträuchern, Blumen und Gräsern gewachsen ist. Die Vielfalt an Nährstoffen im Boden, auf dem der Baum wächst, ist sehr groß. Daher hat der Apfel aus Omas Garten auch eine sehr hohe Nährstoffdichte.

Qualitätsstufe 2 (biologische Lebensmittel)

Der BIO-Apfel

BIO-Äpfel aus dem Supermarkt kommen meistens von einer Apfelplantage. Die Nährstoffvielfalt auf der Apfelplantage ist nicht mehr ganz so hoch wie in Omas Vorgarten. Durch die organische Anbauweise ist der Apfel jedoch pestizidfrei und hat eine höhere Nährstoffdichte.

Qualitätsstufe 3 (nicht-biologische Lebensmittel)

Der Apfel aus dem Supermarkt

Dieser Apfel stammt von einer Apfelplantage und mit hoher Wahrscheinlichkeit aus einem Umfeld, das mit Pestiziden behandelt wurde. Der Boden, auf dem der Apfel gewachsen ist, wurde nur mit den nötigsten Nährstoffen in Form von Dünger versorgt. Der Apfel bekommt nur so viel Pflege, wie er braucht, um gerade zu einem prächtigen Apfel heranwachsen zu können. Anders können sich Bauern und Supermärkte die geringen Apfelpreise gar nicht leisten. Der Nährstoffgehalt in diesem Apfel ist geringer als der in einem BIO-Apfel.

Qualitätsstufe 4 (verarbeitet)

Apfelmus

Um Apfelmus zu erhalten, wurde der Apfel zerquetscht und somit auch seine Zellstruktur zerstört. Allein durch diesen Vorgang sind einige Nährstoffe kaputt gegangen oder haben sich durch den Kontakt mit Sauerstoff verändert. Deinem Apfel wurden Lebensmittelzusätze beigefügt, damit das Apfelmus schmeckt, eine schöne Farbe hat und sich lange Zeit in den Regalen hält. Der Nährstoffgehalt ist hier wieder etwas geringer.

Qualitätsstufe 5 (stark verarbeitet)

Apfelsaft

Nicht jeder Apfelsaft ist gleich und natürlich gibt es hier auch starke Qualitätsunterschiede. Häufig hat Apfelsaft jedoch nur noch einen Bruchteil der Nährstoffe des Apfels. Der Fruchtzucker und ein paar andere Bausteine sind noch enthalten, aber alles andere hat sich auf dem Weg vom Apfel zum Apfelsaft verabschiedet. Normaler Apfelsaft aus dem Supermarkt ist im Grunde nur noch ein Zuckerextrakt, das nach Apfel schmeckt. Der Nährstoffgehalt ist minimal.

Nicht nur was auf unserem Teller landet, ist entscheidend, sondern auch welche Qualität die Lebensmittel vorweisen. Je nachdem, inwieweit die Lebensmittel verarbeitet sind, können viele wichtige Nährstoffe verloren gegangen sein. Natürlich hast du nicht immer die Möglichkeit, Kartoffeln, Äpfel und Bohnen aus Omas Gemüsegarten zu bekommen. Du hast aber jederzeit die Chance, dich für bessere Qualität zu entscheiden. BIO-Apfel anstelle eines normalen Apfels, Schwarzbrot anstatt Toastbrot, Erdbeeren anstatt Erdbeereis. Selbst wenn du nichts an deiner Ernährung umstellen würdest, außer die Qualität jedes Nahrungsmittels, das du isst, eine Stufe nach oben zu stufen, wird sich deine Gesundheit schon etwas verbessern. Natürlich ist eine höhere Nahrungsmittelqualität auch teurer. Bei diesen Lebensmitteln zahlst du mehr Geld für eine bessere Nährstoffdichte.

Biologisches Essen

Die Zusammenfassung von über 300 Studien [90], die im British Journal of Nutrition publiziert wurde, besagt, dass Gemüse mehr Antioxidantien und Nährstoffe besitzt, wenn es biologisch angebaut wurde. Auch Fleisch von Tieren aus biologischer Haltung ist deutlich gesünder. Bauern, die biologisches Fleisch anbieten, haben ganz bestimmte Auflagen für die Tierhaltung und natürlich auch, was das Futter betrifft. Private Labels wie Demeter, Bioland und Naturland sind bekannt für die strengsten Richtlinien, was biologische Lebensmittel betrifft. Natürlich musst du nicht bei allen Lebensmitteln direkt auf BIO umsteigen. Ein guter Anfang und zugleich erste Priorität wäre es, Pestizide und toxische Inhaltsstoffe zu vermeiden. Fleisch und Lebensmittel, die du mit Schale isst, sollten bestenfalls BIO sein. Bei Lebensmitteln, deren Schale du vor dem Verzehr entfernen musst (z. B. Avocado, Banane, Zwiebel etc.) ist die Priorität nicht ganz so hoch, da die Schale nicht gegessen wird.

Ernährung und Entzündungen

Ist dein Körper mit einer Entzündung im Magen-Darm-Bereich beschäftigt, hat das Immunsystem nicht viele Ressourcen zur Verfügung, um sich um die Balance deiner Hormone kümmern zu können. Dein Ziel sollte es also sein, über die Nahrung möglichst keine entzündlichen Nährstoffe aufzunehmen. Jedes Nahrungsmittel besteht aus zahlreichen Nährstoffen und Molekülen. Einige dieser Moleküle haben anti-entzündliche, andere entzündliche Eigenschaften. Besteht ein Nahrungsmittel aus vielen entzündlichen Molekülen, dann ist es hoch entzündungsfördernd, wie zum Beispiel Zucker. Ist ein Nahrungsmittel voll mit anti-entzündlichen Molekülen, dann wirkt es sich auch anti-entzündlich auf

Abbildung 20 →
Feuer löschen

deinen Körper aus. Dazu gehören zum Beispiel Ingwer, Spinat oder auch Beeren. Entzündungen in deinem Körper nimmst du nicht durch „Schmerzen" wahr, wie beispielsweise die Entzündung eines Schleimbeutels. Eine Entzündung im Körper (besonders im Darm) macht müde und führt zu Akne, Schlafstörungen und lästigen Fettpolstern.

Die entzündlichsten Lebensmittel sind als „die drei weißen Strolche" zusammengefasst. Sie können eine entzündliche Reaktion in deinem Magen-Darm-Trakt auslösen. Dabei entzünden sich die Mukosazellen deiner Darmschleimhaut und lösen sich voneinander ab. Es entsteht eine Art „kleine Lücke" und die Giftstoffe deiner körpereigenen Bakterien können plötzlich direkt in die Blutbahn geraten. Die Bakterien, die dort eigentlich gar nichts zu suchen haben, lösen eine Entzündung aus.

Die drei weißen Strolche	Die drei guten Alternativen
Pasteurisierte Milch	Pflanzenmilch, Bio-Direktmilch
Weißes Mehl	Kokosmehl, Mandelmehl
Zucker	Honig

Zucker – eine Droge

„Zucker ist der Soziopath unter den Lebensmitteln. Er verhält sich süß, ist aber tatsächlich Gift." *(Karen Salmansohn)*

Es mag auf den ersten Blick sehr radikal klingen, doch Zucker kann genauso abhängig machen wie Heroin oder andere Drogen [91]. Auch wenn die Gefahren von Zucker heute mehr und mehr präsent sind und durch die Medien erneut in unser Bewusstsein gerufen werden, wird Zucker noch immer in sehr hohen Dosen konsumiert. Oftmals ist es uns überhaupt nicht bewusst, dass wir abhängig von einem Lebensmittel sind. Aussagen wie „Ich hatte schon immer einen süßen Zahn" oder „Ich kann mich gar nicht mehr konzentrieren, ich brauche erstmal etwas Zucker", hat bestimmt jeder schon einmal gehört oder sogar selbst von sich gegeben. Diese Aussagen sind jedoch totaler Quatsch. Sie sind nur ein Ausdruck davon, wie abhängig wir sind. Für viele Menschen ist Zucker der Energiekick, wenn es stressig wird, der Begleiter des nächsten Serienmarathons am verregneten Wochenende oder auch die tröstende Schulter bei Liebeskummer.

Abbildung 21 →
Zucker als Droge

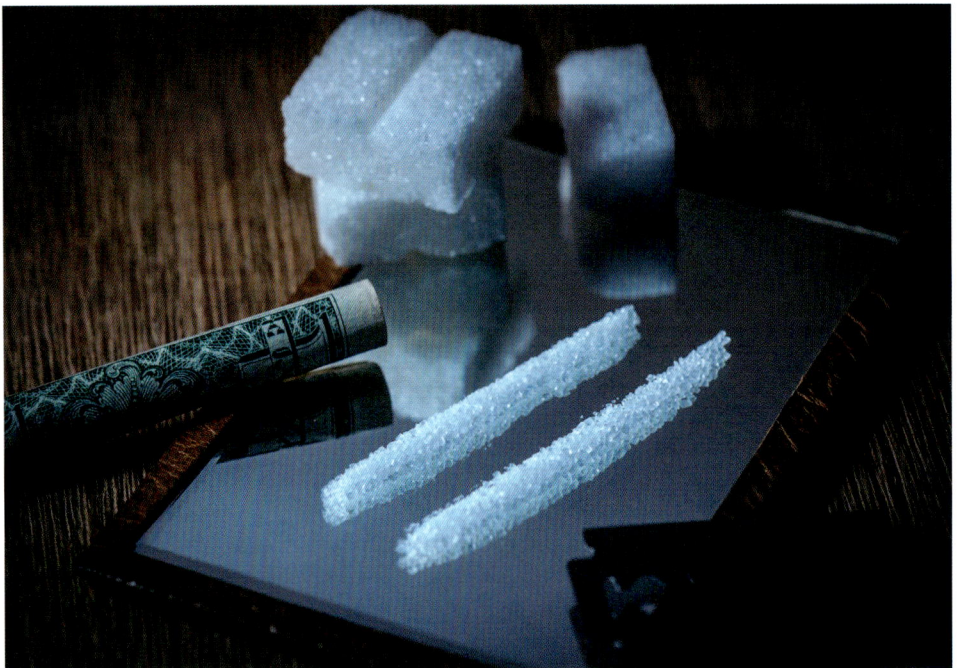

Die Decknamen des Zuckers

Zucker hat viele Namen, was es auf den ersten Blick schwer macht, ihn in Fertigprodukten zu identifizieren. Um nur einige zu nennen:

› Isoglucose (Maissirup/Weizensirup), „Glucose-Fructose Sirup" oder „Fructose-Glucose-Sirup",
› Melasse (Nebenprodukt aus Zuckerrohr, Zuckerrüben oder Zuckerhirse),
› Laktose (Milchzucker),
› Sorbit, Mannit, Lactit, Xylit (Zuckeralkohole, Zuckeraustauschstoffe),
› Fructose (Fruchtzucker),
› Glucose (Glucose, Dextrose, Traubenzucker),
› Glucosesirup (Maissirup, Weizensirup, Reissirup),
› Maisstärke,
› Weizenstärke,
› Reisstärke.

Zucker und Hormone

Generell kann man sagen, dass Zucker überall seine Finger im Spiel hat. Wenn in deinem Körper eine Entzündung vorliegt, kann es dazu kommen, dass deine Hormonrezeptoren abschalten und ihren Job nicht mehr ausführen können – die Hormonmoleküle können nicht mehr in die Zelle gelangen und ihre Arbeit verrichten. Stress, wenig Schlaf, Darmprobleme und Zucker sind maßgeblich an einer Entzündung in deinem Körper beteiligt.

Ein hoher Blutzucker ist auch ein maßgeblicher Grund dafür, dass Frauen einen hohen Testosteronspiegel haben [92]. Ebenfalls unterdrückt ein hoher Blutzucker das Sexualhormon-bindende Globulin (SHBG). Ein Hormon, das dafür verantwortlich ist, dass Testosteron gebunden wird und dadurch nicht mehr wirksam ist. Wie du bereits erfahren hast, kann ein hoher Testosteronspiegel z. B. zu Akne führen. Ein hoher Blutzuckerspiegel kann auch zu einer Östrogendominanz führen. Östrogen wird aus Testosteron hergestellt. Wenn du also aufgrund hoher Blutzuckerwerte hohe Testosteronspiegel vorweist, kann dies zu einer Östrogendominanz führen.

Auch das Hormon Leptin spielt eine Rolle. Leptin ist ein Hormon, das in den Fettzellen deines Körpers produziert wird. Es sagt deinem Gehirn, wann du genug gegessen hast und aufhören kannst zu essen („Du bist satt!"). Besitzt du einen hohen Anteil an Körperfett, ist dein Leptinspiegel ebenfalls hoch. Ist der Leptinspiegel zu hoch, dann kann das dazu führen, dass die Leptinrezeptoren in deinem Gehirn auf „stumm" schalten und nicht mehr in der Lage sind zu „hören", wenn dein Körper satt ist. Dein Körper denkt, er muss immer weiter essen, um daraus Energie zu gewinnen. Dadurch lagert sich weiter Fett ein und es entsteht ein Teufelskreis. Gerade übergewichtige Menschen sind hier besonders betroffen.

Abbildung 22
Sucht ↓

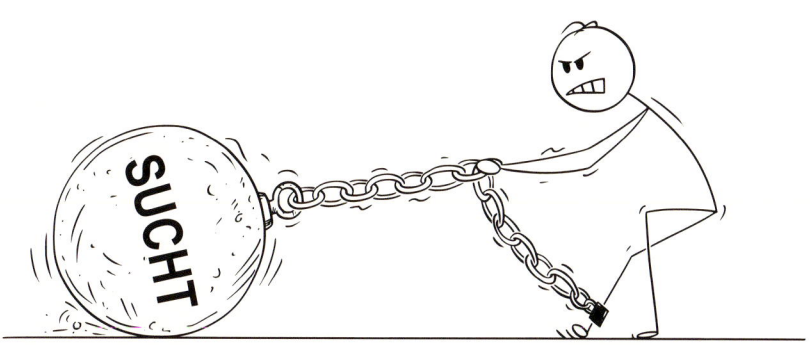

129

Zucker ist nicht gleich Zucker: der Unterschied zwischen Glucose und Fructose

Bei dem Wort Zucker denkt man in erster Linie an den weißen Haushaltszucker, der zum Backen oder Süßen verwendet wird. Dass diese Art von Zucker ungesund ist, ist heutzutage kein Geheimnis mehr und selbst Kindern bekannt. Der weiße Haushaltszucker (Saccharose) ist aus Fructose und Glucose zusammengesetzt und zwar zu gleichen Teilen. Weitere Arten von Zucker unterscheiden sich meistens nur durch das Mengenverhältnis an Fructose und Glucose (Honig hat z. B. mehr Fructose als Glucose).

Fructose

Fructose wird auch oft Fruchtzucker genannt. Sie findet sich vor allem in Obst oder auch Gemüse wieder. Fructose wird relativ schnell vom Körper verwertet. Das Besondere daran ist, dass der Körper dafür kein Insulin benötigt. Die Aufnahme von Fructose erfolgt passiv, also energieunabhängig mit Hilfe eines Transporters.

Da Fructose deutlich süßer ist als Glucose, macht sich die Industrie diesen Vorteil zunutze. Dadurch benötigt man weniger Süßungsmittel. Dies klingt zunächst gesünder, ist es aber nicht. Fructose kann (besonders für die Leber) sehr viel schädlicher sein als Glucose. Der versteckte Fruchtzucker, der in Fertigprodukten oft verwendet wird, nennt sich Fructose-Glucose-Sirup oder Maissirup. Um den Geschmack von Lebensmitteln zu verbessern, wird Maisstärke z. B. Brot, Wurst, Fertigprodukten oder auch Erfrischungsgetränken zugeführt. Da Fructose keinen Effekt auf den Blutzuckerspiegel hat, werden Süßungsmittel wie zum Beispiel Agavendicksaft als „die gesunde Alternative zum Süßen" angepriesen. Jedoch wird oft vergessen, dass auch „gesunder" Zucker immer noch Zucker ist.

Ein sehr hoher Konsum von Fructose kann sich auf lange Sicht negativ auf die Leber auswirken. Wie bereits erwähnt, lässt ein zu starker Konsum von Zucker den Blutzuckerspiegel ansteigen und es kommt zu einer dauerhaft vermehrten Ausschüttung des Hormons Insulin – es kommt zu einer Insulinresistenz. Die Folge daraus ist, dass die Leber aus den überschüssigen Nährstoffen selbst Fette bildet und diese einlagert. Daraus bildet sich eine Fettleber, ähnlich wie bei Menschen, die zu viel Alkohol trinken. Im Fall eines zu hohen Zuckerkonsums nennt man diese Erkrankung dann jedoch eine nicht-alkoholische Fettleber. Die nicht-alkoholische Fettleber (NAFLD = non-alcoholic fatty liver disease) kommt heutzutage sogar viel häufiger vor als die alkoholische Fettleber [93]. Grund dafür: Zucker. Vor allem die Fructose.

Glucose

Im Gegenteil zur Fructose ist die Glucose ein wichtiger Energielieferant für deine Zellen und auch ein Grundbaustein der meisten Kohlenhydrate. Wird die Glucose nicht direkt in den Zellen verbrannt, dann wird sie in der Leber und den Muskeln als Glykogen für den späteren Verbrauch abgespeichert. Die Glucose in deinem Blutkreislauf nennt man auch den Blutzucker. Ein hoher Blutzucker fordert deine Bauchspeicheldrüse dazu auf, Insulin freizusetzen. Insulin ist dafür zuständig, dass die Glucose in die Zellen aufgenommen und dort zur Energiegewinnung verwertet werden kann.

Während Glucose also als Energielieferant dienen kann, wird Fructose über die Leber verarbeitet und kann auf Dauer in zu hohen Mengen Schaden in deiner Leber anrichten. Achte bei Fertigprodukten und vor allem auch bei jeder Art von Erfrischungsgetränk auf zugesetzten Zucker, und zwar auf jegliche Art von Zucker.

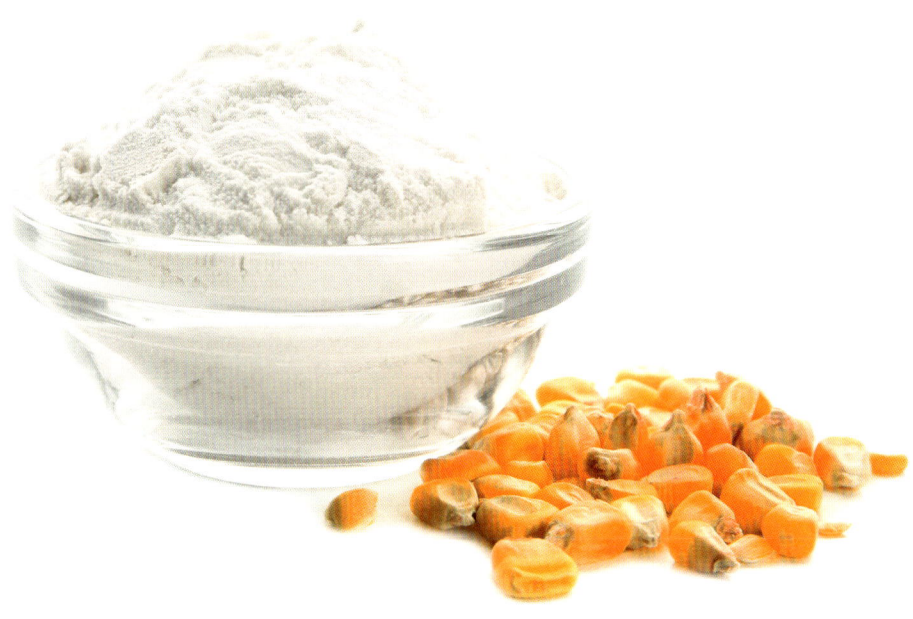

Wie viel Zucker ist gesund?

Es kommt in erster Linie darauf an, in welcher Form du Zucker zu dir nimmst. Ob du einen Apfel isst, oder Apfelsaft trinkst. Wie bei allem macht die Menge das Gift. Schau dir bei deinem nächsten Einkauf einmal die Etiketten deiner liebsten Lebensmittel an und du wirst verwundert sein, wie viel „unsichtbarer" Zucker in vielen von den vermeintlich gesunden Lebensmitteln steckt.

Auf Zucker zu verzichten ist hart, denn bis man den Punkt der Sucht überwunden hat, vergehen mehr als nur drei Tage. Ich bin der Meinung, dass das Ändern von Gewohnheiten nur über Liebe und nicht über Angst funktioniert. Du möchtest, dass deine Hormone wieder in Einklang kommen, deine Haut sich bessert, du wieder einen regelmäßigen Zyklus hast? Behandle deinen Körper liebevoll, denn du hast nur diesen einen. Anfangs muss man von Verzicht sprechen, denn Zucker macht süchtig und es ist nicht einfach, ihn von jetzt auf gleich aus seinem Leben zu streichen. Aber je länger du stark bist, aus Liebe zu dir selbst, desto einfacher wird es für dich. Versuche, deinen Verzicht auf Zucker strikt mindestens für vier Wochen durchzuziehen. Du wirst verwundert sein, wie süß dir viele Dinge plötzlich vorkommen und wie gering dein Verlangen nach Zucker sein wird. Auch Unmengen an Datteln, Xylit, Stevia oder Kokosblütenzucker zu nutzen, ist weder gut für deinen Darm, noch wirkt es deiner Zuckersucht entgegen. Reduziere deinen Zuckerkonsum so weit wie möglich und du wirst feststellen, dass du viele Dinge nach einiger Zeit als zu süß empfinden wirst. Auch Lebensmittel wie Karotten oder Nüsse schmecken plötzlich süß.

Werbung ist alles – Zuckeraustauschprodukte

Einige „Zuckeraustauschprodukte" werden immer wieder als bessere Alternative zu Zucker angepriesen. Lass dich von der Industrie und der Werbung nicht täuschen. Nur weil man eine gesündere Variante von Kokain gefunden hat, würdest du einem Abhängigen ja auch nicht dazu raten, auf die neue Variante umzusteigen. Du wirst ihm raten, den Konsum stark zu minieren. Kokain ist natürlich ein sehr drastisches Beispiel, aber ich möchte immer wieder darauf hinweisen, dass der unkontrollierte und übermäßige Konsum von Zucker genauso als Sucht bezeichnet werden kann wie die Sucht nach sehr starken Drogen [91]. Anstatt den Haushaltszucker 1:1 durch „gesündere" Varianten auszutauschen, solltest du versuchen, deinen Zuckerkonsum zu minimieren.

Stevia

Das Süßungsmittel Stevia ist neben Agavendicksaft sehr beliebt, denn es ist nicht nur kalorienfrei, sondern soll sich zudem auch nicht auf den Blutzuckerspiegel auswirken. Stevia wird als rein pflanzlicher Süßstoff angeboten, jedoch erhalten wir es nur als hochverarbeitetes Industrieprodukt.

Im Jahr 2011 hat die EU ausschließlich die Steviolglycoside als Zusatzstoff zur Süßung von Lebensmitteln zugelassen. Diese werden allerdings nur aus ca. 2,5 % Pflanzenanteilen gewonnen und sind somit nicht mit der ganzen Pflanze gleichzusetzen. Der Lebensmittelzusatzstoff, der daraus entsteht, trägt den Namen E960 und ist seit Dezember 2011 zugelassen. Das im Handel erhältliche Stevia ist also kein Naturprodukt, da es aus chemischen Verbindungen der Steviapflanze besteht. Auf Lebensmitteln mit E960 befindet sich oftmals der Hinweis Stevia mit der Abbildung eines grünen Blattes, was Natürlichkeit suggerieren soll.

Es gab vereinzelt Studien [94, 95] dazu, ob Stevia sich auf die Fruchtbarkeit auswirken kann. Aussagekräftige Ergebnisse konnten nicht gemacht werden, da man Ratten und Hamster nicht primär mit Menschen gleichsetzen kann. Zudem haben die Tiere zum Teil übermäßig hohe Dosierungen an Stevia zu sich nehmen müssen, welche kein Mensch täglich verzehren würde.
Stevia hat zum Teil einen sehr eigenen Nachgeschmack, weshalb die Industrie nicht abgeneigt ist, Rohrzucker in das Produkt zu mischen. Dadurch wird der Nachgeschmack der Steviapflanze etwas gemildert. Solltest du Getränke oder Lebensmittel kaufen, die mit Stevia gesüßt sind, dann solltest du also unbedingt auf die Nährwerttabelle schauen und daran denken, dass Stevia auch nur „besseres Kokain" ist.

Agavendicksaft

Agavendicksaft wird oft als gesunde Alternative zum Haushaltszucker angeboten. Doch dieser Gedanke ist nicht ganz richtig. Agavendicksaft ist eine Mischung aus Fructose und Glucose. Je nach Anbieter und Qualität beträgt das Verhältnis von Fructose zu Glucose zwischen 7:1 und 9:1. Kaum zu glauben, aber damit enthält Agavendicksaft pro Einheit deutlich mehr Fructose als Haushaltszucker. Da es bei „wie giftig ist Zucker" auf den Fructoseanteil ankommt, ist Agavendicksaft ironischerweise noch „giftiger" als Zucker. Wie bei allem macht die Menge das Gift, jedoch gibt es andere Alternativen, die man zum Süßen verwenden kann.

Zuckeralkohole

Für die Lebensmittelindustrie werden Zuckeralkohole (z. B. Xylit, Erythrit, Sorbit, Mannit usw.) in chemischen Prozessen hergestellt. Dein Körper kann die Zuckeralkohole oft nicht besonders gut verwerten und kann darauf mit Blähungen und Bauchschmerzen reagieren, manchmal wirken sie sogar abführend.

Xylit ist auch als Birkenzucker bekannt (er kommt natürlich in der Birkenrinde vor) und ist eines der am häufigsten verwendeten Zuckeralkohole. Auch wenn Zuckeralkohole weniger Kalorien haben als Haushaltszucker und deinen Blutzuckerspiegel kaum beeinflussen [96], wird vermutet, dass die Kombination „hohe Süßkraft" und „niedriger Energiegehalt" deinen Stoffwechsel durcheinanderbringt und Heißhunger verursacht. Xylit beinhaltet keine Fructose und wird sogar mit einigen gesundheitlichen Vorteilen in Verbindung gebracht. Einige Studien zeigen, dass es die Zahngesundheit verbessern kann, indem das Risiko von Karies verringert wird [97, 98].

Erythrit ist ebenso ein Zuckeralkohol, enthält aber noch weniger Kalorien als Xylit. Da der Körper nicht über die passenden Enzyme verfügt, um Erythrit abzubauen, wird das meiste davon direkt ins Blut aufgenommen und unverändert mit dem Urin wieder ausgeschieden [99]. Auch hier können erhöhte Dosen zu leichten Verdauungsproblemen führen.

Heißhunger

Das Gefühl von Heißhunger ist jedem bekannt, insbesondere in der Zeit vor der Periode ist es bei vielen Frauen besonders extrem. Doch nicht nur schwankende Hormonspiegel können ein Grund für Heißhunger sein.

Gründe für Heißhunger

Zu wenig Salz

Wenn du beim Sport oder in der Saune viel schwitzt, verlierst du Salz. Der Salzbedarf steigt auch, je mehr Proteine und je weniger Zucker du konsumierst. Man hört immer wieder, dass zu viel Salz schädlich für unseren Körper sein soll. Doch sind wir doch mal ehrlich: Konsumierst du zu viel Salz, oder doch eher zu viel Zucker?

Gutes Salz in Kombination mit einer ausgewogenen Ernährung, hat demnach keinen negativen Effekt auf deine allgemeine Gesundheit. Nicht nur dein Essen, auch Trinkwasser kannst du pro Liter mit 1/4 Teelöffel Salz ergänzen. Salz ist nicht gleich Salz, somit spielt es auch eine Rolle, welches Salz du täglich benutzt.

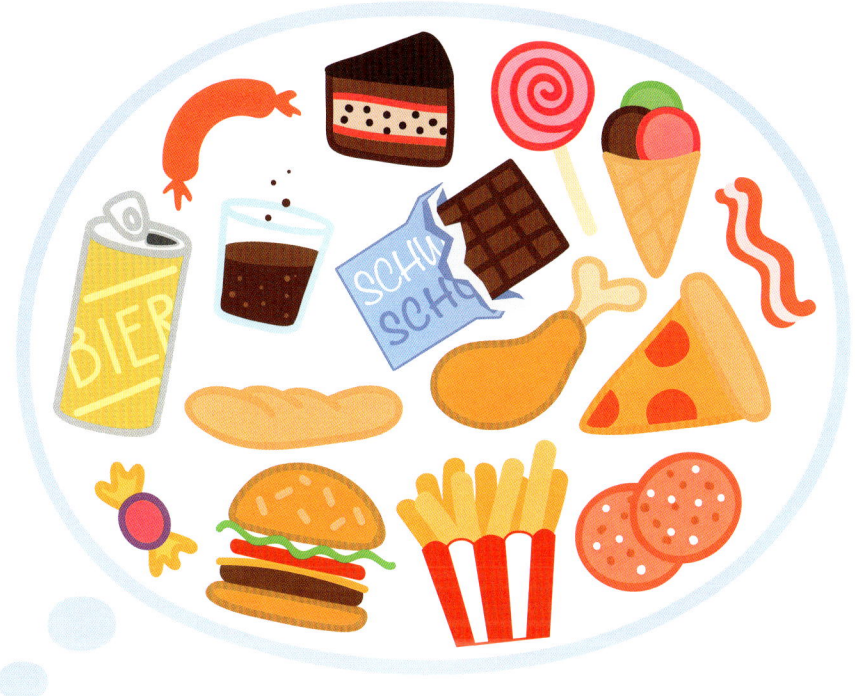

← *Abbildung 24*
Verlangen

→ **Tafelsalz**

Das klassische weiße Supermarktsalz besteht zu 97 % aus Natriumchlorid und enthält keine wirklichen Spurenelemente wie Kalium, Zink oder Eisen. Diese werden beim Raffinierungsprozess vom Salz getrennt. Zudem gibt es Substanzen, die das Verklumpen verhindern sollen. Früher wurde dazu noch Natron verwendet, doch es gibt billigere Alternativen. Sie heißen Ferrocyanide und führen in Kombination mit dem Mangel an Spurenelementen dazu, dass dieses Salz tatsächlich einen negativen Einfluss auf unsere Gesundheit hat.

→ **Meersalz**

Dieses Salz besteht hauptsächlich aus Natriumchlorid mit einigen Spurenelementen. Es wird durch den Prozess der Verdampfung aus Meerwasser gewonnen. Meersalz kann Schwermetalle aus dreckigen Meeresabschnitten enthalten und ist neben dem Tafelsalz ebenfalls keine gute Wahl. Da die Weltmeere heute mehr und mehr mit Plastik verunreinigt sind, besteht auch die Gefahr, dass Meersalz Mikroplastik enthält [100].

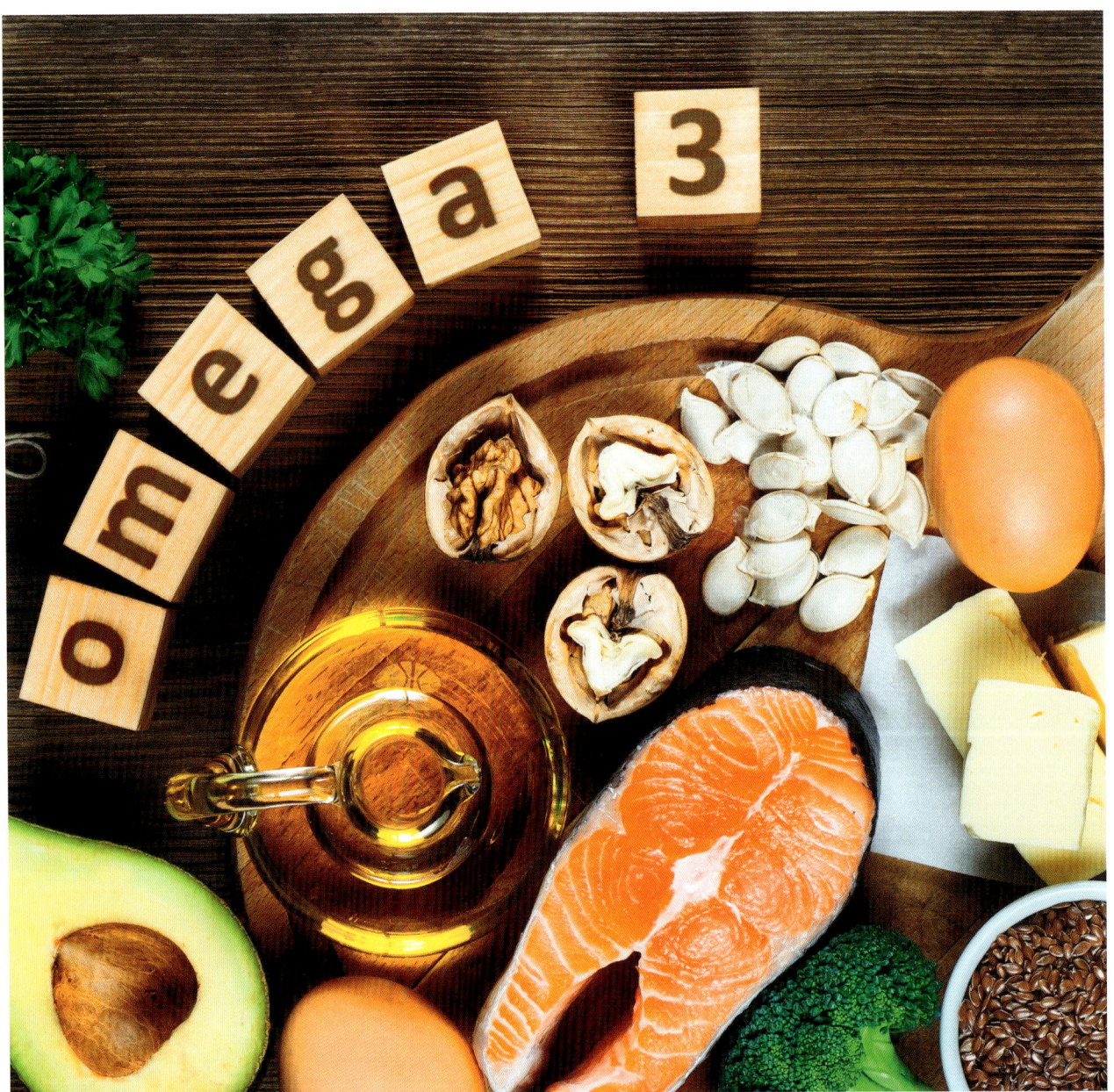

↑ *Abbildung 25 – Omega 3*

→ **Himalaya Meersalz (pinkes Salz)**

Dieses Salz stammt aus einer Salzmine am Fuße des Himalayas in Pakistan. Diese ist übrigens die zweitgrößte Salzmine der Welt. Das Salz hat einen leicht pinkfarbenen Schimmer. Das liegt an den im Salz enthaltenen Spurenelementen (vor allem Eisenoxid). Es enthält ganze 84 Mineralien, die auch im menschlichen Körper vorhanden sind. Unter anderem Kalzium, Eisen, Kalium, Magnesium und Jod. Es ist daher die beste Salzvariante.

Zu wenig essentielle Fette

Unter essentiellen Fetten versteht man Fettsäuren, die dein Körper nicht selbst herstellen kann. Dazu gehören Omega-3- und Omega-6-Fettsäuren. Vor allem die Omega-3-Variante ist entscheidend. Um Heißhunger zu verhindern, ist es ein guter Weg, über den Tag verteilt ausreichend essentielle Fette zu dir zu nehmen.

Wichtige Lieferanten von Omega-3 Fettsäuren sind:

› Fetthaltiger Fisch,

› irische Butter,

› Kokosbutter, Kokosöl,

› Fischöl,

› Eier,

› Quark (mind. 20 %),

› vollfetter Joghurt.

Serotoninmangel

Ein anderer Grund für Heißhunger ist ein Mangel des Neurotransmitters Serotonin. Dieser ist sehr eng mit der Stimmung verknüpft, weshalb Essstörungen und Depressionen so eng zusammenhängen. Nicht ohne Grund ist ein großer Eimer Ben & Jerry´s manchmal der beste Seelentröster, um über eine Trennung hinwegzukommen. Zumindest füllt er ein emotionales Serotoninloch schnell wieder auf.

Eine Alternative, dein Serotoninlevel aufrechtzuerhalten: verwende tryptophanhaltige Nahrungsmittel (Schweinefleisch, Truthahn, Avocado, Hüttenkäse, Ente, Eier, Hähnchen). Damit Serotonin überhaupt gebildet werden kann, sind bestimmte Aminosäuren nötig, hierzu zählt insbesondere die Aminosäure Tryptophan. Fülle deine Magnesiumspeicher auf (Supplementation mit Magnesium am Abend).

Quick Tipps Heißhunger

Um den Heißhunger zu umgehen, gibt es einige Tipps und Tricks.

90 %-ige Schokolade

Schäle etwas Schokolade in feine Scheiben und lasse sie auf der Zunge zergehen.

Zimt-Tee

Koche zwei Stangen Zimt in einem Liter Wasser. Lass das Ganze für ca. zehn Minuten leicht köcheln. Du kannst den Tee auch über Nacht ziehen lassen und die Zimtstangen erst am nächsten Morgen entfernen. Zimt-Tee lässt sich wunderbar kalt über den Tag hinweg trinken. Je länger du die Zimtstangen ziehen lässt, desto intensiver und süßer wird der Geschmack des Tees. Sind dir zwei Zimtstangen auf einen Liter Wasser zu intensiv, probiere das Ganze mit nur einer Zimtstange aus.

Achte darauf, dass du „Ceylon Zimt" verwendest. Diese Form von Zimt hat einen niedrigen Cumaringehalt, verglichen mit dem allgemein verfügbaren Cassio-Zimt (chinesischer Zimt). Cumarin kann für deine Leber giftig sein, wenn es zu häufig und in großen Mengen konsumiert wird. Um einen Tee zu kochen, spielt die Zimtsorte jedoch eine nicht ganz so große Rolle, da Cumarine nicht wasserlöslich sind und sich somit im Tee nicht lösen können.

Joghurt mit Beeren und Nüssen

Fülle etwas griechischen Joghurt in eine Schale. Garniere den Joghurt mit Beeren (z. B. Himbeeren, Blaubeeren, Brombeeren), Kokosraspeln (zuckerfrei), Nüssen (z. B. Mandelsplitter, Walnüsse, Macadamianüsse etc.), Chiasamen, Sonnenblumenkernen usw. Du kannst auch ein Stück 90 %-ige Schokolade mit dem Messer klein hacken und über deinen Joghurt geben.

Sport

Zucker sorgt dafür, dass unser Glückshormon Dopamin in die Höhe schnellt. Doch das geht auch anders. Sport erfüllt genau denselben Effekt, hat aber den Vorteil, dass du dich auch noch bewegt hast. Manchmal ist Heißhunger einfach nur ein Zeichen, dass dein Körper Dopamin haben möchte. Das geht über Bewegung oft besser und nachhaltiger.

Zimt

Zimt wird meistens in die Sorten Cassia und Ceylon unterschieden. Wichtig dabei ist, dass der Ceylon-Zimt weniger Cumarin aufweist. Cumarin ist ein natürlicher Aroma- und Duftstoff. In höheren Konzentrationen kommt er in Cassia-Zimt vor. Im medizinischen Bereich ist bekannt, dass schon relativ kleine Dosierungen von Medikamenten mit Cumarin bei besonders empfindlichen Personen zu Leberschäden führen können, wenn das Medikament über einen längeren Zeitraum verabreicht wird.

Laut dem Bundesamt für Risikobewertung (BfR) sind nach dem Verzehr von Zimt keine Fälle einer Leberschädigung in der wissenschaftlichen Literatur beschrieben worden. Eine Aufnahmemenge von 0,1 mg Cumarin pro kg Körpergewicht pro Tag gilt auch für besonders empfindliche Verbraucher als sicher, laut dem BfR.

Cumarine verdünnen übrigens auch das Blut. Sie sind der Hauptbestandteil des Blutverdünners Marcumar. Wenn du Zimt als Pulver kaufst, kannst du kaum unterscheiden, um welche Sorte Zimt es sich handelt. Es gibt jedoch einige Produkte, auf denen die Zimtart ausdrücklich auf der Packung angegeben ist.

Anders bei Zimtstangen
Cassia-Zimt ist zu einem Röllchen verarbeitet und zeigt eine dicke Rindenschicht.

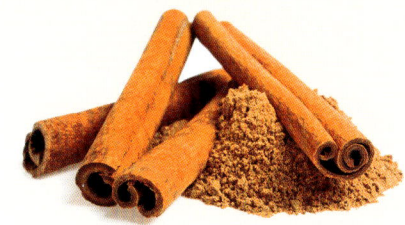

← *Abbildung 26*
Cassia

Ceylon-Zimt hingegen ähnelt im Querschnitt eher einer Zigarre. Mehrere feine Rindenlagen sind zu einer Zimtstange gerollt.

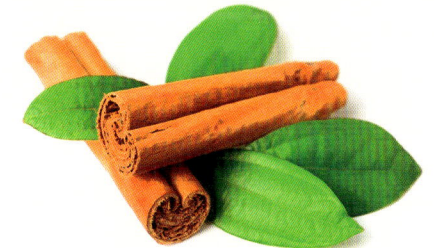

← *Abbildung 27*
Ceylon

Schlafen

Ausreichend Schlaf und vor allem das Durchschlafen sind zwei sehr wichtige Aspekte, wenn es um den Heißhunger geht. Mangelnder Schlaf kann das Verlangen nach ungesunden Lebensmitteln hervorrufen [101] und dazu führen, dass wir vermehrt Zucker zu uns nehmen.

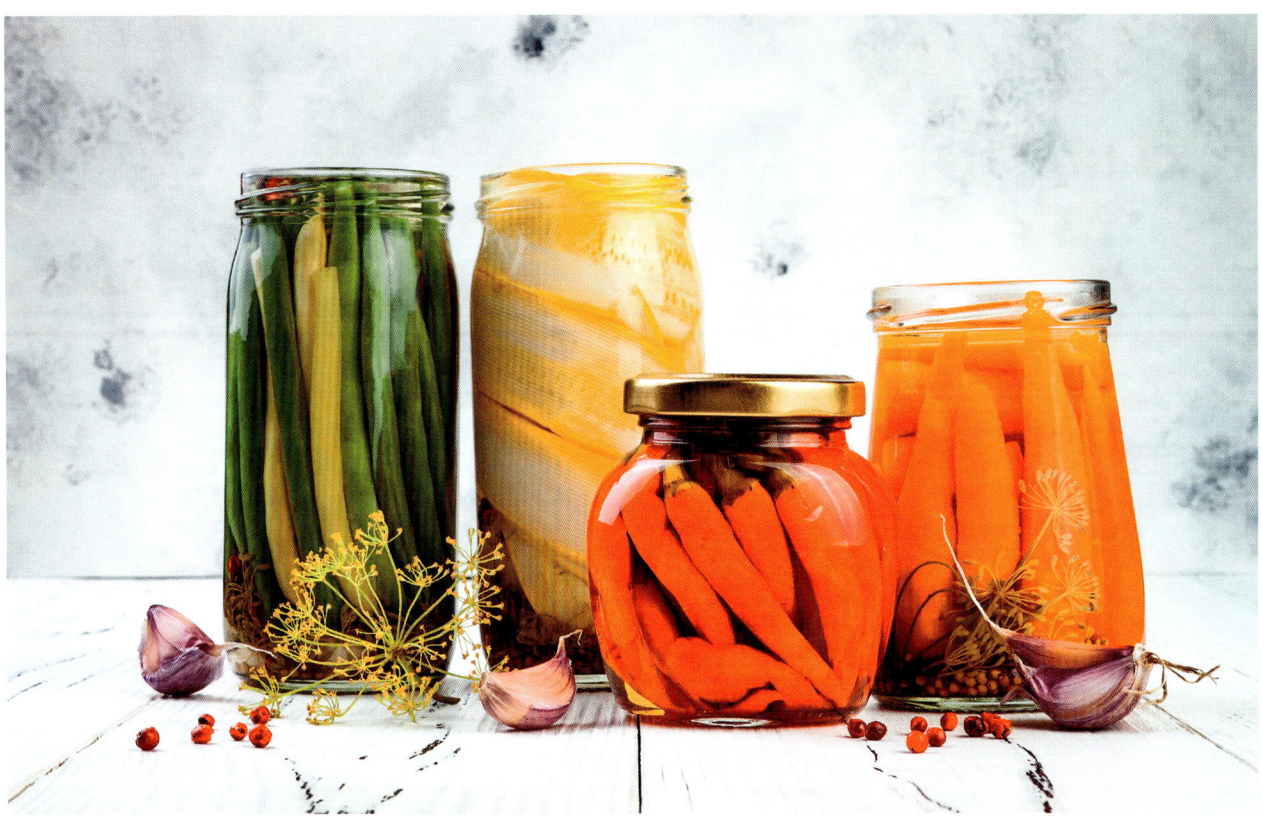

↑ *Abbildung 28*
fermentierte Lebensmittel

Fermentierte Lebensmittel – Luxus für den Darm

Noch bevor es Kühlschränke oder Tiefkühltruhen gab, musste die Ernte des Sommers so konserviert werden, dass die Lebensmittel auch im Winter verfügbar waren. Dazu eignen sich fermentierte Lebensmittel, denn diese müssen vor dem Verzehr nicht erst erhitzt werden. Somit wurde auch im Winter die Versorgung mit Vitaminen sichergestellt.

Was ist Fermentation?

Das Wort Fermentation kommt aus dem lateinischen und heißt nichts anderes als „Gärung".
Um Lebensmittel zu fermentieren, gibt man bestimmte Kulturen hinzu (diese kann man oft als Starterkulturen im Set kaufen). Diese Kulturen sind ganz natürliche Mikroorganismen, wie z. B. Hefe oder auch Schimmelpilze, die aus den Zutaten selbst oder aus der

Umgebung stammen. Die Lebensmittel werden luftdicht verschlossen und gelagert. Während dieser Zeit vermehren sich die zugefügten Kulturen. Sie sorgen dafür, dass sich Kohlenhydrate zu Milchsäuren umwandeln, was konservierende Eigenschaften mit sich bringt. Vor allem fermentierte Lebensmittel sind ausgezeichnete Probiotika und können deine Darmflora unterstützen [102].

Welche Vorteile haben fermentierte Lebensmittel?

Deine Darmflora besteht aus vielen, ganz verschiedenen Mikroorganismen. Wenn Darmflora und Darm gesund sind, dann harmonieren deine Mikroorganismen mit deiner Darmschleimhaut. Einige Mikroorganismen ernähren sich beispielsweise von für uns unverdaulichen Faserstoffen (Ballaststoffen). Sie stellen daraus Fettsäuren her, die wiederum deiner Darmflora als Nahrung dienen.

Fermentierte Lebensmittel werden durch den Prozess der Fermentation „vorverdaut" und sind somit leichter verdaulich für deinen Körper. Durch das Fermentieren wird die Bioverfügbarkeit der Lebensmittel erhöht [103], was bedeutet, dass diese Lebensmittel von deinem Körper leichter aufgenommen werden können.

Ein gesunder Darm ist für ein gesundes Immunsystem unerlässlich, denn wenn deine Darmflora in Mitleidenschaft gezogen ist, können unzählige Erkrankungen entstehen. Selbst diese, die sich nicht im Darm bemerkbar machen müssen, z. B. Allergien, Autoimmunerkrankungen oder auch Depressionen.

Kaufen oder selber machen?

In so gut wie jedem Supermarkt kann man fermentierte Lebensmittel kaufen. Du solltest darauf achten, dass die Lebensmittel (z. B. Sauerkraut) laut Etikett auch tatsächlich fermentiert wurden. Leider werden viele Lebensmittel einfach nur in Essig eingelegt und enthalten zudem eine ordentliche Portion Zucker.

Ein Trend im DIY-Fermentieren ist es noch immer, Gemüse zu verarbeiten. Das Gemüse wird mit bestimmten Bakterien bearbeitet und in Gläser mit einem Bügelverschluss gegeben. Diese werden dann luftdicht verschlossen und für mehrere Wochen trocken bei Zimmertemperatur gelagert. Während dieser Zeit werden die verschiedenen Zucker in Milchsäure umgewandelt.

Im Internet gibt es mittlerweile unzählige Anleitung zum Fermentieren von Lebensmitteln. Ebenso gibt es schon verschiedene „Starter-Sets", je nachdem welches Produkt du verarbeiten möchtest.

Candida, der Darmpilz

Ist von Darmpilz die Rede, wird in der Regel von Hefepilzen der Gattung Candida gesprochen. Hefen kommen überall in der Natur vor (auf Gegenständen, Schleimhäuten von Mensch und Tier, im Boden usw.). Im Darm handelt es sich meist um Candida albicans. Wichtig ist die Menge der im Darm vorkommenden Hefen. Wenn beispielsweise Antibiotika die natürliche Darmflora geschädigt haben, machen sich Candida-Hefen breit. Das kommt daher, dass wichtige physiologische Bakterien als Gegenspieler fehlen.

Die Hefen verstoffwechseln einen Teil der Kohlenhydrate aus der Nahrung, wobei Fuselalkohohle und Kohlendioxid entstehen. Durch das Gas kommt es zu einem aufgeblähten Bauch, Bauchschmerzen und Völlegefühl. Ein großer Teil der Behandlung, bei einem Missverhältnis von Candida zu anderen Bakterien, besteht darin, den Hefen ihre Nahrungsgrundlage zu entziehen, nämlich den Zucker.

Fermentierte Lebensmittel …

› können dazu beitragen, das Östrobolom (eine Untergruppe von Darmbakterien, die „schlechtes" Östrogen verstoffwechseln) wiederherzustellen,

› haben Millionen nützlicher Bakterien, die deinen Darm bevölkern und deine Verdauung wiederherstellen können,

› sind besser verdaulich: Viele Menschen vertragen kein rohes Kohlgemüse, fühlen sich jedoch sehr gut, wenn sie fermentierte Lebensmittel essen,

› erhöhen den Nährwert: Die Fermentation kann auch den Nährwert von Lebensmitteln verbessern. Im Sauerkraut befinden sich mehr bioverfügbare B-Vitamine als in Weißkohl.

Für wen sind fermentierte Lebensmittel nicht geeignet?

› Menschen mit einer Histamin-Intoleranz

› Bei einer „Überwucherung" mit Candida im Darm

Grünes Gemüse - warum es ab jetzt auf deinen Speiseplan gehört

Der Verzehr von ausreichend Gemüse gestaltet sich für viele nicht immer einfach. Einige Gemüsesorten schmecken einem einfach nicht, oder es fehlt die Kreativität, das Gemüse lecker zuzubereiten. In Bezug auf dein Hormongleichgewicht hat vor allem grünes Gemüse einen sehr positiven Einfluss auf deinen Östrogenhaushalt [104]. Grünes Gemüse (besonders Kohlgemüse) enthält einen sekundären Pflanzenstoff mit dem Namen Diindolylmethan (DIM). DIM findest du in Brokkoli, Kohl, Rosenkohl, Pak Choi, Blumenkohl, Grünkohl, Kohlrabi oder auch in Steckrüben. Der Stoff DIM im grünen Gemüse unterstützt die Bildung von sehr nützlichen Östrogen-Metaboliten (Stoffwechselzwischenprodukt) und hilft so, dass Östrogen im Körper besser abgebaut werden kann.

Um deinen Körper zu unterstützen, solltest du mehrmals pro Woche auf grünes Gemüse zurückgreifen. DIM ist sehr empfindlich. Es empfiehlt sich, das Gemüse roh zu essen oder lediglich schonend zu dünsten. Zu viel Hitze und zu langes Kochen zerstören die wertvolle Substanz.

Damit du ausreichend grünes Gemüse zu dir nimmst, kannst du es z. B. einem grünen Smoothie beimengen. Mit Brokkoli kann man tolle Rohkostsalate zaubern und Kohlrabi eignet sich prima als Snack für Zwischendurch oder vor dem Fernseher.

Abbildung 29
↓ grünes Gemüse

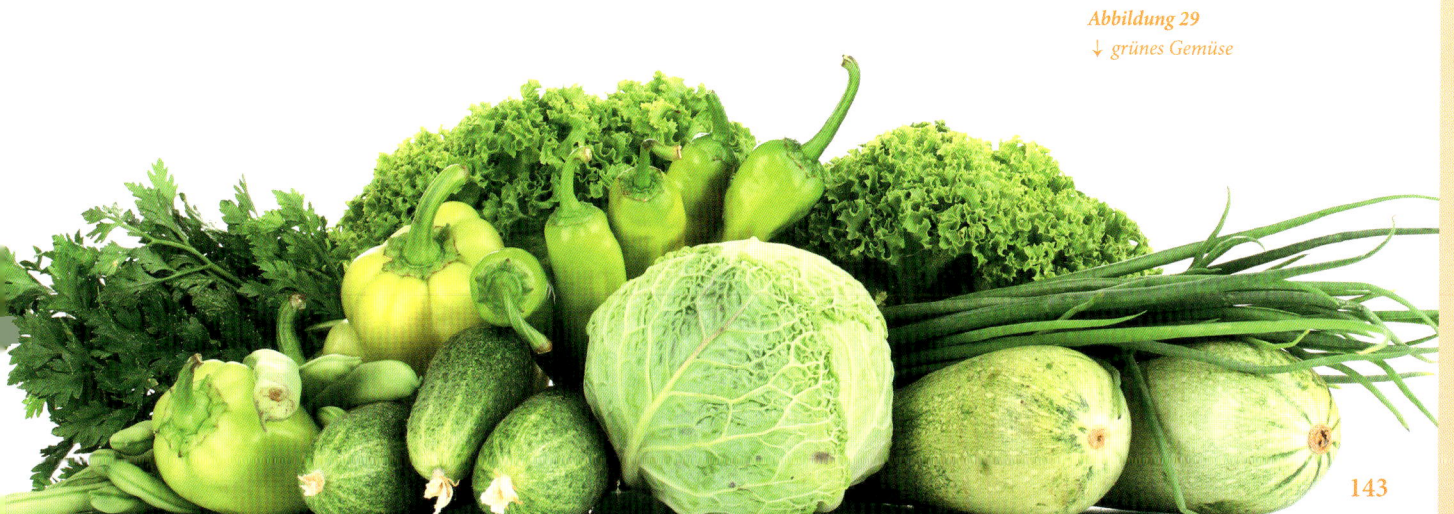

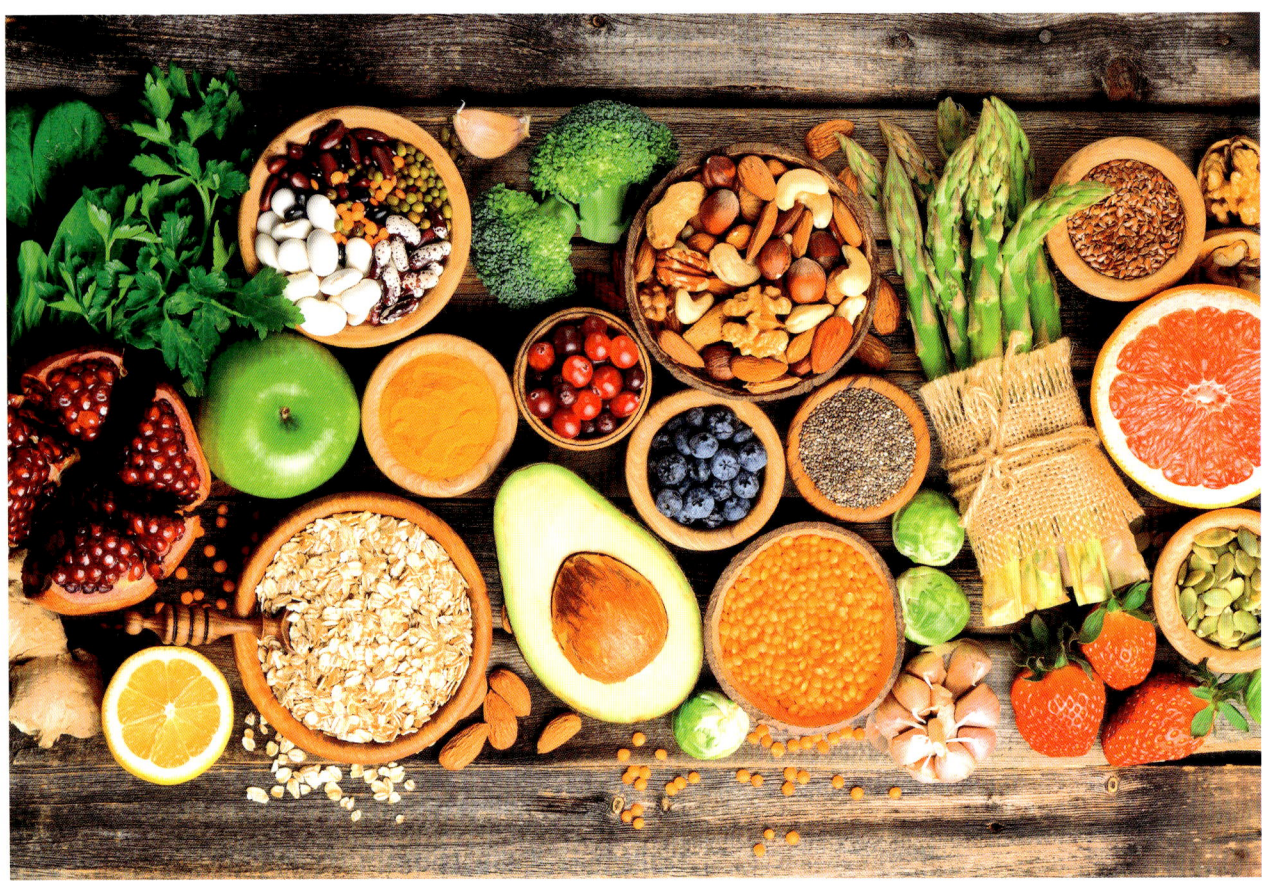

↑ *Abbildung 30*
Superfoods

Superfoods

Laut dem Wörterbuch Oxford English Dictionary bezeichnet Superfood ein „nährstoff-reiches Lebensmittel, das als besonders förderlich für Gesundheit und Wohlbefinden erachtet wird". Letztendlich ist der Begriff Superfood nichts anderes als ein Marketing-begriff, der Lebensmittel mit angeblichen Gesundheitsvorteilen beschreibt.

Von Gojibeeren über Chiasamen oder der Acai-Beere sind Superfoods aus unseren Köp-fen und vor allem den Supermarktregalen nicht mehr wegzudenken. Bevor du deine Vor-räte mit Superfoods füllst, solltest du darüber nachdenken, was deinem Körper wirklich fehlt. Generelle Superfoods gibt es nicht. Denn jedes Nahrungsmittel, das dich mit Nähr-stoffen versorgt, die DIR fehlen, ist ein Superfood FÜR DICH!

Eine nicht ausreichende Versorgung mit grundlegenden Nährstoffen kann auch nicht durch Superfoods behoben werden. Vielleicht ist Gemüse nicht gerade oft auf deinem Speiseplan vertreten. Somit wäre dein persönliches Superfood mehr Gemüse. Ich möchte damit erläutern, dass ein Superfood immer das ist, was dein Körper zum jetzigen Zeitpunkt benötigt. Chiasamen und Co. sind eine tolle zusätzliche Alternative. Wenn du deinen Körper allerdings nicht mit grundlegenden Nährstoffen in Form von Fetten, Proteinen und Gemüse versorgst, wird das kein Superfood der Welt so schnell ausgleichen können.

Fasten

Früher hatte das Fasten mit dem Abnehmen nicht viel zu tun. Es ging in den verschiedenen Religionen, die das Fasten praktizierten, eher darum, den Blick nach innen zu richten und durch den Verzicht Kraft zu schöpfen. In der westlichen Welt beginnt die Fastenzeit am Aschermittwoch und endet nach 40 Tagen, an Ostern. Es gibt noch immer viele Menschen, die die Fastenzeit als Anreiz nehmen, um dann auf bestimmte Lebens- und Genussmittel zu verzichten. Alkohol, Fleisch und Zucker sind dabei besonders beliebt.

Das Fasten gibt es in vielen verschiedenen Varianten, wobei das Heilfasten nach Buchinger eine sehr bekannte Form des Fastens ist. Hier werden ausschließlich Flüssigkeiten wie Tee, Wasser, Gemüsebrühe und Säfte zu sich genommen. Zudem erfolgen vor und während der Fastenkur Darmreinigungen mit Glauber- oder Bittersalz. Andere bekannte

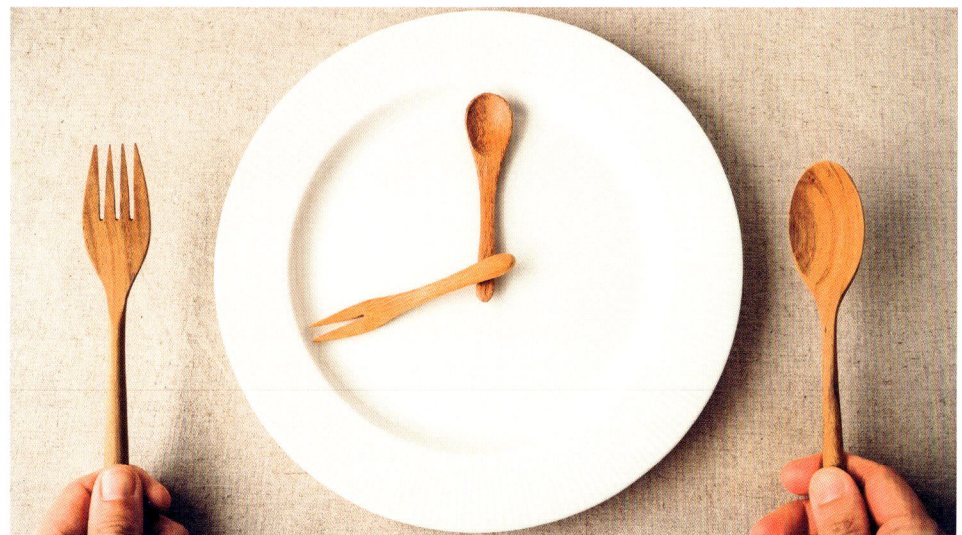

← *Abbildung 31*
Fasten

145

Formen des Fastens sind das Saftfasten, wo zusätzlich zu Wasser und Tee auch frisch gepresste Obst- und Gemüsesäfte getrunken werden.

Der Gedanke beim Fasten ist folgender: Versorgst du deinen Körper immer wieder mit Nahrung, haben die Zellen keine Zeit, um einmal richtig aufzuräumen. Nehmen wir einmal das Beispiel eines Streetfood-Festivals. Dort laufen über den Tag verteilt unzählige Menschen umher, die viele Abfälle produzieren. Natürlich sind die Veranstalter bemüht, immer wieder zwischendurch für Ordnung zu sorgen. Doch erst wenn alle Menschen nach Hause gegangen sind und kein neuer Abfall mehr produziert werden kann, hat die Müllabfuhr Zeit, einmal so richtig sauber zu machen. Genauso verhält es sich in deinem Körper mit der Nahrungsaufnahme. Nimmst du für mehrere Stunden keine feste Nahrung zu dir, hat dein Körper Zeit, sämtliche „alten Reste" zu verarbeiten. Er muss sich aktuell nicht um Nahrung kümmern, die wieder neu zugeführt wird.

Das Ganze nennt man Autophagie (der Prozess in Zellen, mit dem sie eigene Bestandteile abbauen und verwerten). Deine Zellen verwerten diese Abbauprodukte und nutzen sie als Brennstoffe. Ohne die Autophagie lagert sich also zellulärer Müll in der Zelle ab und behindert auf kurz oder lang die reibungslose Funktionsweise der Zelle.

Ich möchte dir zwei Varianten des Fastens vorstellen, die gut in den Alltag zu integrieren sind.

Einen Tag pro Woche fasten

Bei dieser Art des Fastens geht es darum, an einem Tag in der Woche keine Nahrung zu sich zu nehmen. Man lebt an diesem einen Tag nur von Wasser und Tee. Für alle Kaffeeliebhaber zählt auch Kaffee dazu, allerdings ohne Milch und Zucker. Der Tag des Fastens kann selbst gewählt werden. Der eine fastet lieber unter der Woche während er arbeitet, der andere verlegt das Fasten lieber auf das Wochenende. Besonders gut zum Fasten eignet sich übrigens auch ein Reisetag, an dem man schnell dazu geneigt ist, auf Fast Food oder belegte Brötchen zurückzugreifen.

Beispiel

Du hast dir den Sonntag ausgesucht, um zu Fasten. Deine letzte feste Mahlzeit nimmst du am Samstagabend ein, bevor du zu Bett gehst. Den Sonntag über isst du nichts. Du nimmst nur Wasser (gerne mit Salz und Zitrone) und/oder Tee (ohne Süßungsmittel) zu dir. Smoothies stehen nicht auf dem Speiseplan, denn damit führst du deinem Körper wieder Nährstoffe zu, auf die du am Tag des Fastens bewusst verzichten möchtest. Deine nächste Mahlzeit ist dein Frühstück am Montag morgen. Damit gibst du deinem Körper eine Pause von etwa 36 Stunden.

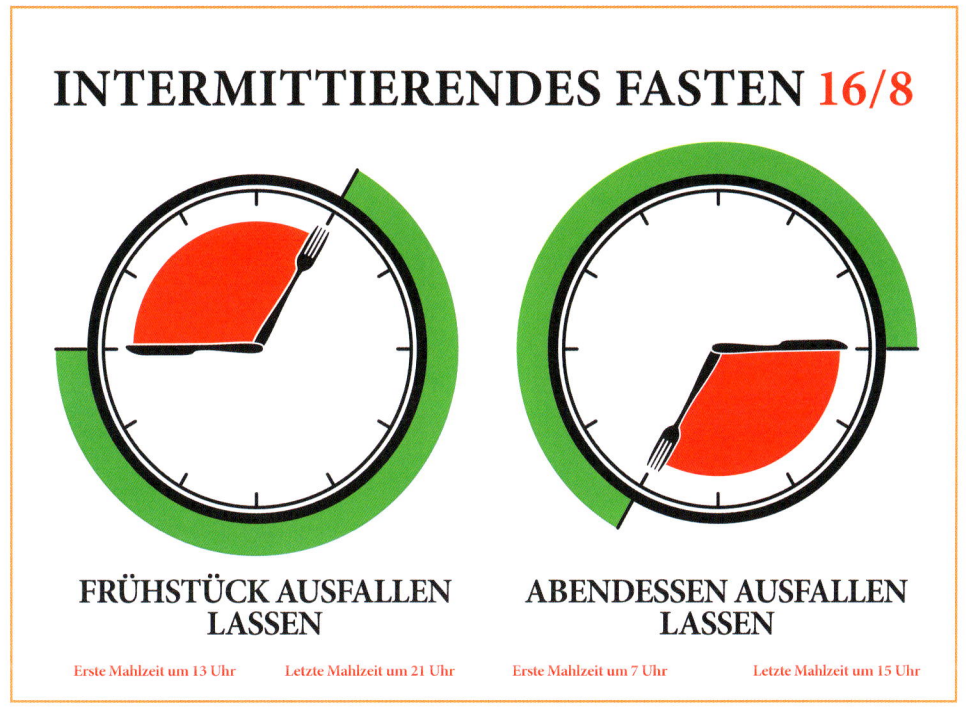

INTERMITTIERENDES FASTEN 16/8

FRÜHSTÜCK AUSFALLEN LASSEN

ABENDESSEN AUSFALLEN LASSEN

Erste Mahlzeit um 13 Uhr   Letzte Mahlzeit um 21 Uhr   Erste Mahlzeit um 7 Uhr   Letzte Mahlzeit um 15 Uhr

Intermittierendes Fasten

Bei dieser Art des Fastens, die auch Intervallfasten genannt wird, geht es darum, einen Zeitraum festzulegen, in dem man keine Nahrung zu sich nimmt bzw. in dem man isst. Ein für viele Menschen sehr angenehmes Intervall ist der 16:8-Rhythmus. Zwischen der letzten Mahlzeit des Tages und dem Frühstück liegen 16 Stunden, in den acht Stunden darf gegessen werden. Eine Möglichkeit bei diesem Intervall ist es, spät zu frühstücken und früh zu Abend zu essen. Man würde beispielsweise in der Zeit von 11 bis 19 Uhr essen, in der anderen Zeit wird gefastet.

Wer kein Freund vom Frühstück ist, aber gerne abends noch etwas später essen möchte, kann das Frühstück auch ganz ausfallen lassen und direkt mit dem Mittagessen um 12 oder 13 Uhr starten. Dafür kann dann bis um 20 oder 21 Uhr noch gegessen werden. Diese Art des Fastens fällt vielen Menschen oft einfacher, da der Zeitraum bis zur nächsten Mahlzeit nicht ganz so lang ist, als wenn man einen ganzen Tag fasten würde.

Egal, ob du intermittierend oder einen ganzen Tag lang fastest. Studien [105] zeigen, dass Fasten die Herz-Kreislauf-, sowie die Gehirnfunktion verbessern kann. Ebenso werden verschiedene Risikofaktoren für Erkrankungen der Herzkranzgefäße und Schlaganfälle verbessert. Fasten hilft nicht nur dabei, den Blutdruck zu senken, sondern verbessert auch wieder die Insulinsensitivität, welche gerade bei Frauen mit PCOS oft gestört ist. Auch hilft Fasten dabei, das Nervensystem gesund zu halten [106]. Das Nervensystem ist besonders im Alter anfällig für Erkrankungen wie z. B. Alzheimer oder Parkinson. Mit Hilfe des Fastens können die Zellen Stress besser bewältigen und Krankheiten widerstehen.

Die ketogene Ernährung

Um deine Hormone ins Gleichgewicht zu bringen und Auswirkungen wie Akne oder einen unregelmäßigen Zyklus in den Griff zu bekommen, spielt die Ernährung eine sehr wichtige Rolle. Es gibt unzählige verschiedene Formen der Ernährung. Ich erachte es als wenig sinnvoll, die verschiedenen Ernährungsstile in gut oder schlecht einzuteilen, denn je nach Symptom und Ziel sind verschiedene Ernährungsformen angebracht.

In Bezug auf das Absetzen der Pille bin ich auf die ketogene Ernährung gestoßen. Diese Form der Ernährung hilft dir, die eventuell erworbene Insulinresistenz [107] in den Griff zu bekommen. Zudem fühlen sich viele Menschen während der ketogenen Ernährung deutlich wacher, fitter und können klarer denken. Auch auf dein Hautbild wirkt sich die ketogene Ernährung positiv aus und zudem werden durch den hohen Anteil an gesunden Fetten lästige Fressattacken und ständiger Hunger der Vergangenheit angehören.

Was bedeutet Ketose?

Die Ketose ist ein Stoffwechselvorgang, der nicht nur bei der ketogenen Ernährungsweise, sondern auch beim Fasten entstehen kann. Eine ketogene Ernährung wird dadurch definiert, dass aufgrund dieser Ernährung Ketonkörper gebildet werden. Ketonkörper sind Moleküle, die in der Leber aus Fettsäuren entstehen. Wenn du deinen Körper nur noch minimal mit Kohlenhydraten versorgst, fängt er an, gespeicherte Fette in der Leber in Fettsäuren umzuwandeln. Dein Gehirn, aber auch deine Muskeln und dein Gewebe können die Ketonkörper abbauen und daraus Energie gewinnen. Auch wenn dieser Mythos noch immer weit verbreitet ist, aber dein Körper benötigt keine Kohlenhydrate, um Energie herstellen zu können. Die Ketose ist also ein natürlicher Zustand deines Körpers, indem er einen Großteil seiner Energie über die Verstoffwechselung von Fetten produziert.

Ketose besser verstehen

Du machst einen Roadtrip und möchtest die Nacht draußen verbringen. Außerhalb der Stadt befinden sich keine Lichtquellen mehr und du kannst das erste Mal seit langem unzählig viele Sterne beobachten. Um dich etwas zu wärmen und den Roadtrip perfekt zu machen, möchtest du ein Feuer machen. Zur Auswahl hast du einige Strohballen und einen Stapel Holz. Das Feuer, welches du mit Stroh beheizt (Stroh ist die Metapher für die Energie aus Kohlenhydraten), wird dich nicht sonderlich lange wärmen. Das Stroh führt schnell zu einem großen Feuer und gibt dir auch vorerst Wärme. Allerdings bist du die ganze Zeit damit beschäftigt, Stroh nachzulegen, damit das Feuer weiterhin brennt. Das Feuer geht schneller wieder aus und es bedarf neuer Strohballen.

Die andere Option ist ein Feuer aus Holz (Holz ist die Metapher für die Energie aus Fetten). Dieses Feuer benötigt anfangs etwas Zeit, bis es ordentlich brennt, aber wenn es soweit ist, ist es kaum noch zu bremsen und du musst kaum Holz nachlegen. Die Menge Holz, die du bekommen hast, wird dich warm durch die Nacht und den Tag bringen.

Wenn du dieselbe Anzahl an Kalorien nimmst, bringt dich die Energie aus Fetten länger durch den Tag, als die Energie aus Kohlenhydraten. Da es für den Körper leichter ist, seine Kraft aus Kohlenhydraten zu ziehen, stellt er die Fettverbrennung zum Teil ein. Wenn du die Kohlenhydrate nun aber auf ein Minimum reduzierst, muss dein Körper sich seine Energie anderweitig beschaffen. Die Ketonkörper lösen die Glucose somit als primären Energielieferanten ab.

Ketose und Evolution

Die Ketose hat sogar einen evolutionären Hintergrund. Man mag es kaum glauben, aber vor vielen Jahren gab es nicht einmal Supermärkte. Der Mensch hatte keine 24 Stunden Zugriff auf Lebensmittel.

Könnte unser Körper nur Energie aus Kohlenhydraten gewinnen, wären wir wahrscheinlich ausgestorben, denn das Problem an Kohlenhydraten ist, dass der Körper diese nur circa zwei bis drei Tage speichern kann. Jedoch ist unser Körper ein Genie und hat einen Mechanismus entwickelt, aus Fetten Energie zu gewinnen - die Ketose. Fett kann nämlich mehrere Wochen gespeichert werden, wodurch wir sehr lange ohne Nahrung überleben können. Gerade in Bezug auf die Insulinresistenz hat die ketogene Ernährung einen großen Vorteil. Dein Körper benötigt für die Fettverstoffwechselung nur niedrige Insulinspiegel. Dadurch hast du auch weniger bis keinen Heißhunger. Gerade die geringen Blutzuckerschwankungen wie auch die konstant niedrigen Insulinspiegel, sind das, was dir hilft, um der Insulinresistenz den Rücken kehren zu können.

Wie funktioniert eine ketogene Ernährung?

Die ketogene Ernährung basiert auf vielen guten Fetten, Gemüse und Proteinquellen. Um möglichst schnell in den Zustand der Ketose zu kommen, solltest du deine Kohlenhydrate auf ein Minimum reduzieren. Reis, Kartoffeln, Nudeln und Brot stehen für die nächsten sechs Wochen also nicht mehr auf deinem Speiseplan. Einen festen Wert an Kohlenhydraten (KH) festzulegen, ist nicht ganz einfach, denn es gibt Menschen, die mit 20 g KH in der Ketose bleiben, andere können bis zu 50 g KH pro Tag zu sich nehmen. Ein guter Einstieg ist es, die Menge an Kohlenhydraten auf 30 g pro Tag zu beschränken und diese 30 g auf die drei Hauptmahlzeiten aufzuteilen. Nur zum Vergleich: Nur eine Dose Cola hat bereits 30 g Kohlenhydrate (Zucker).

Die ketogene Ernährung ist nicht unbedingt übermäßig proteinreich und du solltest sie nicht mit einer low carb high protein-Ernährung verwechseln. 15-20 % Protein in deiner Ernährung sind ein guter Richtwert, mit dem du starten kannst. Ein höherer Wert an Protein kann verhindern, dass du in den Zustand der Ketose kommst bzw. in der Ketose

Abbildung 33 →
Ketogene Ernährung

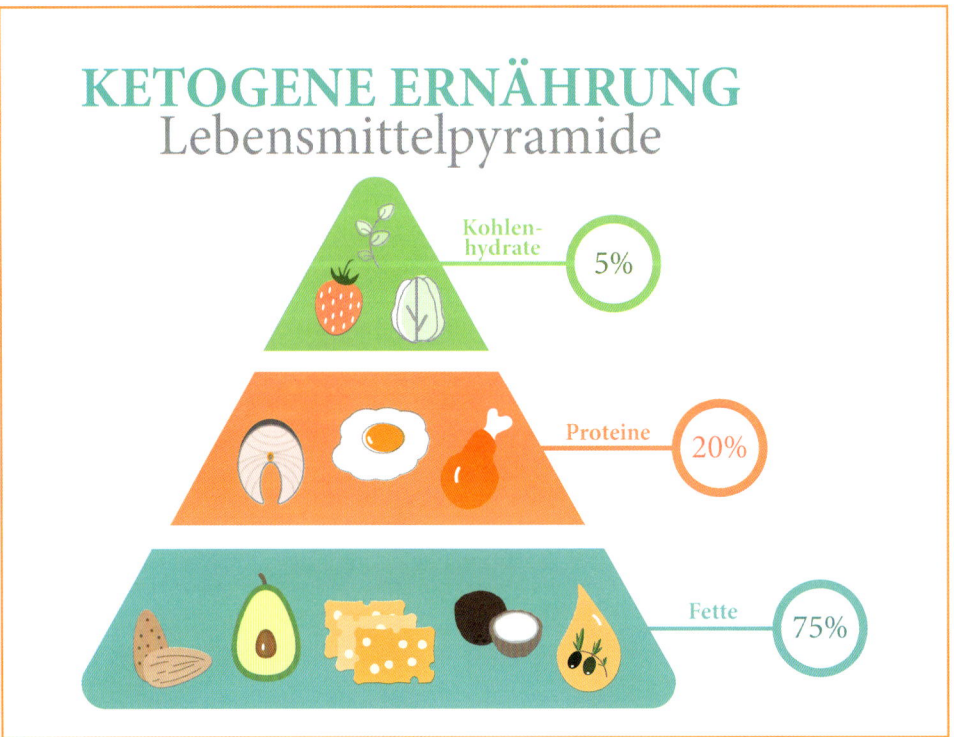

150

bleibst. Protein wird bei der Verdauung in Aminosäuren aufgespalten. Werden mehr Aminosäuren aufgenommen, als der Körper braucht, werden sie zu Energie umgewandelt und verbrannt. Dazu werden die Aminosäuren zuerst in Glucose umgewandelt. Glucose ist nichts anderes als Zucker. Dadurch erhöht ein zu hoher Wert an Protein auch den Blutzucker und die Insulinspiegel, was deinen Körper daran hindert, in die Ketose zu verfallen.

Fett spielt eine wichtige Rolle bei der ketogenen Ernährung und ist dein Hauptenergielieferant. Damit es nicht zu einem Kaloriendefizit kommt, solltest du zu jeder Mahlzeit hochwertige Fette zu dir nehmen. Das sind oft mehr Fette, als du vielleicht durch deine vorherige Ernährung gewohnt bist. Fette sind eine wichtige Grundlage für die Produktion deiner Hormone.

Besonders zu Beginn der ketogenen Ernährung dauert die Umstellung von Fettsäuren aus den Fettreserven deines Körpers etwas länger. Um eine stabile Ketose aufzubauen, sind freie Fettsäuren nötig. Deshalb profitiert dein Körper besonders am Anfang von den Fettsäuren, die du mit der Nahrung aufnimmst.

Was darf ich essen?

Grünes Gemüse kommt nicht nur deinen Hormonen zugute, sondern spielt auch bei der ketogenen Ernährung eine wichtige Rolle. Es enthält sehr wenig Kohlenhydrate, sodass du es in großen Mengen essen kannst. Wurzelgemüse wie Rüben, aber auch Süßkartoffeln und Kürbis solltest du wegen des hohen Gehalts an Kohlenhydraten zu Anfang meiden. Paprika und Karotten solltest du auch nur in Maßen genießen. Gerade am Anfang, um den Zustand der Ketose überhaupt zu erreichen, solltest du auf rotes und gelbes Gemüse, sowie auf Wurzelgemüse verzichten. Neben Gemüse spielt Protein natürlich auch eine wichtige Rolle, um satt zu werden und den Erhalt deiner Muskulatur, deines Bindegewebes und deines Immunsystems zu fördern. Die hochwertigsten Proteinquellen sind Fisch, Fleisch und Eier. Um auch wirklich in die Ketose zu geraten, solltest du anfangs Milchprodukte meiden, da sie eine höhere Insulinausschüttung verursachen als z. B. Fisch.

Vor allem bei Fisch und Fleisch solltest du darauf achten, dass es biologisch und besonders fettreich ist. Da Fett deine Hauptenergiequelle sein wird, sind hochwertige Fettsäuren aus Kokosöl, Avocado, Olivenöl, Butter (Butterschmalz), aber auch Nüssen besonders wichtig. Obst solltest du anfangs gar nicht zu dir nehmen. Wenn dein Körper sich später im Zustand der Ketose befindet, kannst du auf Beeren zurückgreifen.

Welche Lebensmittel sind tabu?

Was du definitiv in den sechs Wochen der ketogenen Ernährung vermeiden solltest, sind typische Kohlenhydrate wie Kartoffeln, Brot, Reis, Nudeln und Mais-/Reiswaffeln. Auch Fruchtsäfte, Zucker und Alkohol sind tabu. Verzichte bewusst auf Zuckeraustauschstoffe, um deinem Körper die Chance zu geben, sich eine Weile von dem süßen Geschmack erholen zu können.

Gründe, warum du es nicht in die Ketose schaffst:

› du isst zu viele Proteine (Eiweiß),

› du isst zu viel Gemüse mit einem hohen Anteil an Kohlenhydraten,

› du isst zu wenig gesunde Fette,

› du isst zu viele Milchprodukte,

› du verwendest Süßstoff oder Zuckeraustauschstoffe (gerade am Anfang kann es deinem Körper dadurch schwerer fallen, in die Ketose zu rutschen),

› du hast Mikronährstoffdefizite,

› du isst zu oft und/oder zu viel (dein Körper muss den Unterschied zwischen Hunger und Appetit erst wieder lernen).

Es gibt zwei Messmethoden, um eine Ketose festzustellen:

Messung im Urin

Diese Art der Messung ist am günstigsten. Die Teststreifen bekommst du online oder auch in der Apotheke. Anhand der Farbe des Teststreifens kannst du an einer Skala ablesen, wie viele Ketonkörper sich in deinem Urin befinden. Im Urin werden nur die Ketonkörper nachgewiesen, die der Körper ausgeschieden hat. Je besser dein Körper darin ist, Ketonkörper in Energie umzuwandeln, desto weniger Ketone werden über den Urin ausgeschieden. Mit zunehmender Ketose nimmt also die Konzentration im Urin wieder ab.

Messung im Blut

Die Variante der Blutmessung gibt dir ein genaueres Bild, wie hoch die Ketonkörper tatsächlich sind. Dieses Gerät funktioniert wie ein Blutzuckermessgerät. Mit Hilfe einer kleinen Nadel gewinnst du etwas Blut aus deinem Finger, welches du auf den im Gerät steckenden Teststreifen gibst. Innerhalb weniger Sekunden wird dir dein Wert angezeigt

Nur zu glauben, dass man sich in der Ketose befindet, hat schon viel Frust gebracht, da sich keine Resultate gezeigt haben. Ob sich dein Körper wirklich in der Ketose befindet, kannst du nur herausfinden, wenn du täglich einen Wert im Blut und/oder Urin ermittelst.

Warum Fette wichtig sind und dich nicht dick machen

Die große Sorge beim Verzehr von viel Fett ist natürlich das Zunehmen. Aber ich kann dich beruhigen. Wenn du dich ketogen ernährst, werden die Pfunde eher purzeln und das sogar ohne sonderlich viel Sport. Fette sind maßgeblich an der Produktion und Regulation deiner Hormone beteiligt. Hormone bestehen aus Fett und Cholesterin, wodurch es fast logisch erscheint, dass gesunde Fette unvermeidbar für einen geregelten Hormonhaushalt sind.

Wie lange soll ich ketogen leben?

Du solltest versuchen, diese Art der Ernährung mindestens für sechs Wochen beizubehalten. Aller Anfang ist schwer und nicht jeder rutscht direkt in die Ketose. Auch wenn dein Körper sich schwertut, gewisse Werte zu erreichen, so gib nicht direkt auf. Auch wenn du dich nur sehr gering in der Ketose befindest, tust du deinem Körper etwas sehr Gutes.

Werte im Blut

› < 0,2 mmol/l, keine Ketose
› 0,2-0,5 mmol/l, leichte Ketose
› 0,5-3,0 mmol/l, Ketose
  (erreichbar durch ketogene Ernährung)
› 3,0-6,0 mmol/l, Ketose
  (erreichbar durch strenge ketogene Ernährung
  oder Fasten)

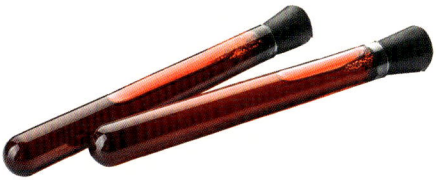

Ein zyklischer Umgang mit der ketogenen Ernährung hilft vielen Menschen, das Gefühl zu haben, nicht auf etwas verzichten zu müssen. Nach einer Zeit der strikt ketogenen Ernährung können auch gerne wieder Kohlenhydrate und allerlei Gemüse und Proteine in den Ernährungsplan eingebaut werden.

Wie soll ich mich nach der ketogenen Phase ernähren?

Die ketogene Ernährung ist für viele Menschen eine Umstellung. Nicht jedem fällt diese Umstellung leicht und manch einer hat das Gefühl, auf alles verzichten zu müssen. Eine Umstellung der Ernährung ist auch immer ein Auseinandersetzen mit dem eigenen Körper und verschiedenen und manchmal sogar neuen Lebensmitteln.

Wie du dich nach der ketogenen Phase ernährst, bleibt natürlich dir selbst überlassen. Ich persönlich hatte mich sehr an die wenigen Kohlenhydrate und den stark reduzierten Zuckerkonsum gewöhnt und habe die Umstellung schon fast unbewusst in mein Leben integriert. Andere Menschen berichten, dass sie sich während der ketogenen Ernährung fit und frisch gefühlt haben und diesen Zustand beibehalten wollen. Da hilft es manchmal schon, nach der strikt ketogenen Phase die Leine zu lockern und wieder mehr Proteine und kohlenhydratreiches Gemüse in die Ernährung aufzunehmen.

Im Anhang findest du eine Tabelle, die dir als Hilfe für die ketogene Ernährung dienen soll.

Vitamin H - Kopf

„Es spielt keine Rolle wie langsam du gehst, solange du nicht stoppst." *(Konfuzius)*

Deine eigene Einstellung

Ständig wird davon geredet, man soll seinen Stress reduzieren – leichter gesagt, als getan. Ich möchte dir ein paar Werkzeuge mit an die Hand geben, die dir helfen sollen, im Alltag etwas zu entschleunigen.

Möchtest du etwas in deinem Körper verändern, ist es wichtig, immer einen ersten Schritt zu gehen. Durch das Umstellen deiner Ernährung und ausreichend Schlaf bist du schon einen riesigen Schritt in Richtung hormonelles Gleichgewicht gegangen. Doch nicht nur Lebensmittel und guter Schlaf unterstützen deinen Körper auf eine positive Art und Weise. Auch der Umgang mit dir selbst und deinen Gedanken spielt eine wichtige Rolle.

In der heutigen Zeit hört man immer öfter das Wort „Mindset". Doch was versteckt sich eigentlich hinter diesem Begriff? Mindset ist einer der englischen Begriffe, die sehr vielfältig übersetzt werden können. Doch im Allgemeinen bedeutet er „Denkweise, Einstellung". Deine Denkweise bzw. Einstellung haben einen großen Einfluss auf deinen Körper. Ein Mensch, der stetig mit negativen Gedanken durchs Leben geht, wird eventuell länger brauchen, sich von Krankheiten zu erholen.

Schon Einstein sagte:

„Wir können unsere Probleme nicht mit den gleichen Gedanken lösen, die wir bei ihrer Entstehung verwendet haben."
(Albert Einstein)

Es spielt also eine große Rolle, wie du an Dinge herangehst.

Das Absetzen der Pille ist eine große Veränderung. Nicht nur körperlich, sondern auch psychisch. Du wirst feststellen, dass du eventuell nicht mehr so schnell oder weniger traurig bist. Andere Frauen berichten davon, dass sich der Nebel in ihrem Kopf aufgelöst habe. Jede Frau nimmt das Absetzen und die damit verbundenen Veränderungen anders wahr. Der Prozess zur natürlichen Hormonbalance ist kein einfacher. Ein positives Mindset und das Zurücklegen vieler kleiner Schritte bringen dich Tag für Tag näher an dein Ziel.

Stress lass nach

Mit diesem Guide möchte ich dich unterstützen, deinen Körper wieder in seinen natürlichen, hormonellen Zyklus zu bringen. Das ist mitnichten eine leichte Aufgabe. Du sollst plötzlich deine Ernährung umstellen, auf den Süchtigmacher Zucker verzichten, ausreichend schlafen usw. Das sind viele Dinge auf einmal, die nicht für jeden so ohne weiteres umzusetzen sind und Stress erzeugen können.

Stress macht sich nicht nur psychisch bemerkbar, sondern auch körperlich. Jedes Mal, wenn dein Körper Stress erfährt, schüttet er unter anderem das Hormon Cortisol aus. Hast du oft und viel Stress (privat, beruflich), schüttet dein Körper immer wieder Cortisol aus, was zu einem „chronisch erhöhten" Cortisolspiegel führen kann. Wie sollte es anders sein, wirkt sich das auch wieder negativ auf deinen Körper aus. Das kann auf Dauer zu Bluthochdruck, Fettleibigkeit oder auch Schlaflosigkeit führen. Doch nicht nur das. Ein ständig erhöhter Cortisolspiegel kann auch zu Angstzuständen, Depressionen, Stimmungsschwankungen oder sogar Gedächtnisverlust führen. Wir können uns einfach nicht mehr konzentrieren und vergessen eine Menge Dinge. Da du deinen Körper mit dem Entzug der künstlichen Hormone durcheinandergebracht hast, kannst du ihm auf verschiedene Arten unter die Arme greifen. Wenn dein Kopf frei ist und du es schaffst, Stress zu minimieren, hilfst du deinem Körper enorm.

Abbildung 34 →
Kortisol

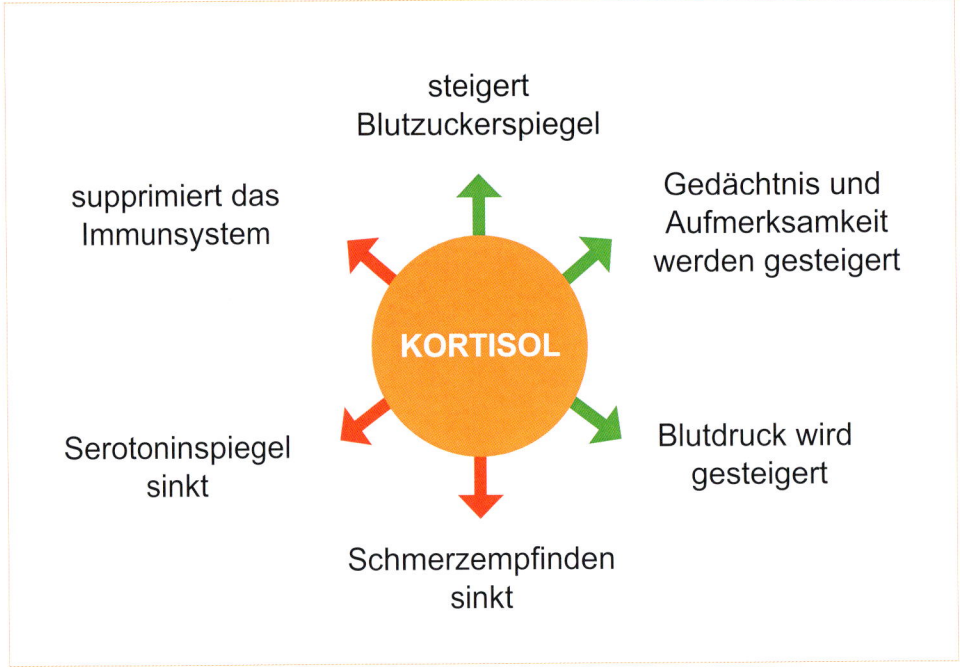

Meditation

„Meditieren heißt, in eine Idee aufgehen und sich darin verlieren, während Denken heißt, von einer Idee zur anderen hüpfen, sich in der Quantität tummeln, Nichtigkeiten anhäufen, Begriff auf Begriff, Ziel auf Ziel verfolgen. Meditieren und Denken, das sind zwei divergierende, unvereinbare Tätigkeiten" *(Emile Cioran)*

Meditation wird immer wieder in die Esoterik-Schublade gesteckt, weshalb viele lieber Abstand von dieser sehr wirksamen Technik nehmen. Dabei sind die Effekte von Meditation schnell zu spüren, solange man offen ist, Neues auszuprobieren. Wir vergessen oftmals, dass Körper und Geist eine enge Verbindung zueinander haben. Nicht selten wirken sich seelische Leiden über kurz oder lang auch auf den Körper aus. Meditieren bedarf viel Übung und kann selten von heute auf morgen erlernt werden. Dank der Technologie gibt es jedoch heute unzählige Apps, die dich durch eine geleitete Meditation führen und dich auf dem Weg des Meditierens begleiten. Nimm dir anfangs täglich drei bis fünf Minuten Zeit, um mit Hilfe einer geleiteten Meditation wieder Ruhe und Gleichgewicht in deinen Körper zu bringen. Besonders gut eignen sich geleitete Meditationen, wenn du sehr gestresst von der Arbeit nach Hause kommst, du nicht einschlafen kannst oder Traurigkeit, Angst oder andere starke Gefühle verspürst. Je öfter du meditierst, desto sicherer und komfortabler fühlst du dich. Nach einiger Zeit wirst du feststellen, wie wunderbar sich ein klarer Kopf, weniger Stress und mehr Energie anfühlen.

Meditation kann nicht nur die Art und Weise verändern, wie wir auf Lebensereignisse reagieren [108], sie kann dir helfen, Dinge klarer zu sehen und dich dabei unterstützen, besser in deinen Körper reinzuhören.

Mir persönlich fiel die Meditation anfangs nicht leicht. Ich hörte so viel Positives darüber, aber stellte es mir unglaublich schwer vor. Also entschied ich mich für eine App mit geleiteten Meditationen. Ich nutzte diese App jeden Tag für ganze drei Minuten. Irgendwie kam ich mir lächerlich vor, nur drei Minuten zu meditieren, aber mehr schaffte mein Kopf einfach nicht. Drei Minuten sind besser als gar nicht zu meditieren, sagte ich mir immer wieder. Nach und nach konnte ich die Anzahl der Minuten steigern, bis ich bei 15 Minuten angekommen war. Was vorher unmöglich für mich schien, war plötzlich möglich. Da ich kein Meditationskissen besitze, helfe ich mir auch heute noch mit einem normalen Kissen aus, das klappt wunderbar. Auch meine Hände formen keine bestimmte

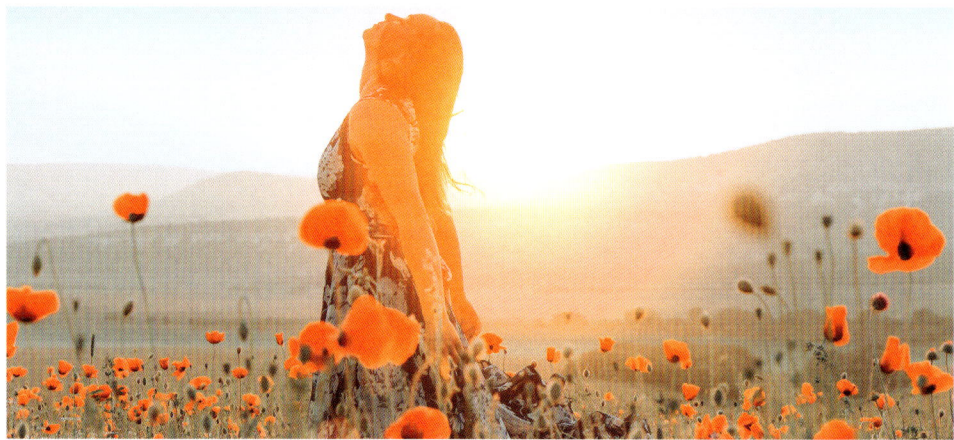

Haltung, wie man es vielleicht in einigen Videos und Büchern sieht. Sie liegen locker auf den Knien bzw. Oberschenkeln und damit fühle ich mich sehr wohl. Mal zeigen meine Handflächen dabei nach oben, mal nach unten. Das ist von Tag zu Tag verschieden. Natürlich habe ich mir vorgenommen, täglich zu meditieren, doch diese Routine ist noch nicht fest genug in meinen Alltag integriert. Wenn ich längere Zeit am Stück meditiert habe, empfinde ich die App manchmal als störend und lasse lediglich etwas Klangschalenmusik im Hintergrund laufen. Sobald ich eine Zeit nicht meditiert habe, hilft mir die App wiederum, mich zu leiten und macht mir das Meditieren deutlich angenehmer, was mich motiviert, dran zu bleiben und weiter zu machen.

Apps für geleitete Meditationen

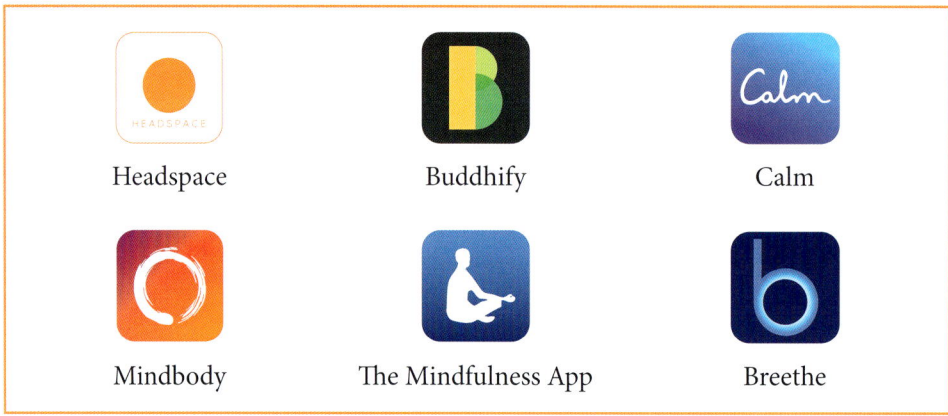

Kleidung und Körperhaltung

Zieh dir gerne gemütliche Kleidung an, um das Meditieren so angenehm wie möglich zu gestalten. Nicht jeder muss direkt im Lotussitz meditieren. Schau, welche Sitzposition für dich am angenehmsten ist. Fersensitz oder Schneidersitz sind beliebte Sitzhaltungen. Du kannst dich auch auf ein Kissen oder einen Stuhl setzen. Probiere einfach ein paar Positionen aus, bis du einen Sitz gefunden hast, indem du über die Länge der Meditation verweilen kannst, ohne dass es sich unangenehm für dich anfühlt. Wenn du dich an den vorderen Rand deines Kissens setzt, kannst du dein Becken leichter nach oben kippen und deine Wirbelsäule aufrichten. Lasse deine Schultern locker fallen und neige dein Kinn leicht zur Brust, damit deine Halswirbelsäule gerade ist. Wichtig ist, dass du in deiner Haltung frei atmen kannst. Probiere dreimal tief durch die Nase ein- und durch den geöffneten Mund wieder auszuatmen. Sollte sich das Atmen blockiert anfühlen, so ändere deine Haltung ein wenig. Leg deine Hände dort ab, wo es sich für dich am angenehmsten anfühlt. Der eine bevorzugt die Hände auf den Knien, der andere legt sie in seinem Schoß ab. Du kannst generell auch im Liegen meditieren. Achte nur darauf, dass du während der Meditation nicht einschläfst. Sollte das passieren, setz dich beim nächsten Mal einfach in die für dich angenehmste Position.

Gedankenkarussell

Geleitete Meditationen haben den Vorteil, dass sie dich „führen". Das hilft anfangs sehr, um auch wirklich Entspannung erfahren zu können. Doch auch bei geleiteten Meditationen kann es immer wieder zum Gedankenkarussell kommen. Habe anfangs nicht die Erwartung, dass eine geleitete Meditation beim ersten Mal funktionieren muss. Es ist vollkommen normal, dass deine Gedanken zunächst wie wild gewordene Tiere durch deinen Kopf trampeln. Dein Gehirn verarbeitet jeden Tag viele Eindrücke. Versuche, die Gedanken nicht zu verdrängen – nimm sie wahr. Stell dir vor, dass jeder Gedanke wie eine Wolke ist. Du schaust ihn dir an, ohne ihn zu bewerten und lässt ihn dann weiterziehen. Eine gute Alternative, um nicht von den ganzen Gedanken, die plötzlich im Kopf auftauchen, überrannt zu werden, ist es, sich auf die Atmung zu fokussieren. Zähle jeden Atemzug und beginne wieder von vorne, wenn du bei zehn angekommen bist.

Achtsamkeit

„Achtsamkeit bedeutet, dass wir ganz bei unserem Tun verweilen, ohne uns ablenken zu lassen." *(Dalai Lama)*

Wir leben in einer Welt, die schneller kaum sein könnte. Beim Frühstück schon E-Mails und Nachrichten checken, das Abendessen wird vor den Fernseher verlagert. Wir neigen dazu, viele Dinge miteinander zu verknüpfen. Wir haben keine Zeit – oder eher: wir sind es nicht anders gewohnt. Multitasking wird gerade uns Frauen als besondere Stärke zugeschrieben. Manchmal überfordern wir unseren Körper jedoch auch damit, mehrere Dinge gleichzeitig zu tun. Diese Überforderung nehmen wir jedoch nicht immer als Stress war. Auch wenn du der Meinung bist, ein Talent für Multitasking zu haben, gönne Kopf und Körper ab und zu einmal eine Auszeit.

Abbildung 36 →

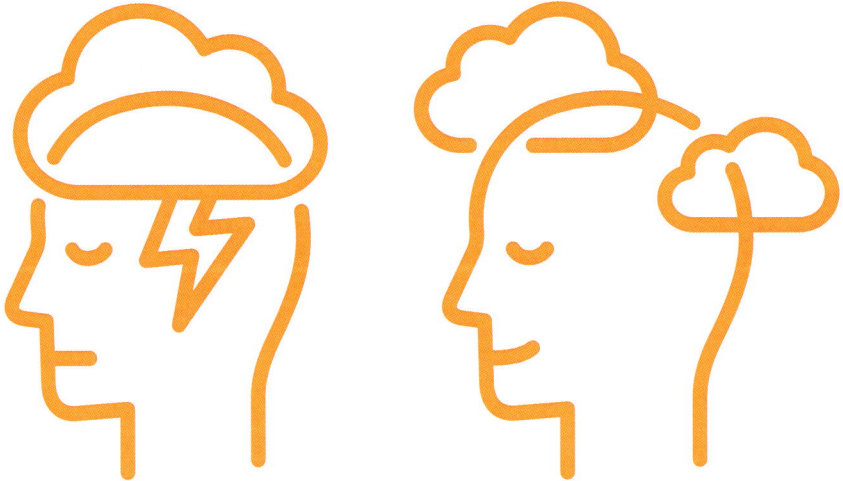

Achtsamkeit ist eine besondere Form der Aufmerksamkeit und hilft dir, dein Empfinden von Glück nicht von äußeren Umständen abhängig zu machen. Durch das Praktizieren von Achtsamkeit reduzieren sich automatische und unbewusste Reaktionen, was zu einem authentischen und selbstbewussten Handeln führt. Achtsam durchs Leben zu gehen, Dinge achtsam wahrzunehmen, bedeutet, wachsam und sorgfältig zu sein.

Du solltest Achtsamkeit ganz klar von Konzentration unterscheiden. Konzentration besteht darin, dass du dich aufmerksam auf ein bestimmtes Objekt (z. B. eine Zeile in einem Buch) konzentrierst, deinen Blick darauf fokussierst und deine ganze Aufmerksamkeit für diesen Bereich der Wahrnehmung aufwendest. Bei der Achtsamkeit hingegen wird der Fokus eher weit gestellt. Du konzentrierst dich nicht gezielt auf eine Sache, sondern nimmst wahr.

Achtsamkeit am Tag kann dir dabei helfen zu entschleunigen und deinen Kopf frei zu machen. In unseren Gedanken hetzen wir immer wieder in die Zukunft, dabei entgeht uns dann genau das, was gerade passiert. Wenn du lernst, Momente bewusst zu erleben und auf dein Inneres zu hören, trägst du einen Teil dazu bei, deine Psyche zu schützen. Achtsamkeitsübungen kannst du ganz ohne Hilfsmittel, zu jeder Zeit und an jedem Ort durchführen.

Nach dem Aufwachen

Setz dich nach dem Aufwachen auf die Bettkante und mache drei tiefe Atemzüge (atme tief durch die Nase ein und durch den geöffneten Mund aus), schließe dabei deine Augen, konzentriere dich nur auf deinen Atem. Diese Übung kannst du auch durchführen, wenn du das Gefühl hast, Stress wahrzunehmen. Sie hilft wunderbar, die Gedanken zu sammeln und für wenige Sekunden eine Pause einzulegen.

Unter der Dusche

Denke morgens unter der Dusche nicht schon darüber nach, was du für den Tag alles geplant hast. Nutze lieber deine Sinne und achte bewusst auf jedes winzige Detail. Lausche dem Plätschern des Wassers. Nimm wahr, wie sich die unterschiedlichen Tropfen anhören: auf deinem Körper, an der Duschwand, auf dem Boden. Du kannst auch beobachten, wie das Wasser auf deiner Haut abperlt, wie sich das Duschgel zu Schaum verwandelt und einzelne Schaumblasen zerplatzen. Nimm wahr, wie sich das warme Wasser auf deiner Haut anfühlt. Versuche mit deinen Gedanken wirklich unter der Dusche zu bleiben. Driften deine Gedanken doch zu einem Termin am Nachmittag ab, so nimm sie wahr, bewerte sie nicht und kehre wieder zurück in den Moment – unter der Dusche.

Essen

Setze dich zum Essen an den Tisch und lass dein Handy in der Tasche. Konzentriere dich genau auf den Geschmack deines Gerichts. Wie ist die Konsistenz? Spüre, wie sich das Essen in deinem Mund anfühlt, welche Gewürze du herausschmecken kannst. Du kannst gerne aus dem Fenster schauen. Vermeide jedoch den Gebrauch von Handy, Fernseher, Buch oder Tablet.

In der Natur

Mache einen Spaziergang durch den Wald. Ohne Handy, ohne Musik. Ganz allein. Nimm die wundervollen Gerüche des Waldes wahr. Spür, wie der Wind durch die Baumkronen und dein Gesicht weht. Lausche deinen Schritten. Nimm wahr, welche Geräusche deine Schuhe auf dem Waldboden von sich geben. Schau auch, was du zwischen den Bäumen entdecken kannst. Dinge, die du sonst vielleicht nicht wahrgenommen hast.

Für zwischendurch

Steh auf und geh ein paar Minuten lang durch den Raum oder über eine Wiese. Laufe barfuß, wenn dir danach ist. So spürst du noch besser die verschiedenen Untergründe. Gehe ganz ohne Ziel. Folge deinen Impulsen: nach links, dann vielleicht rückwärts, mal große, mal kleine Schritte.

Probiere aus, was für dich an jedem einzelnen Tag am besten passt. Manchmal kann es passieren, dass du währenddessen anfängst zu weinen, es aber für dich keinen ersichtlichen Grund dafür gibt. Lass es geschehen! Irgendetwas in dir arbeitet. Zu weinen und nicht zu wissen warum, ist ein wundervolles Geschenk der eigenen Seele.

Bewegung

„Der Mensch ist dazu geboren, Großes zu leisten, wenn er versteht, sich selbst zu besiegen." *(Bruce Lee)*

„Sport ist Mord", Ich habe keine Zeit für Sport", „Sport macht mir einfach keinen Spaß". Viel zu oft hören wir diese Aussagen von den Menschen um uns herum, aber zum Teil eventuell auch von uns selbst. Dass Sport wunderbar hilft, um Stress abzubauen und gleichzeitig Glückshormone auszuschütten, ist schon lange kein Geheimnis mehr. Sport wirkt sich immer positiv auf deinen Körper aus, so lange du ihn in einem gewissen Rahmen betreibst. Zu intensives Training kann schnell wieder in eine Stresssituation für deinen Körper umschlagen und zum Teil negative Folgen davontragen.
Sport tut gut. Doch wie schafft man es, sich zu motivieren, Zeit für Sport in den Alltag zu integrieren?

Für Bewegung fällt es vielen oft schwer, Zeit am Tag freischaufeln zu können. Es gibt meistens Dinge, die unbedingt noch erledigt werden müssen. Manchmal ist es sogar das Putzen der Wohnung oder das Aussortieren von unnötigen Dingen. Alles wird vorgeschoben, um bloß nicht zum Sport gehen zu müssen. Niemand erwartet von dir, dass du mit Beginn des Absetzens der Pille und der Durchführung des Guides dein Sportpensum von 0 auf 100 steigerst. Fange langsam an. Nimm dir jeden Tag 10-15 Minuten Zeit, dich zu bewegen. Du selbst entscheidest, wie deine Art der Bewegung aussieht. Wenn du besonders motiviert bist, mache ein 15-minütiges Home Workout mit dem eigenen Körpergewicht (das Internet bietet dazu unzählige Videos). An anderen Tagen möchtest du dich vielleicht körperlich nicht anstrengen und entscheidest dich für 15 Minuten Yin Yoga. Du musst nicht einmal das Haus verlassen, um dich zu bewegen.

Wenn du dich so gar nicht zu etwas aufraffen kannst, dann mache einen kurzen Spaziergang an der frischen Luft. Vielleicht hast du einen schönen Park, den Wald, oder einen See um die Ecke.

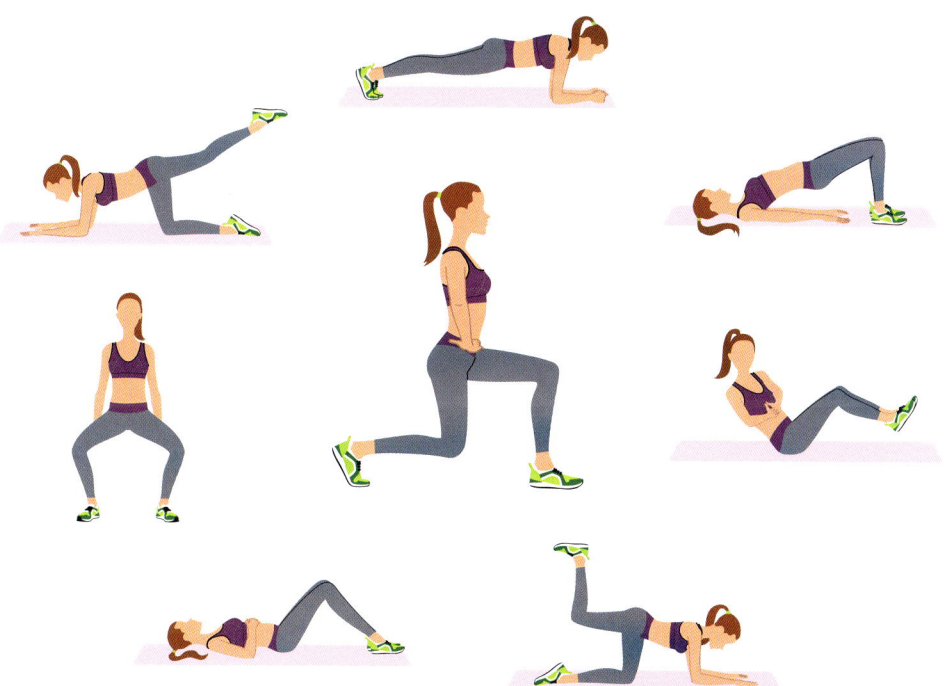

← *Abbildung 37*
Sport

Schaffst du es, dich jeden Tag 15 Minuten zu bewegen, wirst du nach und nach feststellen, wie sich die Bewegung mehr und mehr in deinen Alltag integriert. Vielleicht wird es dir sogar so ergehen, dass du irgendwann das Bedürfnis hast, dich ausgiebiger oder für längere Zeit zu bewegen. Deiner Laune nach Sport sind keine Grenzen gesetzt.

Warum 10-15 Minuten pro Tag?

Dein Gehirn lernt durch Wiederholungen. Je öfter du etwas tust, desto schneller gewöhnst du dich daran. Früher kam dir das Zähneputzen noch lästig vor, heute ist es eine tägliche Routine geworden, über die du nicht mehr nachdenken musst. Zudem sind 15 Minuten Bewegung am Tag auf jeden Fall 15 Minuten, die du dir und deinem Körper widmest. Das kommt leider oftmals viel zu kurz.

Nicht nur für deine allgemeine Gesundheit ist Sport etwas Gutes. Sport lässt dich am Abend besser schlafen und sorgt durch die Produktion von Glückshormonen für bessere Laune. Auch auf deine Haut kann sich Sport und das damit verbundene Schwitzen positiv auswirken. Durchs Schwitzen öffnen sich die Poren und überflüssiger Schmutz und Talg werden auf ganz natürliche Weise entfernt.

Vitamin S – Schlaf

„Schlaf ist für den Menschen, was das Aufziehen für die Uhr." *(Arthur Schopenhauer)*

Wenn du im Schlaf die Socken sortierst

Ein erholsamer Schlaf ist wichtig, denn vor allem in den REM-Schlafphasen (die Phase, in der du träumst) werden deine Gedanken sortiert. Das sorgt dafür, dass du dich psychisch regenerieren kannst.

Stell dir vor, dass dein Gehirn jede Nacht einen riesigen Haufen Wäsche sortiert. Socken auf den einen Stapel, T-Shirts auf einen anderen und Hosen auf den nächsten. Das dient dazu, dass du am nächsten Morgen schneller und effektiver auf gewisse Inhalte zugreifen kannst. Mach dir deine Träume am nächsten Morgen bewusst und du wirst feststellen, dass du oftmals von Dingen oder Situationen geträumt hast, die dir am Tag zuvor passiert sind.

Ein guter Schlaf ist sehr sensibel gegenüber äußeren Einflüssen. Licht und Geräusche können dazu führen, dass dein Schlaf nicht tief genug ist und du somit nicht ausreichend regenerieren kannst. Selbst die kleine Standbyleuchte an deinem Fernseher kann deinen Schlaf stören.

Wenn am Tag die Sonne scheint und es hell ist, bist du meistens munter und wach. Sobald es am Abend dunkel wird, schläfst du in der Regel. Durch die Sonnenstrahlen wird in deinem Körper Serotonin produziert. Dieses Hormon sorgt für Antrieb, Stimmung und Impulsivität (im Sommer bist du oft aktiver als im Winter). Sonnenlicht reduziert die Ausschüttung von Melatonin, welches am Abend dafür sorgt, dass du einschläfst. Wird es am Abend dunkel, wird das über den Tag produzierte Serotonin in Melatonin umgewandelt und ausgeschüttet – du wirst müde. Ausreichend Schlaf hilft dir nicht nur, psychisch zu regenerieren, sondern gönnt auch deinem Körper eine Pause. Er kann am nächsten Tag wieder zu 100 % arbeiten und sich um die Entgiftung von Hormonresten und das Einpendeln deines Zyklus kümmern.

Schlafzyklen

Pro Nacht wanderst du durch mehrere Schlafphasen, wobei jede Phase eine spezifische Aufgabe hat. Insgesamt dauert es 90 Minuten, bist du jede Schlafphase einmal durchlaufen hast. Pro Nacht hast du also vier bis fünf komplette Schlafzyklen [109] (5 x 90 Minuten = 450 Minuten; 450 : 60= 7,5; in 7,5 Stunden Schlaf durchläufst du fünf Schlafzyklen).

Der tiefenentspannte Wachzustand

Du bist wach und nimmst dein Umfeld wahr. Das ist beim Einschlafen und Aufwachen der Fall. Diese Phase ist die, in der du morgens überlegst, ob du aufstehst oder nicht.

REM-Schlafphase

Hierbei handelt es sich um die Traumphase. Deine Muskulatur ist gelähmt und nur deine Augen zucken ganz schnell hin und her (Rapid Eye Movement). Das ist die Phase, in der du kurz nach dem Einschlafen und kurz vor dem Aufwachen verrückte oder schöne Träume hast. Die REM-Phasen werden in der zweiten Nachthälfte länger und deine Träume intensiver. Alkohol sorgt dafür, dass du in der zweiten Nachthälfte weniger REM-Phasen hast, was deine Regeneration beeinträchtigt. Wenn du wenig oder gar nicht träumst, kann das auch ein Anzeichen dafür sein, dass du zu wenig Fette in deiner Ernährung hast. Diese führen ebenfalls zu vermehrten REM-Phasen.

Die Leichtschlafphase

In dieser Phase bist du am leichtesten aus dem Schlaf zu holen. Wenn man nur leise deinen Namen sagt, bist du sofort wach. Das ist die Phase, in der du dich nach dem Wecken am frischesten fühlst. In der REM-Phase aufzuwachen, führt dazu, dass du verwirrt aufwachst und dich gut an deine Träume erinnerst. In der Tiefschlafphase geweckt zu werden, fühlt sich so an, als hättest du nach einer langen Nacht in der Disco nur zwei Stunden geschlafen.

Die Tiefschlafphase

In dieser Phase sieht man die geringste Gehirnaktivität. Sie ist hauptsächlich für die körperliche Regeneration verantwortlich. In der Tiefschlafphase wird übrigens auch das Wachstumshormon ausgeschüttet.

Optimiere deinen Schlaf

› Die ideale Raumtemperatur liegt zwischen 16–18 Grad. So kalt, dass du gerade noch mit einer dünnen Decke schlafen könntest. Am besten lüftest du dein Zimmer, bevor du zu Bett gehst noch einmal für zehn Minuten. Kippe ein Fenster über Nacht.

› Schalte alle elektronischen Geräte in deinem Schlafzimmer aus (vor allem dein WLAN).

› Schlafe weit entfernt von Steckdosen.

› Dimme bereits 60 Minuten vor dem Schlafengehen alle Lichter. Nutze bestenfalls nur noch eine Kerze. Vor allem Energiesparlampen stoppen die körpereigene Melatoninproduktion.

› Nutze 60 Minuten vor dem Schlafen kein Handy und/oder Computer mehr. Das blaue Licht des Bildschirms blockiert die Melatoninproduktion.

› Nutze am Abend eine Blaulichtfilter-Brille.

› Die App f.lux stellt das Lichtspektrum deines Computers automatisch auf die aktuelle Tageszeit ein. Geht draußen die Sonne unter, taucht die App deinen Computer langsam in warme rot-orange Töne (falls du deinen Computer nach 21 Uhr nutzen musst).

› Nimm 30 Minuten vor dem Schlafengehen keine Getränke mehr zu dir. Flüssigkeit triggert den Wachzustand.

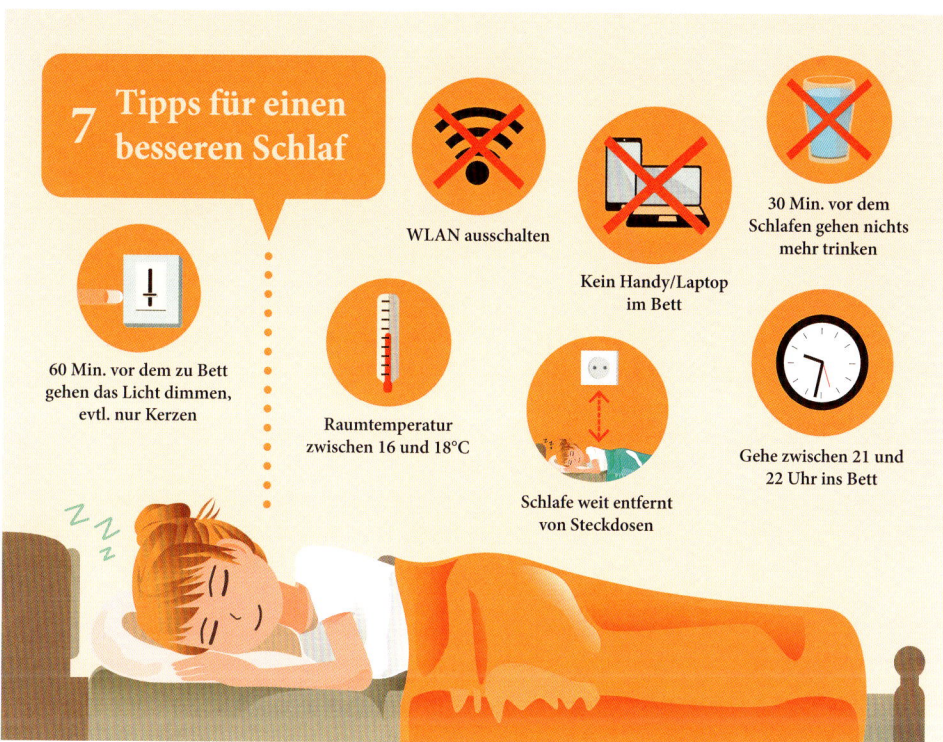

← *Abbildung 38*
Schlaf

7 Tipps für einen besseren Schlaf

WLAN ausschalten

Kein Handy/Laptop im Bett

30 Min. vor dem Schlafen gehen nichts mehr trinken

60 Min. vor dem zu Bett gehen das Licht dimmen, evtl. nur Kerzen

Raumtemperatur zwischen 16 und 18°C

Schlafe weit entfernt von Steckdosen

Gehe zwischen 21 und 22 Uhr ins Bett

Hilfe – ich kann nicht einschlafen

› Mentale Übung: „Dankbares Herz"

› Nimm dir fünf Minuten Zeit, um über drei Ereignisse von deinem Tag nachzudenken, für die du sehr dankbar bist (z. B. Ich bin dankbar, dass die Verkäuferin an der Kasse so freundlich zu mir war). Diese Übung schüttet Serotonin aus und hilft, in den Schlaf zu finden.

› „Erde dich". Fasse eine Heizung an, bevor du ins Bett gehst. Durch eine regelmäßige Körpererdung erreichst du laufend eine Entladung von fremden physikalischen Störfeldern, was eine enorme Entlastung für dein vegetatives Nervensystem (nicht dem Willen unterliegend) darstellt.

› Mache eine geleitete Meditation im Liegen.

› Benutze abends Blaulichtfilter-Brillen.

Hilfe – ich kann nicht durchschlafen

› Hast du über den Tag genug Salz gegessen? Gib eine Prise Himalaya-Meersalz in dein Wasser.
› Hast du wirklich ALLE elektronischen Geräte ausgeschaltet und dein Zimmer ausreichend abgedunkelt?

Der ideale Mittagsschlaf

Es spricht bei einem stressigen Tag nichts gegen einen kleinen Mittagsschlaf, jedoch ist die richtige Länge in diesem Fall besonders entscheidend.

1. Schlafe nicht länger als 40 Minuten. Dadurch tankst du nur kurz auf, bevor du in die tieferen Schlafphasen abrutschst.
2. Schlafe exakt 110 Minuten. Inklusive einschlafen durchläufst du einen vollen Schlafzyklus, ohne in den zweiten Tiefschlaf zu rutschen. Zwei komplette Schlafzyklen wären zu lange und beeinträchtigen deinen Schlaf am Abend.

Blaulichtfilter-Brillen

Blaues Licht aus LED-Leuchten, Laptops oder Smartphones kann deinen Schlaf stören. Normalerweise kennt dein Körper das blaue Licht nur aus dem Tageslicht, denn es assoziiert wach zu sein. Blaues Licht hemmt auch die Produktion des Schlafhormons Melatonin und hindert dich somit daran, schnell einzuschlafen.

Wenn du abends noch vor dem Fernseher oder Laptop sitzt, empfangen deine Augen blaues Licht. Beim Laptop gibt es dank der App f.lux die Möglichkeit, die Laptopbeleuchtung in ein sanftes Orange dämpfen zu lassen. Diese Option hast du beim Fernseher und

Abbildung 39 →
Blauchlichtfilter-Brille

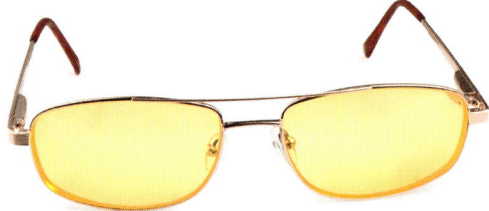

den Leuchten in deiner Wohnung allerdings nicht. Die Gläser von Blaulichtfilter-Brillen haben eine orange oder rote Farbe und tauchen somit deine Umgebung in ein angenehmes Licht. Deine Augen gewöhnen sich relativ schnell an den warmen Farbton, sodass die Brillen die Qualität des Fernsehens nicht einschränken. Für Brillenträger gibt es die Möglichkeit der Aufsteckgläser. Ebenso gibt es Blaulicht-Brillen zu kaufen, die wie eine 3D-Brille über der normalen Brille getragen werden.

Mit Hilfe dieser Brillen kommt es am Abend nicht zu einer Hemmung des Schlafhormons Melatonin, weshalb du besser einschlafen kannst.

Vitamin M – Mikronährstoffe

Bewegung und eine ausgewogene Ernährung sind das A und O für eine schnelle hormonelle Balance. Aufgrund der Einnahme der Pille fehlen dem Körper verschiedene Nährstoffe, welche anfangs nicht ausreichend durch eine ausgewogene Ernährung ersetzt werden können. Verschiedene Nahrungsergänzungsmittel können dem Körper helfen, neben einer ausgewogenen Ernährung wieder ins Gleichgewicht zu kommen und somit zur hormonellen Balance zurückzufinden. Ebenso können sie dabei helfen, dass du dich schon nach kurzer Zeit besser fühlst.

Einige Basis-Supplements kannst du direkt einnehmen, bei anderen empfiehlt es sich, vorher testen zu lassen, wie gut dein Körper mit diesen Nährstoffen versorgt ist.

Die Basis-Supplements zum Absetzen der Pille

Magnesium

Magnesium ist ein Mineral, das an über 300 Reaktionen und Stoffwechselprozessen in deinem Körper beteiligt ist. Gerade Frauen, die an stärkeren Unterleibsschmerzen bzw. -krämpfen während der Periode leiden, kann die Einnahme von Magnesium zugutekommen, da es die Prostaglandine senkt, welche für die Krämpfe verantwortlich sind.

Auch der Östrogenstoffwechsel ist auf Magnesium angewiesen. Das synthetische Östrogen aus der Pille muss über die Leber verarbeitet werden. Neben anderen Nährstoffen spielt auch Magnesium hier eine große Rolle, damit die Östrogene ohne Probleme aus dem Körper ausgeschieden werden können. Magnesium ist ein Mineral, das vor allem auch mit der Einnahme der Pille vermehrt aufgebraucht wird. Deswegen ist eine Zufuhr nach dem Absetzen der Pille umso wichtiger, um die Speicher im Körper wieder aufzufüllen.

Auch gegen Müdigkeit und fehlende Energie kann Magnesium eine wahre Wunderwaffe sein. Zudem aktiviert Magnesium den Vagusnerv und dadurch den Parasympathikus. Der Parasympathikus ist für die Entspannung des gesamten Nervensystems zuständig. Magnesium solltest du am besten abends einnehmen. So kommt dein Körper schneller zur Ruhe.

Form

› Magnesiumglycinat

Diese Form von Magnesium wird ebenfalls sehr gut vom Körper aufgenommen. Der Vorteil ist, dass Magnesiumglycinat kaum abführend wirkt und somit auch höhere Dosierungen besser vertragen werden.

Vitamin B-Komplex

Leidest du unter Menstruationsbeschwerden, solltest du einen Vitamin B-Komplex wählen, der mindestens 100 mg Thiamin oder B1 enthält. Studien [110] zeigen nämlich, dass ein niedriger B1-Spiegel mit Muskelkrämpfen in Verbindung steht, wozu auch die Gebärmutter gehört. Generell ist ein Vitamin B-Komplex nach dem Absetzen der Pille sinnvoll. Die Vitamine unterstützen u. a. die Gesundheit der Nebennieren und somit auch die Produktion von Cortisol. Cortisol hilft dabei, Entzündungen niedrig zu halten und Stress zu regulieren. Du kannst die Speicher in deinem Körper wieder auffüllen, die aufgrund der Pille leergesaugt wurden.

Form

Vitamin B12 solltest du als Methylcolabamin wählen. Diese Form wird besser im Körper behalten und nicht direkt wieder mit dem Urin ausgeschieden.

Ebenso enthalten sein sollten

› B1 (Thiamin, wichtig für das Nervensystem)
› B2 (Riboflavin, wichtig für den Energiestoffwechsel)
› B6 (unterstützt die Steuerung des Hormonkreislaufs, wichtig beim PMS)
› B9 (Folsäure, wichtig für die Zellteilung und -neubildung)

Probiotika

Aufgrund der Einnahme der Pille haben wir unsere Darmbakterien ganz schön aus dem Gleichgewicht gebracht. Um der Darmflora wieder etwas Gutes zu tun, kann man neben der Zufuhr von probiotischen Lebensmitteln, wie z. B. Kimchi, auch Probiotika in Kapselform zu sich nehmen. Probiotika helfen dir, die Anzahl der „guten Keime" im Darm zu erhöhen und somit auch deine Körperabwehr zu unterstützen.

Form

Mindestens 5-10 Mrd. KBEs (koloniebildende Einheiten), je mehr desto besser. Es sollten dünndarmspezifische Lactobazillen und dickdarmspezifische Bifidobakterien mit verschiedenen Stämmen im Produkt kombiniert werden. Die Kapsel sollte magensaftstabil (schützt die Bakterien vor Magensäure) sein, damit die Bakterien auch lebend in deinem Darm ankommen.

N-Acetylcystein (NAC)

Dieser Wirkstoff wird eigentlich primär bei Atemwegserkrankungen als Hustenlöser verwendet. In Bezug auf das Absetzen der Pille benutzen wir das NAC auf eine andere Art und Weise. NAC unterstützt die Leber bei der Entgiftung schädlicher Substanzen und sagt somit dem aufgebrauchten Östrogen den Kampf an.

Form

ACC akut Brausetabletten.

Diindolymethan (DIM)

DIM wirkt sich besonders auf den Östrogenstoffwechsel aus. Es kann das Enzym hemmen, das dazu führt, dass sich Testosteron in Östrogen umwandelt. Ebenso hilft es der Leber bei der Neutralisierung von schlechtem Östrogen. Dadurch wird die allgemeine Auswirkung von Östrogen im Körper reduziert. Wird zu viel DIM eingenommen, kann es umgekehrt wirken und die Bildung von Östrogen verstärken.

Form

› Brokkoli-Extrakt mit DIM und Sulforaphan (Antioxidans)

Resveratrol

Resveratrol ist ein sekundärer Pflanzenstoff (Polyphenol) und kommt natürlich in verschiedenen Pflanzen vor. Es besitzt eine antioxidative Wirkung. Besonders hoch ist die Konzentration in roten Trauben. Aus diesem Grund wird Rotwein von vielen Menschen oft als gesundheitsfördernd angesehen – über diesen Punkt lässt sich jedoch streiten. Antioxidantien sind wie kleine Beschützer vor freien Radikalen und durch die Einnahme der Pille verfügen Frauen oftmals über zu wenig Antioxidantien.

Form

› Resveratrol

Vitamin C und E

Auch hier handelt es sich um Antioxidantien. Diese beiden Vitamine werden nachweislich [111] durch die Pille erschöpft. Vitamin C und E arbeiten sozusagen zusammen. Ein freies Radikal ist ein Molekül, dem ein Elektron fehlt. Wenn ein freies Radikal gegen eine Zellwand stößt, gibt Vitamin E ein Elektron ab, um seine Zellwand zu schützen. Sobald Vitamin E dieses Elektron aufgibt, unterstützt Vitamin C das Vitamin E, damit dieses sich wieder regenerieren kann.

Form

› Acerola-Kirsche-Pulver (Vitamin C)
› Vitamin E

Supplements, welche du erst nach der Parameterbestimmung im Labor einnehmen solltest.

Für einige andere Supplements ist es sinnvoller, vorher bestimmen zu lassen, wie der Ausgangswert im Blut ist. Anhand dessen kann danach die an den Körper angepasste Menge eingenommen werden.

Vitamin D3

Die Sonne ist die wichtigste natürliche Quelle für Vitamin D. Da die Sonne nicht das ganze Jahr über mit der gleichen Intensität scheint, hat man nicht immer die Möglichkeit, genug von dem wichtigen Nährstoff über die Haut aufzunehmen. Vitamin D hat einen positiven Einfluss auf Immunsystem, Knochen, Haut, Muskeln und deine Hormone. Um deinen Körper optimal beim Einpendeln der Hormone zu unterstützen, kannst du mit einem Vitamin D-Präparat nachhelfen. Bei der Einnahme von Vitamin D ist es wichtig, auch ausreichend Magnesium einzunehmen. Magnesium ist notwendig, damit Vitamin D umgewandelt, transportiert und der Vitamin D-Stoffwechsel reguliert werden kann.

Form

› Vitamin D3 in Tropfen- oder Kapselform

Omega 3

Stress, toxische Umwelteinflüsse, die Pille, schlechtes Essen. All diese Dinge können zu Entzündungen im Körper führen und den Weg zu einem balancierten Hormonhaushalt erschweren. Die wichtigen Omega-3-Fettsäuren EPA und DHA (Eicosapentaensäure und Docosahexaensäure) greifen positiv in die Entzündungskaskade in deinem Körper ein und helfen bei der Regeneration von Entzündungen.

Beim Kauf von Omega-3-Präparaten ist darauf zu achten, dass die guten Fettsäuren EPA und DHA zu großen Teilen vorkommen. Verzichte auf Produkte mit der Fettsäure ALA (alpha-Linolensäure), da EPA und DHA deutlich mehr gesundheitsfördernde Eigenschaften bieten. Die Kapseln sollten keinen Fischgeruch haben. In diesem Fall ist das Öl nach der Gewinnung mit Sauerstoff in Berührung gekommen und wurde zum Teil ranzig. Für Veganer gibt es rein pflanzliche Präparate, auf Algenbasis.

Form

› Omega-3 als DHA/EPA

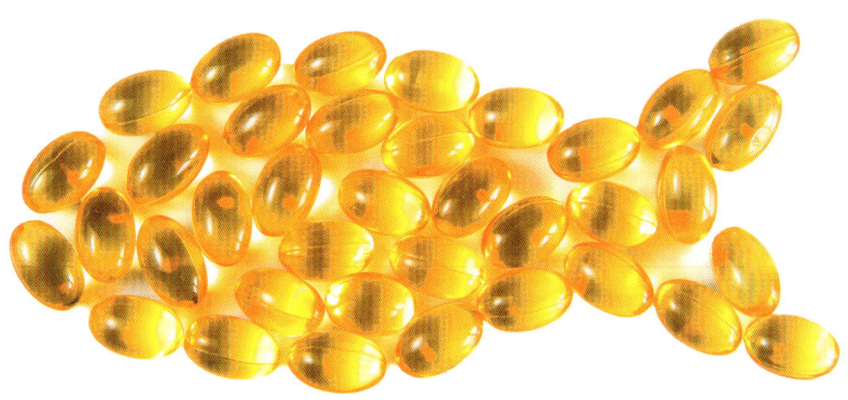

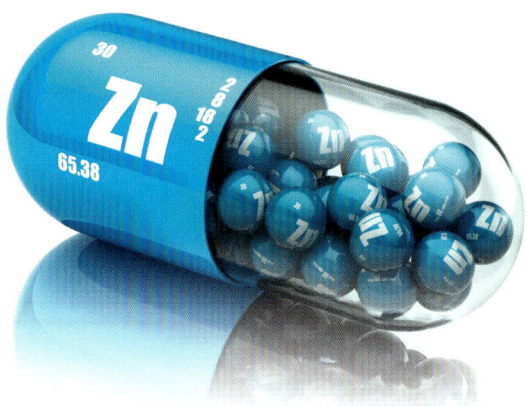

Zink

Zink ist ein nahezu unentbehrliches Spurenelement für den Stoffwechsel. Es spielt z. B. eine wichtige Rolle im Zucker-, Fett- und Eiweißstoffwechsel. Da Zink nicht im Körper gespeichert werden kann, muss es regelmäßig von außen zugeführt werden. Gute Zinkquellen sind z. B. rotes Fleisch oder Käse. Besonders Vegetarier und Veganer, aber vor allem auch Frauen, die orale Kontrazeptiva einnehmen, leiden oft unter einem Zinkmangel. Auch Haarausfall steht oft im Zusammenhang mit einem Zinkmangel. Jedoch ist der Grund für das Ausfallen der Haare nach dem Absetzen der Pille meistens dem Ausbleiben der künstlichen Hormone geschuldet.

Form

› Zink

Selen

Selen spielt eine wichtige Rolle bei der Produktion von Schilddrüsenhormonen. Ebenso schützt es den Körper vor freien Radikalen und ist somit auch ein Antioxidans. Auch die Entgiftung von Schadstoffen wie z. B. Quecksilber kann durch eine ausreichende Zufuhr von Selen unterstützt werden. Selen ist auch ein notwendiger Baustein für Gehirnbotenstoffe, wie z. B. das Glückshormon Serotonin.

Form

› Selen

Calcium D-Glucarat

Calcium D-Glucarat bringt Power für deine Leber, da es die Ausscheidung von Giftstoffen unterstützt. Somit hilft es dem Körper, Östrogen in eine „sichere" Form umzuwandeln und auszuscheiden. Dadurch kann zu einem gesunden Östrogenspiegel beigetragen werden.

Form

› Calcium D-Glucarat

Coenzym Q10

Immer wenn in deinem Körper Energie produziert wird, ist Coenzym Q10 daran beteiligt. Grundsätzlich kann dieses Coenzym vom Körper selbst hergestellt werden, jedoch benötigt der Körper dafür eine ausreichende Versorgung mit Vitamin B12, B5 und B6. Coenzym Q10 ist auch ein wichtiger Nährstoff für deine Mitochondrien, denn er hilft, diese vor oxidativem Stress zu schützen – es verhindert, dass deine kleinen Energiekraftwerke (Mitochondrien) nicht rosten (oxidativer Stress).

Form

› Ubiqiunol

Vitex agnus castus (Mönchspfeffer)

Der Mönchspfeffer ist ein Kraut aus der Familie der Eisenkrautgewächse. Es hat viele Namen und wird unter anderem auch Mönchsbeere oder Abrahams Balsam genannt. Von der Pflanze an sich werden nur die Früchte verwendet. Es wird vor allem zur Linderung der Symptome des prämenstruellen Syndroms eingesetzt und soll Symptome wie Brustspannen, Reizbarkeit, Schlafstörungen und sogar Krämpfe reduzieren.

Je nach Dosis kann Mönchspfeffer unterschiedlich wirken. Niedrige Dosen sollen zu einem Anstieg von Progesteron und Prolaktin führen, hohe Dosen sollen die Prolaktinkonzentration verringern [112]. Dass Mönchspfeffer auch bei der sekundären Amenorrhoe hilft, ist aktuell mit Studien nicht sicher zu belegen. Man könnte davon ausgehen, dass die senkende Wirkung auf Prolaktin der Grund für eine zurückkehrende Periode sein kann.

Wann hilft Mönchspfeffer?

Einige Frauen geben an, dass der Mönchspfeffer bei Stimmungsschwankungen, Ärger, Reizbarkeit, Kopfschmerzen, Burstspannen und Blähungen, die vor der Periode auftreten, oder hormonell bedingt sind, helfen soll. Im Falle einer relativen Östrogendominanz, wo im Verhältnis zum Östrogen nicht genügend Progesteron vorhanden ist, kann Mönchspfeffer dazu beitragen, den Progesteronspiegel zu erhöhen. Durch den Ausgleich des Progesteronspiegels kann der Mönchspfeffer bewirken, dass die Periode wieder regelmäßig wird.

In einer Studie [113] mit über 1000 Frauen mit verschiedenen PMS-Symptomen wurde gezeigt, dass über einen Zeitraum von drei Zyklen Symptome wie Depressionen und Heißhungerattacken bei 93 % der Frauen reduziert waren oder vollständig verschwunden sind. In einer anderen Studie [114], die Frauen über drei Menstruationszyklen begleitete, wurde festgestellt, dass Mönchspfeffer bei der Linderung von Kopfschmerzen, Blähungen, Brustspannen, Depressionen und geschwollenen Brüsten von Vorteil ist.

Für die Einnahme von Mönchspfeffer ist keine vorherige Bestimmung im Labor erforderlich. Nimmst du Medikamente ein und/oder bist du von bestimmen Erkrankungen betroffen, solltest du die Einnahme immer mit deinem Arzt besprechen.

Da ich mich nicht mit der Wirkung von Mönchspfeffer auseinandergesetzt und es an mir ausprobiert habe, kann und möchte ich keine Angaben zur Dauer der Einnahme und Dosierung geben. Wenn du Mönchspfeffer gerne anwenden möchtest, solltest du dir einen Arzt für Functional Medicine oder auch einen fachlich kompetenten Heilpraktiker suchen und die Einnahme besprechen.

In vielen Köpfen ist der Spruch „viel hilft viel" sehr präsent, doch gerade bei Nahrungsergänzungsmitteln ist „die Menge macht das Gift", eher angebracht. Auch wenn es sich auf den ersten Blick nur um Mikronährstoffe handelt, kann auch hier eine Überdosierung schwere Folgen haben. Von Übelkeit und Durchfall bis über Gefühls- und Sehstörungen. Ein Übermaß der kleinen Kapseln kann gefährlich sein.

Solltest du andere Medikamente (z. B. Antidepressiva, Neuroleptika o. ä.) einnehmen oder an Erkrankungen (z. B. Autoimmunerkrankungen) leiden, so solltest du die Einnahme von Nahrungsergänzungsmitteln mit deinem Arzt besprechen. Auch hier kann es zu Wechselwirkungen und unerwünschten Nebenwirkungen kommen.

Wie du bestimmte Werte im Blut selbst testen kannst, erfährst du unter Labordiagnostik.

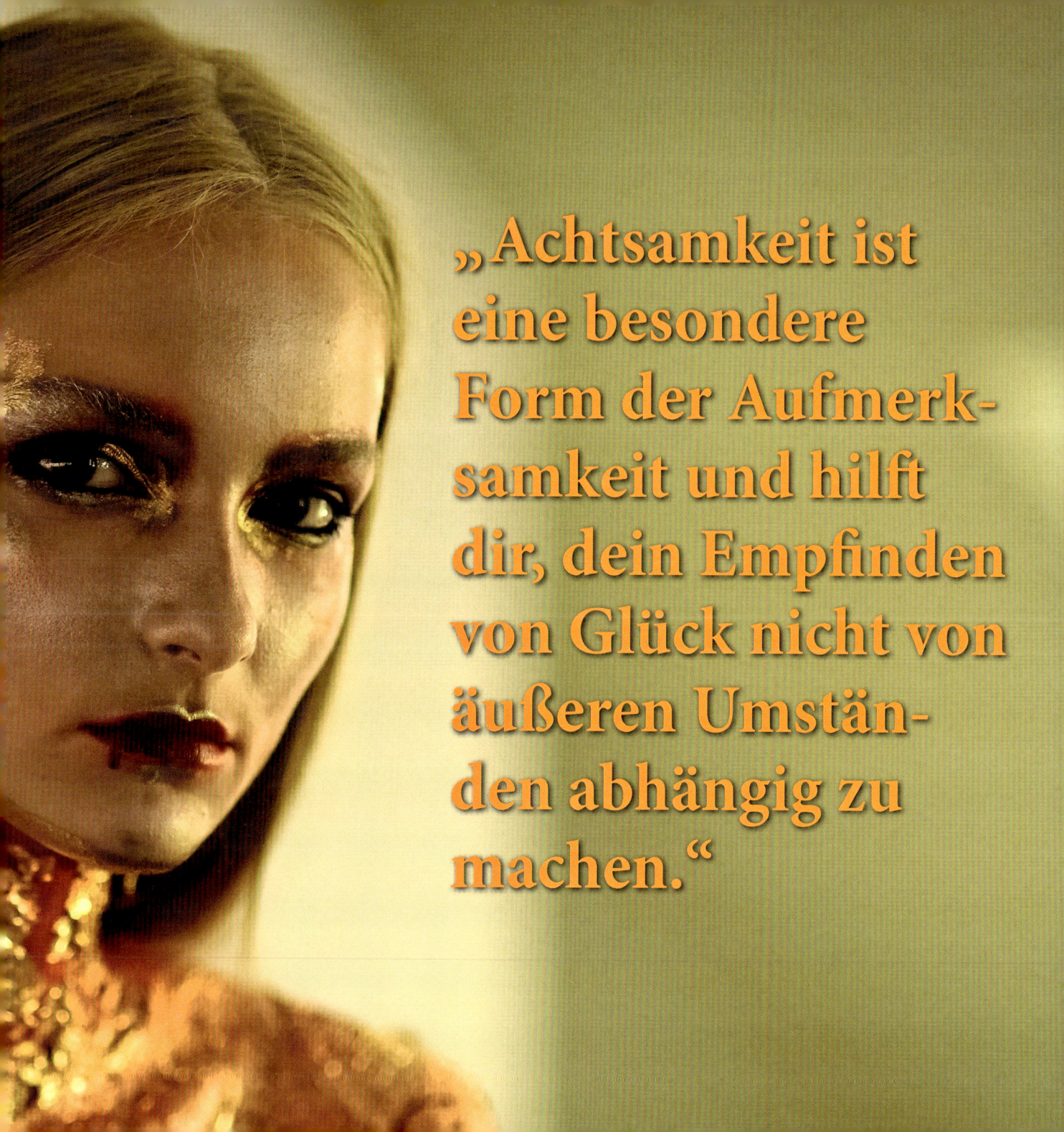

„Achtsamkeit ist eine besondere Form der Aufmerksamkeit und hilft dir, dein Empfinden von Glück nicht von äußeren Umständen abhängig zu machen."

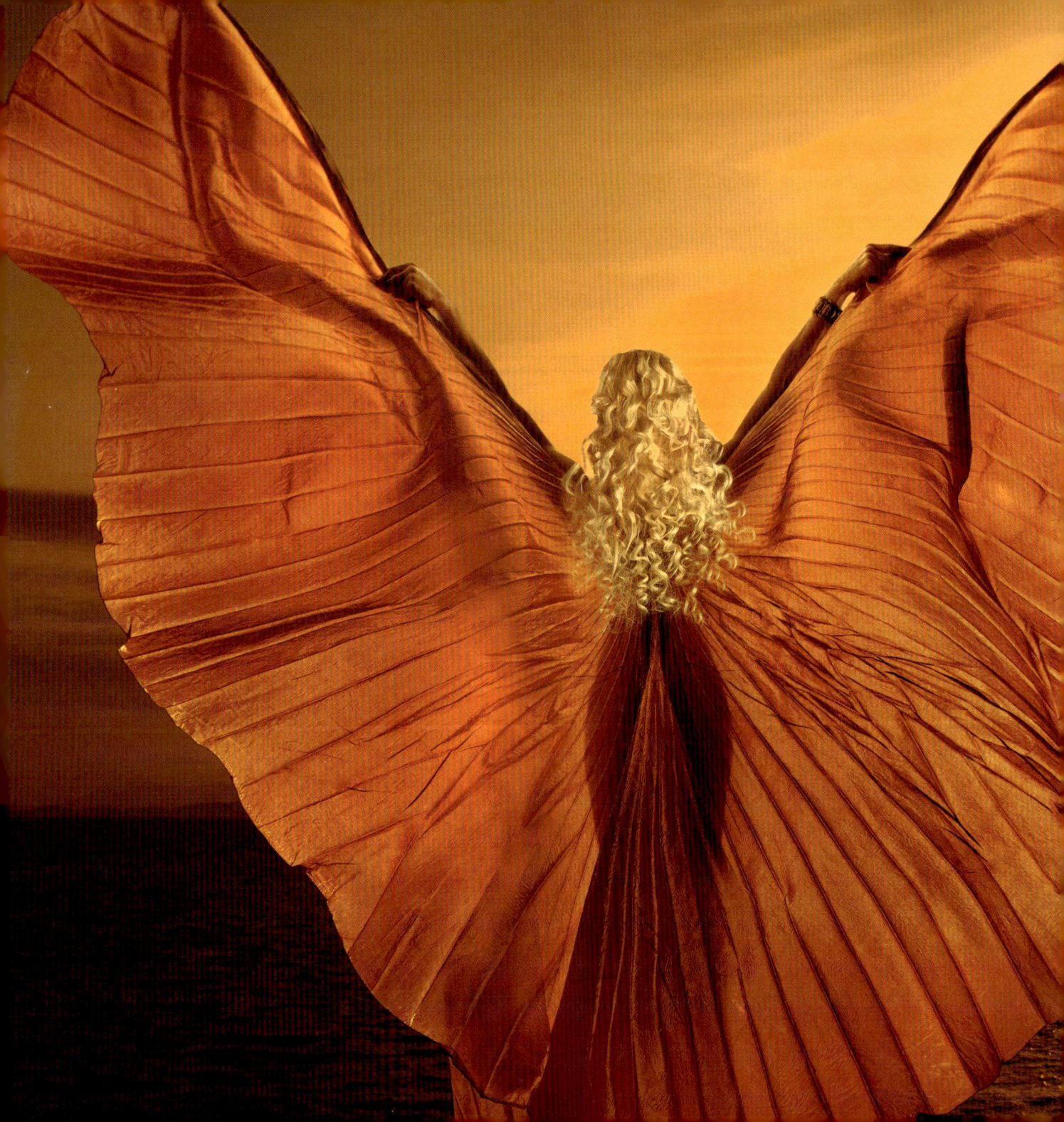

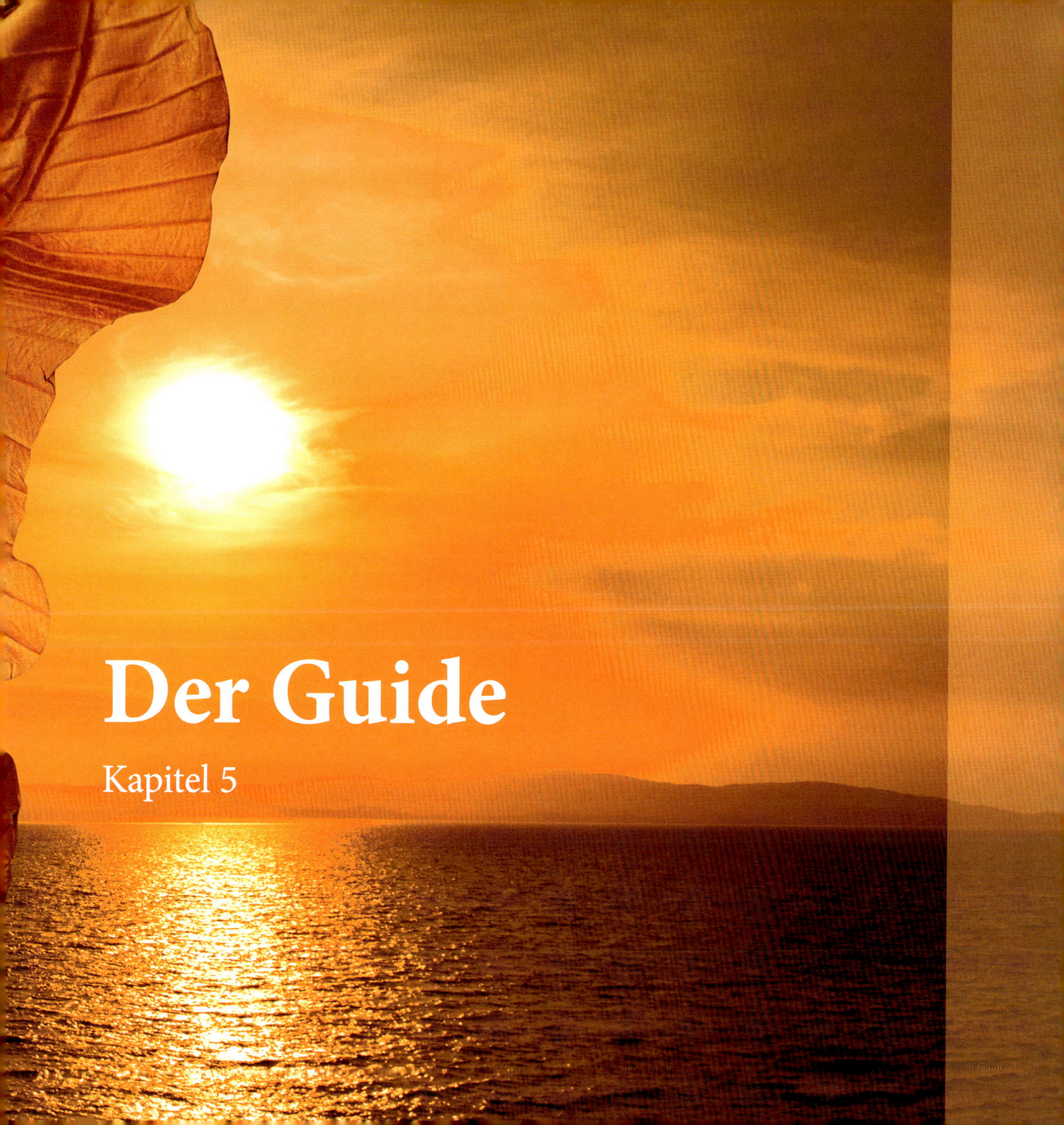

Der Guide

Kapitel 5

„Wir haben alle keine Ahnung, aber es gibt immer einen nächsten Schritt."

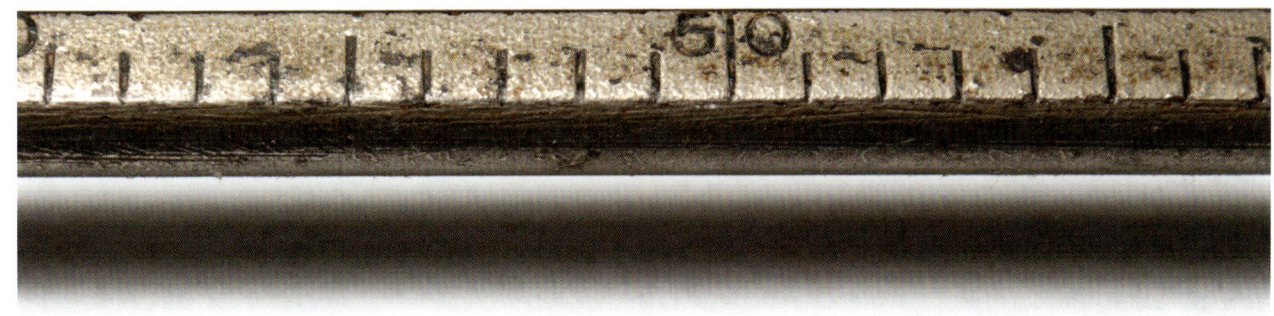

New beginning...

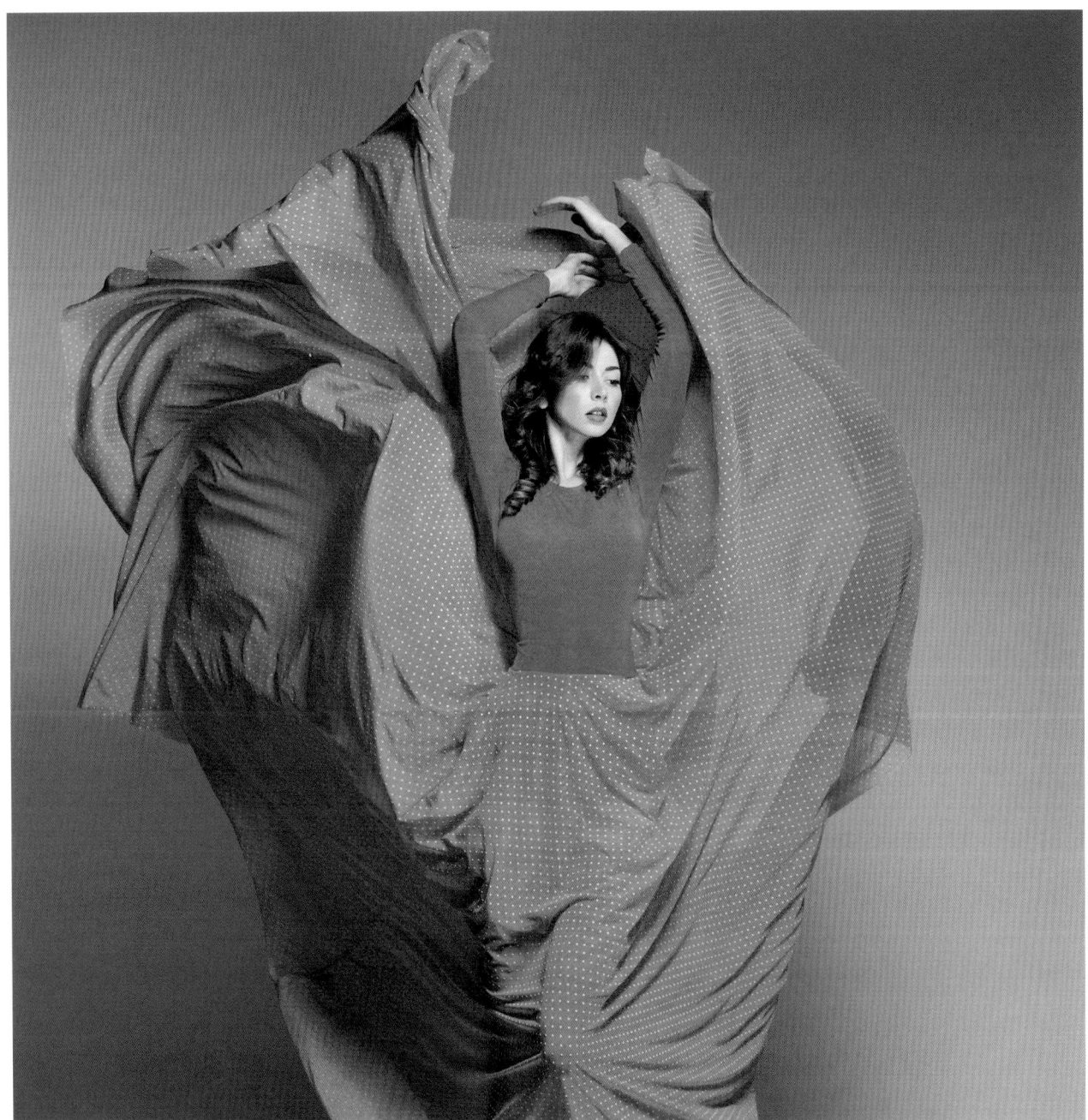

Es kommt mir vor, als wäre es erst gestern gewesen. Ich habe mich von einem auf den anderen Tag dazu entschieden, die Pille abzusetzen. Irgendetwas in mir wollte diese kleine Tablette nicht mehr schlucken. Vorsichtig wie ich war, habe ich natürlich vorher im Internet recherchiert, was denn alles auf mich zukommen könnte. Zudem wollte ich wissen, ob es eine andere Wunderpille gibt, die all die genannten Symptome verschwinden lässt, von denen ich nach dem Absetzen betroffen sein könnte. Was ich fand, waren auf der einen Seite verzweifelte Frauen, deren Körper total verrückt spielten und die schon alles Mögliche ausprobiert hatten. Jedoch ohne Erfolg. Auf der anderen Seite traf ich auf Frauen, die auf ein ganz bestimmtes Nahrungsergänzungsmittel, Lebensmittel, Hausmittel usw. schwörten und damit alles in den Griff bekommen haben. Doch wie sollte ich nun wissen, was das Richtige für mich ist? Wer sagt mir, dass ich z. B. Mönchspfeffer unbedingt einnehmen soll, wenn er bei einigen Frauen geholfen hat, andere aber gar keine Wirkung gespürt haben.

Ich war verzweifelt. Das Internet scheint unendlich und doch habe ich nicht die eine richtige Lösung gefunden. Die Suche nach der Lösung kam mir vor wie ein riesiger Kirschbaum. Er trägt unendlich viele Kirschen, jedoch ist niemand da, um mir den fertig gepflückten Korb mit Kirschen vor die Füße zu stellen. Also bin ich selbst in den Kirschbaum geklettert und habe versucht, mir jede einzelne Kirsche anzuschauen, die besten auszusuchen und in meinen Korb zu legen.

Ich bin dabei auf viele Ansätze gestoßen. Zum Teil klangen sie sehr simpel. Doch bei genauerem Betrachten stellte ich fest, dass sich Dinge in meinem Leben, in meinem Alltag ändern müssen. Hilflosigkeit und Wut machte sich breit. Hilflosigkeit, weil ich nicht wusste, wo und wie ich anfangen sollte. Wut, weil ich über Jahre diese kleine Pille geschluckt habe und mir dessen nicht bewusst war, was nach dem Absetzen auf mich zukommen kann. Ein wenig wütend war ich außerdem auf mich selbst, weil ich mich damals nicht genug über die Pille und ihre Auswirkungen informiert habe. Und auf mein Umfeld, das mich nicht ausreichend aufgeklärt hatte.

Ich machte mich also auf die Suche nach der richtigen Antwort, nach der Lösung für alle Frauen, die die Pille genommen haben. Schnell stellte ich fest, dass es diese eine Lösung gar nicht gibt. Nicht jede Frau ist gleich, nicht jede Lebensweise ist gleich. Somit konnte es diese eine Lösung in meinen Augen gar nicht geben. Ich war erneut frustriert und kurz davor, aufzugeben. Doch dann war da wieder dieses Gefühl in mir. Dieses Gefühl, das mir sagte, dass es weitergehen muss. Ich erinnerte mich an einen entscheidenden Satz, den mir eine sehr wichtige Person in meinem Leben immer wieder sagt, wenn ich kurz vor dem Aufgeben bin:

„Wir haben alle keine Ahnung, aber es gibt immer *einen* nächsten Schritt."

Doch was ist der nächste Schritt? Beim perfekten Konzept zum Absetzen der Pille dachte ich in viel zu großen Dimensionen. Als nächsten Schritt plante ich, meine Ernährung umzustellen. Falls du schon einmal probiert hast, deine Ernährung von heute auf morgen umzustellen, dann kennst du vermutlich auch das Gefühl von Frust und Versagen.

Natürlich habe ich es nicht geschafft, meine Ernährung von jetzt auf gleich an mein neues Leben anzupassen. Ganze acht Tage hielt ich durch, auf Kohlenhydrate und Zucker zu verzichten, bis am neunten Tag der Einbruch kam und ich wieder in mein altes Essverhalten zurückgefallen bin. Dieses Essverhalten war gewiss kein schlechtes, aber es war eben nicht ausreichend, um meinen Körper beim Absetzen der Pille zu unterstützen. Ich hatte das Gefühl, mein ganzes Leben ändern zu müssen, um diesen riesigen Schritt meistern zu können. Mein erster Schritt war aufgeben, bevor ich überhaupt angefangen hatte.

Vielleicht hast du auch schon viel über das Absetzen der Pille im Internet gelesen und fühlst dich von den ganzen Informationen nahezu überrannt. Vielleich glaubst du auch, dass du es nicht schaffen wirst, deinen Körper optimal zu unterstützen, weil dir die nötige Disziplin fehlt. Genau aus diesem Grund habe ich den Guide entwickelt. Er nimmt dich an die Hand und erinnert dich daran, dass es immer wieder einen nächsten Schritt gibt.

5.1 Ernährung

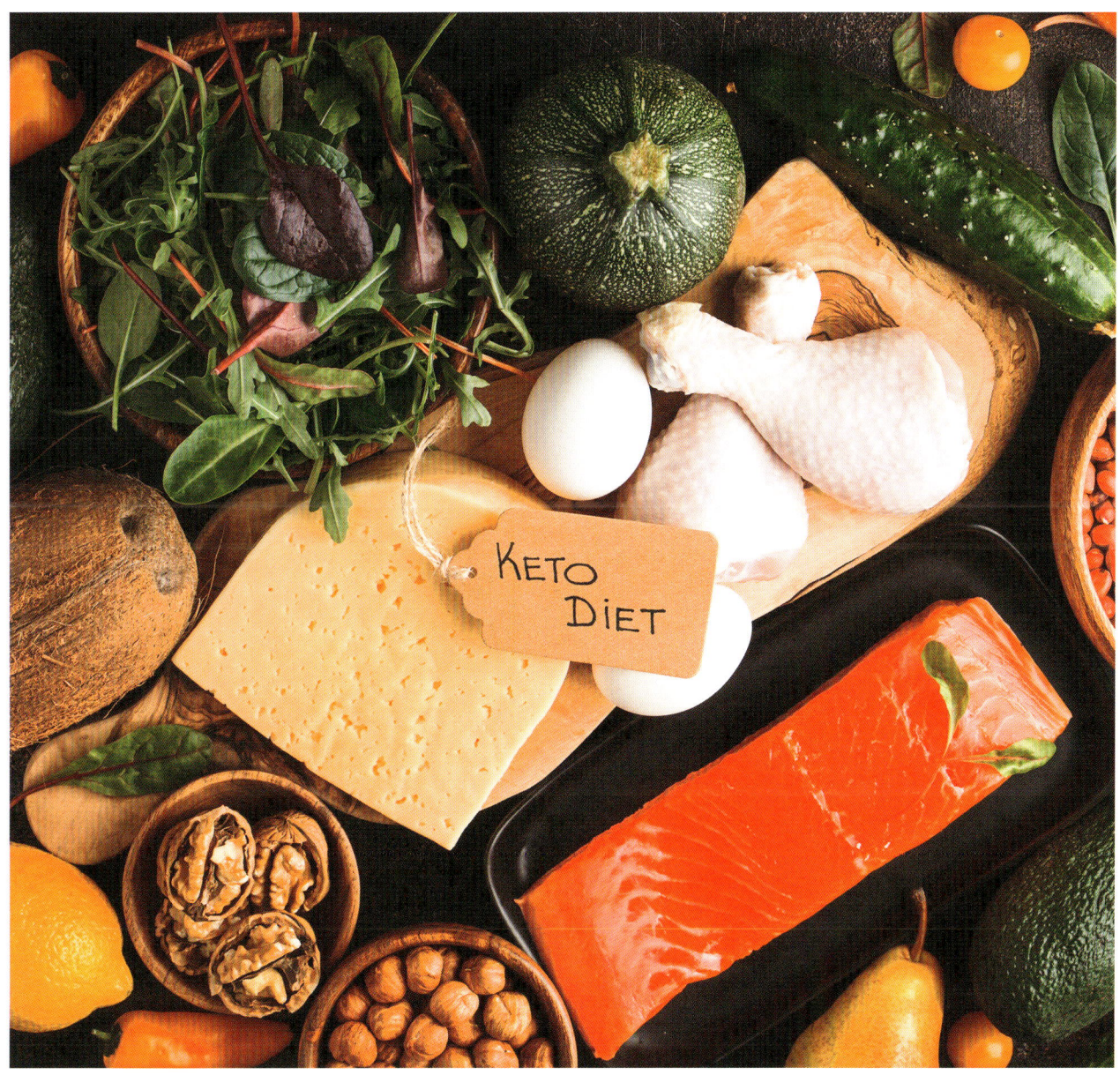

Das Umstellen der Ernährung ist für viele mit Aufwand und Anstrengung verbunden. Du bist damit nicht alleine, jeder kämpft mit diesen anfänglichen Hürden. Ich habe zunächst versucht, alles auf einmal umzusetzen und habe festgestellt, dass es für mich unmöglich ist. Viel zu schnell habe ich aufgegeben, bin in alte Muster zurückgefallen und habe mich in die Kategorie Versager gestuft. Mir persönlich fiel es sehr schwer, nach der Arbeit noch etwas zu kochen. Ich musste mich sehr oft aufraffen, frisch zu kochen und nicht einfach auf Fertigprodukte zurückzugreifen. Mein Körper dankte mir dieses Verhalten jedoch sehr. Ich fühlte mich schlichtweg besser. Zudem fing ich an, einen gewissen Stolz zu entwickeln, da ich immer wieder darauf angesprochen wurde, dass ich täglich so gesund essen würde. Alle waren davon überzeugt, dass diese Art und Weise des Essens zu meinem Leben dazu gehört. Irgendwann erkannte ich das auch und es machte auch mich stolz.

Dadurch, dass ich meine Ernährung Schritt für Schritt angepasst habe, ist es mir deutlich leichter gefallen, diesen Lebensstil weiterzuführen. Ich habe mit der Zeit gemerkt, wie sich mein Körper, aber vor allem mein Körpergefühl, verändert. Ich fühlte mich wacher, aktiver und auch meine Haut profitierte positiv von der Umstellung der Ernährung.

Im vorherigen Kapitel habe ich dir bereits unter dem Punkt Vitamin F Tipps und Tricks rund um das Thema Ernährung gegeben. Hier findest du nun konkrete Empfehlungen für die ersten fünf Wochen.

Du wirst schnell feststellen, dass der Ernährungsplan nicht einem typischen Ernährungsplan entspricht. Viele Menschen wünschen sich einen Ernährungsplan, der ihnen vorgibt, was sie wann zu essen haben. Wenn am nächsten Tag jedoch Ei zum Frühstück auf dem Plan steht, man aber eigentlich gar keine Lust auf Eier hat, macht sich die erste Frustration bemerkbar. Der ersehnte Plan wird plötzlich zur Folter.

Die eigenen Gewohnheiten in Bezug auf die Ernährung von heute auf morgen zu ändern ist schwer und führt schnell zu Frustration. Das ist der Grund, warum wir dir keinen strikten Plan, sondern lediglich wichtige Prinzipien mit auf den Weg geben. Wir haben die Prinzipien so simpel wie möglich gestaltet, damit du auch in Woche drei noch motiviert bist.

Grundsätzlich gilt, dass ab Tag eins auf Getränke mit Zuckerzusatz verzichtet wird. Hierzu zählen auch mit Stevia angereicherte Getränke. Ebenso solltest du auf Säfte und Fruchtschoreln verzichten. Die in den Rezepten genannten Smoothies kannst du ein bis zweimal pro Woche trinken, jedoch nicht öfter. Wasser und ungesüßter Tee sind in dieser Zeit die Getränke, welche du hauptsächlich zu dir nimmst. Auch Zucker in jeglicher Form (Kokosblütenzucker, Birkenzucker, Agavendicksaft etc.) solltest du vorerst aus deiner Ernährung streichen. Auch wenn wir bei den „drei weißen Strolchen" Bio-Direktmilch als eine gute Alternative angegeben haben, solltest du deinen Milchkonsum deutlich eingrenzen.

Woche 1

› Dreimal pro Woche eine Portion Kohlenhydrate (Kartoffeln, Reis, Nudeln, Brot etc.)
› Frisches Gemüse integrieren
› Koche ausschließlich mit guten Fetten (Kokosöl, Olivenöl, Butter, Butterschmalz)
› Verwende biologisches Fleisch
› Verwende lediglich ungesüßten Naturjoghurt (z. B. Joghurt nach griechischer Art)

Woche 2

› Dreimal pro Woche eine Portion Kohlenhydrate
› Frisches Gemüse integrieren
› Gute Fette verwenden
› Verwende biologisches Fleisch
› Verwende lediglich ungesüßten Naturjoghurt

Woche 3

› Zweimal pro Woche eine Portion Kohlenhydrate
› Frisches Gemüse integrieren
› Gute Fette verwenden
› Verwende biologisches Fleisch
› Verwende ungesüßten Naturjoghurt nur noch drei Mal pro Woche

Woche 4

› Auf Kohlenhydrate (Nudeln, Reis, Brot, Brötchen, Kartoffeln, Quinoa etc.) verzichten
› Frisches Gemüse integrieren
› Gute Fette verwenden
› Verwende biologisches Fleisch
› Verwende ungesüßten Naturjoghurt nur noch drei Mal pro Woche

Woche 5

› Versuche, die Grundprinzipien der ketogenen Ernährung umzusetzen
› Viele gute Fette
› Mäßig Protein
› Kaum bis keine Kohlenhydrate
› Kein Zucker

FAQ

Wie soll ich ohne Kohlenhydrate satt werden?

Dass man ohne Kohlenhydrate nicht satt wird, ist ein weit verbreiteter Irrglaube. Es ist eine Frage der Gewohnheit. Nimm viele gute Fette mit der Nahrung auf. Eine große Portion Gemüse mit Fleisch und guten Fetten hält dich länger satt, als eine Pizza oder Nudeln.

Ich trinke meinen Kaffee nur mit Milch. Welche Alternativen habe ich?

Möchtest du den Kaffee nicht komplett streichen, dann könntest du anstelle von Milch Sahne oder Pflanzenmilch verwenden. Geschmacklich ist es natürlich erst einmal etwas anderes, aber auch daran kann man sich gewöhnen. Achte bei der Pflanzenmilch darauf, dass sie keinen Zucker enthält. Auch ein Teelöffel Kokosöl gibt deinem Kaffee eine hellere Farbe und verändert den Geschmack etwas.

Ich trinke meinen Kaffee nur mit Zucker. Welche Alternativen habe ich?

Wenn du deinem Körper und deinen Hormonen etwas Gutes tun möchtest, dann trinkst du deinen Kaffee ab jetzt ohne Zucker.

Warum soll ich keine Fruchtschorlen oder Smoothies trinken?

Um deinen Körper bestmöglich dabei zu unterstützen, die Hormone wieder in Einklang zu bringen, hilft es enorm, den Zucker drastisch zu reduzieren. Fruchtschorlen, aber vor allem auch Smoothies, sind wahre Zuckerbomben. Auch wenn man denkt, dass Fruchtzucker auf den ersten Blick etwas Natürliches und somit nichts Schlimmes ist, so bringen Smoothies den Blutzuckerspiegel ganz schön ins Schwanken. Die Smoothies aus den Rezepten kannst du ein- bis zweimal pro Woche trinken.

Kann ich nach dem Sport Kohlenhydrate essen?

Auch nach hartem Training ist dein Körper wunderbar mit Gemüse und Fleisch versorgt. Du musst nicht zwingend Kohlenhydrate zu dir nehmen, sofern du dich nicht gerade im Muskelaufbau befindest.

Ich frühstücke immer Brot/Brötchen. Was ist eine Alternative?

Gerade Brot und Brötchen sind für viele schwer zu ersetzen. Neben Eiern in allen Varianten und griechischem Joghurt kann man zum Frühstück auch wunderbar schon warm essen. Vielleicht hast du noch was vom letzten Abendessen übrig, oder du zauberst dir ein Rührei mit Avocado. Sich vom üblichen Frühstück zu verabschieden, fällt den meisten Menschen besonders schwer, da sie keine Alternativen sehen. Lass dich nicht verunsichern, wenn deine Kollegen dir sagen, dass man Hackfleisch oder einen

Gemüseauflauf nicht zum Frühstück isst. Du solltest eher Mitleid empfinden, dass sie scheinbar sehr unflexibel sind und nicht gern Neues ausprobieren.

Ich bin berufstätig und habe kaum Zeit, zu kochen. Wie soll ich das umsetzen?

Es besteht die Möglichkeit, am Wochenende für ein paar Tage vorzukochen (Meal Prep). Es gibt allerdings auch viele Gerichte, die sich sehr schnell zubereiten lassen, sodass du nur wenig Zeit zum Kochen aufbringen musst. Letztendlich ist diese Frage auch wieder eine Festlegung von Prioritäten. Möchtest du, dass sich in deinem Körper etwas ändert, dann wirst du automatisch anfangen, frisch zu kochen, auch wenn es das Letzte ist, wozu du nach der Arbeit eigentlich noch Lust hast.

Kann ich Gemüse essen, das viele Kohlenhydrate enthält?

In den ersten Wochen der Ernährungsumstellung musst du nicht darauf achten, ob das Gemüse viele Kohlenhydrate enthält. Es ist jedoch ratsam, sich einmal damit auseinanderzusetzen, welches Gemüse eher reich und welches eher arm an Kohlenhydraten ist. Solltest du bei Woche 5 und der ketogenen Ernährung angekommen sein, so ist es anfangs ratsam, Gemüse mit einem hohen Anteil an Kohlenhydraten vorerst zu meiden.

Was soll ich essen, wenn ich bei Freunden eingeladen bin?

Du kannst deinen Freunden erzählen, dass du deinen Hormonen wieder auf die Sprünge helfen möchtest und aus diesem Grund aktuell nicht alles isst. Die meisten Freunde werden dich für deine Willensstärke bewundern und zeigen Verständnis, indem sie weder Pizza noch Nudeln servieren. Eine andere Option wäre, alles bis auf die Kohlenhydrate und den Nachtisch zu essen.

Darf ich sündigen (z. B. ein Stück Kuchen zum Geburtstag)?

Du bist dein eigener Boss und niemand schreibt dir vor, was du essen darfst und was nicht. Ein Stück Kuchen an deinem Geburtstag oder ein Eis bei 30° C im Schatten sind kein Beinbruch. Jedoch solltest du darauf achten, dass deine Ausnahmen nicht zur Regel werden und du eventuell die Kontrolle und den Überblick verlierst.

Ich finde es langweilig nur Wasser und Tee zu trinken, welche Alternativen habe ich?

Viele Menschen sind so sehr an zuckerhaltige Getränke gewöhnt, dass es ihnen schwer fällt auf Wasser umzusteigen. Etwas frisch gepresster Zitronen- oder Limettensaft im Wasser kann Abhilfe schaffen.

Ist es okay, wenn ich Zuckeraustauschstoffe o. ä. (Xylit, Stevia, Kokosblütenzucker usw.) verwende?

Du möchtest erreichen, dass du und dein Körper wieder ein gesundes Verhältnis zum süßen Geschmack und dem Umgang mit Zucker bekommt. Ersatzpräparate oder Zuckeraustauschstoffe sind leider der falsche Weg.

Was mache ich, wenn ich mir diesen Lebensstil finanziell nicht leisten kann?

Wie bereits beim Thema Ernährung angesprochen, müssen deine Lebensmittel nicht alle BIO sein. Lege fest, was für dich wichtig ist, z. B. biologisches Fleisch. Auch Nahrungsergänzungsmittel haben in der Summe oftmals einen stolzen Preis. Bevor du dich dazu entscheidest, dieses Projekt anzugehen, solltest du dir im Klaren darüber sein, ob du bereit bist, diese Ausgaben zu tätigen. Manchmal hilft es schon, für ein oder zwei Monate weniger shoppen zu gehen oder den Kaffee zu Hause und nicht im Café zu trinken. Bei Nahrungsergänzungsmitteln solltest du nicht zu den billigen aus der Drogerie zurückgreifen. Diese sind oft sehr niedrig dosiert und erzielen nicht das gewünschte Ergebnis.

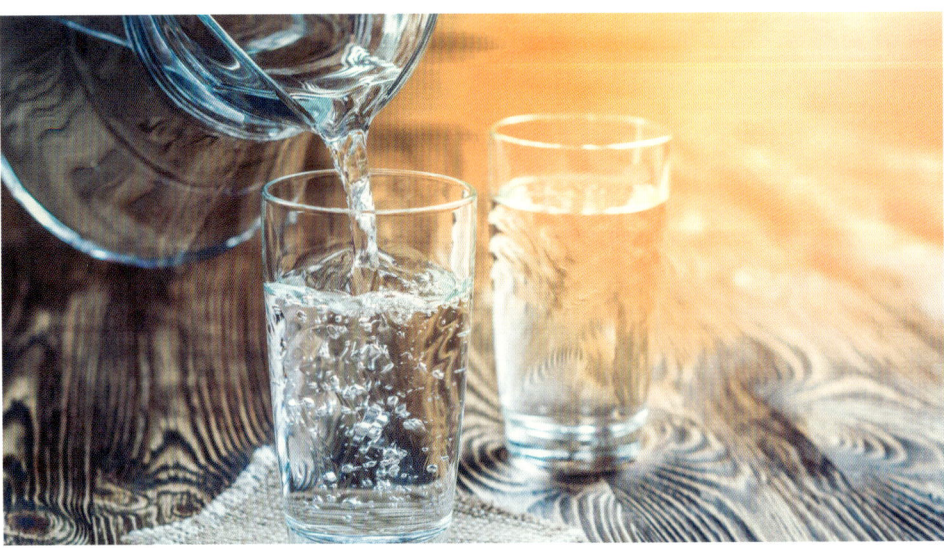

5.2 Nahrungsergänzungsmittel

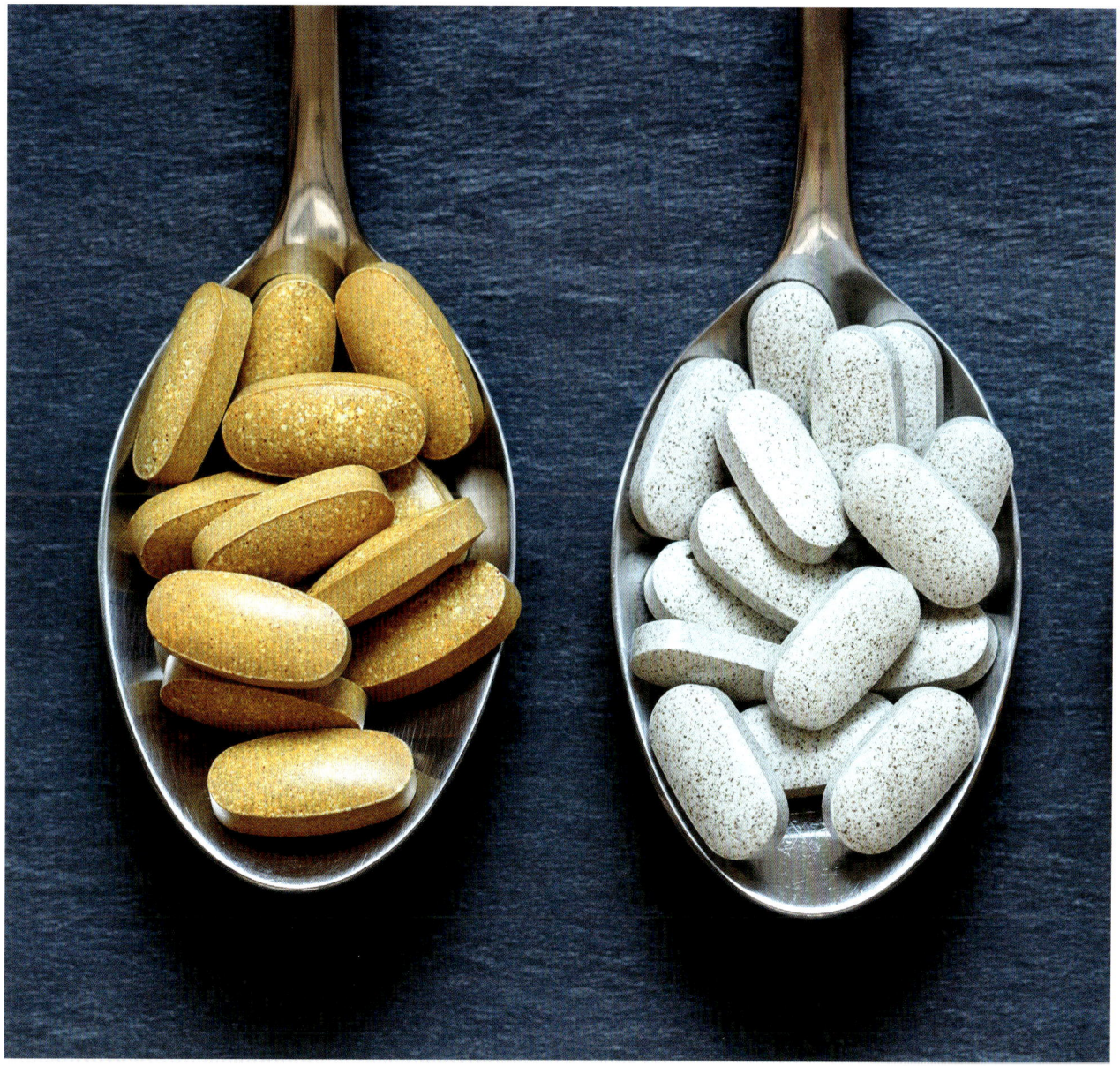

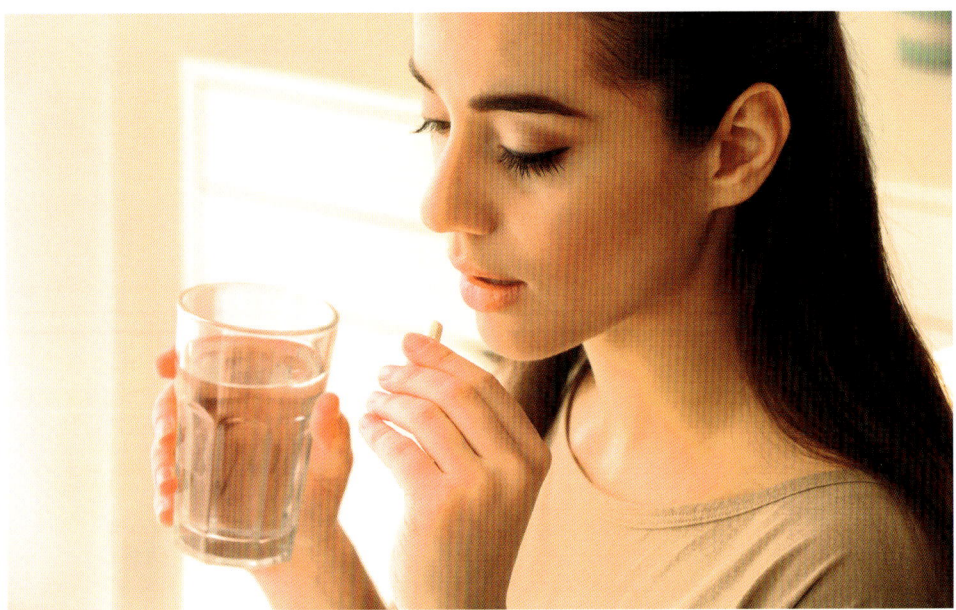

Das Beste, was du für deinen Körper tun kannst, ist die Zufuhr aller wichtigen Nährstoffe über die Ernährung. Das ist jedoch leider nicht immer möglich. Einerseits, weil du zum Teil gar nicht so große Mengen an Lebensmitteln verzehren kannst, um einen Mangel im Körper auszugleichen. Andererseits hat dein Körper eventuell ein starkes Defizit an einigen Mikronährstoffen aufgrund der Pille. Für einen gewissen Zeitraum ist es also wichtig, deinen Körper mit zusätzlichen Mikronährstoffen zu unterstützen. Beginne in Woche 1 auch mit den Nahrungsergänzungsmitteln. Anhand der Tabelle kannst du sehen, über welchen Zeitraum du welches Nahrungsergänzungsmittel mindestens einnehmen solltest.

Unter Punkt Vitamin M im vorangegangenen Kapitel erhältst du nähere Informationen zu den verschiedenen Nahrungsergänzungsmitteln.

Einnahme der Nahrungsergänzungsmittel

Die Nahrungsergänzungsmittel sind nach Wichtigkeit sortiert, so dass du selbst entscheiden kannst, wie weit du gehen willst. Wir empfehlen das volle Programm für einige Monate durchzuziehen und peu à peu einige Nahrungsergänzungsmittel wegzulassen. Dadurch kannst du herausfinden, welche für dich individuell wichtig sind und diese ggf. dann in deinem Programm belassen.

Name	mg	Einnahmezeit	Dauer	Besonderheiten
Magnesium	2000	Abends	4 Monate	Mind. eine Stunde zwischen Einnahme und Bettzeit.
Probiotika	–	Morgens	4 Monate	
Vitamin D3		Nach Labor	4 Monate	Theoretisch Überdosierung möglich. Daher nur nach Laborwert einnehmen. Bei Sarkoidose-Erkrankung nur unter ärztlicher Aufsicht.
Omega 3	3000	Morgens		Nicht einnehmen bei Krankheiten mit erhöhtem Blutungsrisiko (zum Beispiel Einnahme von Blutverdünnern)
Vitamin B-Komplex	–	Morgens	4 Monate	
N-Acetylcystein	600	1 x morgens	2 Monate	
Diindolymethan	100		2 Monate	
Resveratrol	500		2 Monate	
Vitamin C	500		2 Monate	
Vitamin E	50		2 Monate	
Zink	30		2 Monate	Der Kupferspiegel im Blut sollte vorher kontrolliert werden. Dieser sollte nicht zu niedrig sein.
Selen	0,2		2 Monate	Dosierung nicht überschreiten.
Calcium D Glucarat	100 mg/kg		2 Monate	Nur bei Verdacht auf eine Xenoöstrogen-belastung
Coenzym Q10	100		2 Monate	Nur bei Müdigkeit / Schlappheit

FAQ

Ich habe mal gehört, dass das alles Quatsch ist mit den Nahrungsergänzungsmitteln. Braucht man die wirklich?

Die Qualität der Böden und damit der Nährstoffgehalt von Tieren und Pflanzen hat in den letzten Jahrzehnten drastisch abgenommen. Zusätzlich führen unser heutiger Lebensstil sowie Einnahme der Pille in der Tat zu relevanten Mangelzuständen. Daher sind manche Nährstoffe nicht einmal über die gesündeste Ernährung in ausreichenden Mengen aufzunehmen. Aber vor allen Dingen sind unserer Erfahrung nach Nahrungsergänzungsmittel gerade am Anfang entscheidend, um schnell mehr Energie, weniger Symptome und mehr Motivation zu gewinnen, sein Leben so umzubauen, dass man dann schließlich einige Nahrungsergänzungsmittel wieder aus dem Programm nehmen kann.

Wo finde ich zuverlässige Detailinformationen zu den einzelnen Nahrungsergänzungsmitteln?

Auf der Homepage examine.com findet man für den Laien die am besten recherchierten, zuverlässigen Informationen zu Nahrungsergänzungsmitteln. Leider gibt es diese Seite bisher nur auf Englisch.

Wo kaufe ich am besten Nahrungsergänzungsmittel?

Heutzutage ist es am einfachsten, gute Nahrungsergänzungsmittel über das Internet zu bestellen. Viele Versandapotheken verfügen direkt über verschiedene Produkte, sodass du nicht alles einzeln bestellen musst. Auch der Internetriese Amazon bietet mittlerweile ein großes Sortiment an Nahrungsergänzungsmitteln an.

Was ist, wenn ich die Einnahme vergessen habe?

Das Vergessen der Einnahme ist nicht tragisch. Entweder nimmst du sie zu einem späteren Zeitpunkt am Tag ein, oder du lässt die Einnahme aus. Was du nicht tun solltest ist, am nächsten Tag die doppelte Portion zu nehmen.

Ich habe nicht so viel Geld. Gibt es auch günstigere Varianten?

Natürlich gibt es günstigere Alternativen. Jedoch ist der Wirkstoff sehr niedrig dosiert und sie erzielen somit nicht den gewünschten Effekt. Hier lohnt sich die Investition in ein etwas besseres Produkt, welches auch wirklich funktioniert.

Warum befindet sich Mönchspfeffer nicht in der Liste der Nahrungsergänzungsmittel?

Mönchspfeffer ist ein Nahrungsergänzungsmittel, mit dem ich noch keine Erfahrung gemacht habe. Da ich keine genauen Aussagen zu Menge und Dauer der Dosierung geben kann, kann und möchte ich es nicht in die Liste aufnehmen. Ebenso denke ich, dass die bereits genannten Maßnahmen zu einem guten Ergebnis bei der Regulation der Hormone führen können. Sollte nach Befolgen des Guides noch immer keine Besserung aufgetreten sein, so kann Mönchspfeffer natürlich gerne nach Rücksprache mit dem Gynäkologen verwendet werden.

Ich habe eine (chronische) Erkrankung. Darf ich trotzdem alle Nahrungsergänzungsmittel nehmen?

Solltest du regelmäßig Tabletten nehmen und/oder von einer chronischen Erkrankung betroffen sein, so solltest du die Einnahme der Nahrungsergänzungsmittel vorher mit deinem Arzt besprechen.

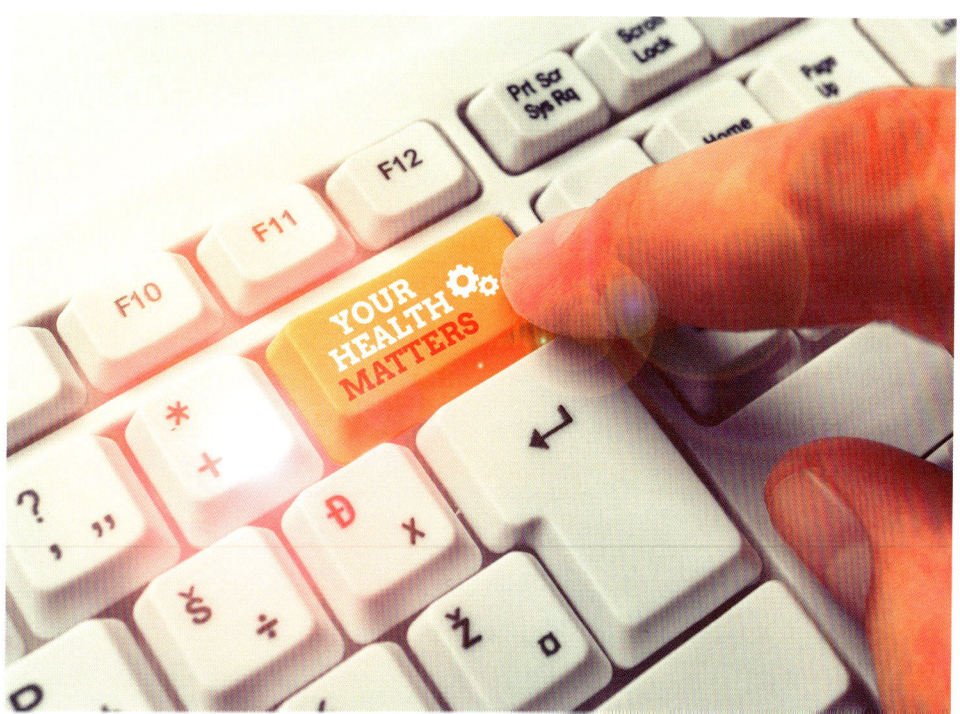

5.3 Lebensstil

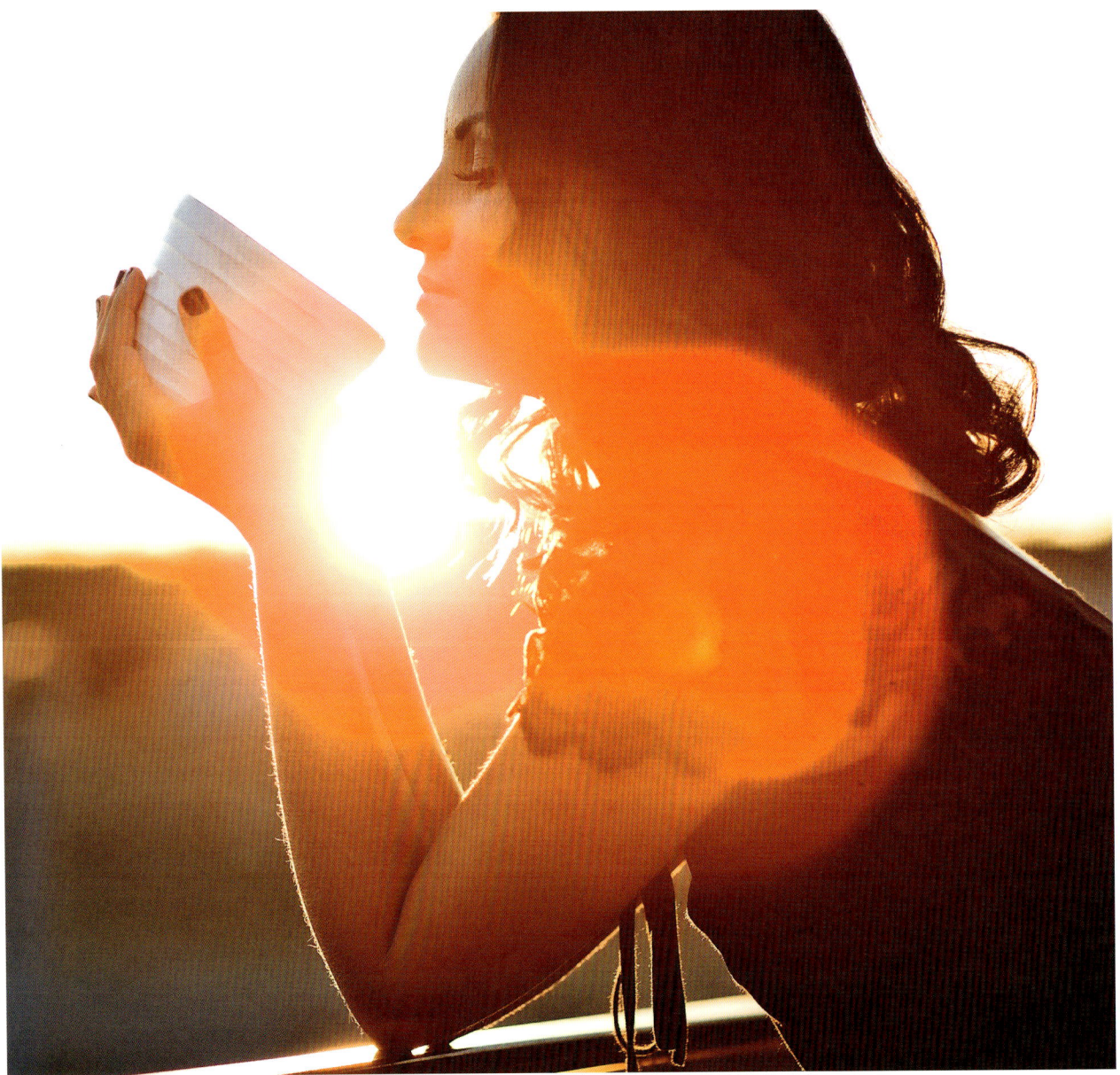

Eine Umstellung der Ernährung ist schon schwierig genug und macht es oft unmöglich, auch noch Energie für andere Dinge im Leben aufzubringen. Nicht nur der Job und das Privatleben sorgen für eine Belastung im Alltag, auch das vorgenommene Minimieren von Stress kann den eigentlichen Stress noch verschlimmern.

Ich erinnere mich nur zu gut daran, wie ich das erste Mal versucht habe, zu meditieren. Hinsetzen, Augen zu, nicht nachdenken – so ist es doch richtig, oder? Ich habe es keine fünf Minuten ausgehalten, ohne nicht darüber nachzudenken, wie man nicht denkt. Somit habe ich mich für eine App mit geleiteten Meditationen entschieden. Doch auch hier kam ich schnell an meine Grenzen. Ich wusste ja nicht, ob ich alles richtig mache, schließlich kann mich niemand korrigieren. Ich stellte mir und auch anderen die Frage wie z. B. der Körperscan genau funktioniert. Beim Körperscan spürt man in die einzelnen Körperteile hinein, ohne zu beurteilen, oder das Erlebte zu analysieren. Ich war unsicher ob ich die einzelnen Partien im Körper einfach nur spüren oder ein Selbstgespräch im Kopf führen muss, indem ich mir sage „Im Rücken zieht es etwas.“

Wie du siehst, kann auch das vermeintliche Abschalten und meditieren, was für viele als höchste Phase der Entspannung gilt, sehr stressig und anstrengend sein. Jedoch ist es das nur, wenn du mit der Erwartungshaltung an die Sache herangehst, sofort alles richtig und gut machen zu müssen.

Um nicht immer wieder enttäuscht zu sein, dass das Meditieren und ich auf keinen grünen Zweig kommen, habe ich mit Sessions von drei Minuten angefangen. Drei Minuten sind besser als nichts dachte ich mir und schließlich hat es mich schon interessiert, was die Menschen am Meditieren so fasziniert. Mit der Zeit konnte ich die Anzahl der Minuten steigern und lernte, mich zu sammeln und zu entspannen. Ich hatte verstanden, dass es kein Richtig oder Falsch gibt. Ich habe gelernt, es mit dem Herzen zu fühlen und nicht mit dem Kopf zu bewerten. Niemand, der ernsthaft meditiert, würde dir sagen „So wie du es handhabst, ist es falsch!“

Übung macht bekanntlich den Meister und wenn ich auch kein Freund von alten Sprichwörtern bin, hier stimmt es tatsächlich. Je mehr du meditierst, desto komfortabler fühlst du dich mit der Zeit. Ich habe einige Menschen getroffen, die viele Bücher und Artikel über das Meditieren gelesen haben, nur um sicherzugehen, dass sie auch alles richtig machen. Doch sie haben immer noch nicht angefangen. Natürlich spricht nichts dagegen, wenn auch du dir weitere Informationen übers Meditieren einholst. Doch wenn du nicht anfängst, kannst du weder sicherer noch besser darin werden.

Auch das Ausführen von kleinen Achtsamkeitsübungen hat mich näher an den Punkt gebracht, den Kopf öfter einmal auszuschalten und dem Herzen und der Intuition zu folgen. Natürlich war ich nicht jeden Tag erfolgreich dabei, achtsam durchs Leben zu gehen. Doch wenn es mir eingefallen ist, so habe ich versucht, verschiedene Dinge umzusetzen (essen ohne elektronische Geräte, mit nackten Füßen über verschiedene Untergründe zu laufen usw.). Achtsamkeit lässt sich trainieren und niemand erwartet von dir, dass du von heute auf morgen dein Leben umkrempelst, um achtsamer zu sein. Erinnere dich immer wieder daran, setze es um, wenn du daran denkst, doch erzwinge nichts.

Das Thema „ausreichender Schlaf" kann bei verschiedenen Menschen zu Stress führen. Dabei sollen wir im Schlaf doch eigentlich entspannen. Freunde von mir fragen sich manchmal, wie ich es schaffe, nahezu täglich acht Stunden zu schlafen. Gar nicht so einfach, wenn man nach der Arbeit z.B. noch Sport machen und frisch kochen will. Ich habe angefangen, meine Prioritäten zu verändern. Die erste Aktion war, dass ich Apps von sozialen Medien von meinem Handy gelöscht habe. Ich habe so viel Zeit beim Durchschauen von Fotos und Posts verbracht, dass ich für andere Dinge plötzlich weniger Zeit hatte. Andere schaffen es sich von diesen Apps nicht ablenken und die Zeit klauen zu lassen, mir ist es schwergefallen. Ruck zuck war eine Stunde vergangen, in der ich etwas Leckeres hätte kochen können. Ebenso habe ich mir vorgenommen, zu einer bestimmten Uhrzeit ins Bett zu gehen. Alles, was ich bis dahin nicht geschafft habe, hatte keine hohe Priorität und konnte somit am nächsten Tag erledigt werden.

Als Intensivkrankenschwester im Schichtdienst kam es oft vor, dass ich nur fünf bis sechs Stunden pro Nacht geschlafen habe. Ich fühlte mich gut und konnte nicht verstehen, warum neun Stunden Schlaf besser sein sollten. Erst als ich angefangen habe, bewusst darauf zu achten, mindestens acht bis neun Stunden zu schlafen, stellte ich nach einiger Zeit fest, wie viel besser ich mich fühlte. Ich wollte und konnte es kaum glauben, was zwei bis drei Stunden mehr Schlaf alles ausmachen können. Wenn man jung ist, kann der Körper viel kompensieren. Doch wir sollten uns fragen, ob wir das unserem Körper auf lange Zeit wirklich antun wollen. Genügend Schlaf ist essentiell wichtig, damit der Körper überhaupt seine ganzen wundervollen Funktionen ausreichend nutzen kann.

Nicht nur beim Thema Schlaf gehen wir oft etwas stiefmütterlich mit unserem Körper um. Auch die Bewegung spielt eine große Rolle. Niemand verlangt von dir, dass du als Spitzensportler Auszeichnungen gewinnst. Um ehrlich zu sein, verlangt generell niemand irgendeine sportliche Leistung von dir (es sei denn, du bist sportlich aktiv und nimmst an Wettkämpfen teil). Doch wenn dein Körper mit Worten zu dir sprechen könnte, würde er sagen „Bitte beweg mich!". Der Großteil der heutigen Berufe findet im Sitzen statt. Sind wir doch mal ganz ehrlich. Niemand hat wirklich Lust, nach der Arbeit noch ins

Fitnessstudio oder zum Crossfit zu gehen. Auch der Gedanke an die Yogastunde am Abend kann mehr Stress als Entspannung auslösen. Vielleicht bewunderst du andere für ihre harte Disziplin, wöchentlich Sport zu machen. Aber ich kann dich beruhigen und dir sagen: Viele Menschen, die regelmäßig Sport treiben, denken sich sehr oft: Ich würde lieber auf die Couch liegen, anstatt zum Crossfit, Boxen, Yoga zu gehen. Doch wenn sie erst einmal dort sind und ihre Einheit hinter sich gebracht haben, wissen sie, warum sie sich immer wieder dafür entscheiden.

Lebensstil-Basics

› Schlafe neun Stunden pro Tag.
› Schalte vor dem Schlafengehen alle elektronischen Geräte aus.
› Dimme 60 Minuten vor dem Schlafengehen alle Lichter, nutze ggf. eine Blaulicht-filter-Brille.
› Mache abends vor dem Einschlafen die Übung „Das dankbare Herz".
› Ein Mittagschlaf sollte nicht länger als 40 Minuten, oder exakt 110 Minuten dauern.
› Setze dich nach dem Aufwachen an die Bettkante und nimm drei tiefe Atemzüge.
› Versuche, immer wieder kleine Achtsamkeitsübungen in deinen Alltag zu integrieren.
› Bewege dich täglich 15 Minuten.
› Meditiere bestenfalls täglich und in Stresssituationen.

Das dankbare Herz

Überlege dir jeden Abend bevor du ins Bett gehts drei Dinge, für die du dankbar bist. Dabei kann es sich um aktuelle Dinge, wie z.B. „Ich bin dankbar, dass der Busfahrer heute auf mich gewartet hat" sein, oder auch allgemeine Dinge wie „Ich bin dankbar für die Liebe, die ich durch meine Freunde/meinen Freund… erfahre."
Lenke deine Konzentration besonders auf das Gefühl der Dankbarkeit, versuche sie zu spüren. Es ist ein Unterschied ob du nur drei Dinge aufzählst, oder die Dankbarkeit für einen kleinen Moment wirklich spürst. Wenn du diese Übung jeden Abend anwendest, wirst du irgendwann eine Veränderung bemerken. Du beginnst in deinem täglichen Leben mehr Dankbarkeit zu spüren und bist dadurch auch automatisch weniger gestresst oder genervt.

FAQ

Ich kann mich beim Meditieren nicht konzentrieren, da ich immer über bestimmte Dinge nachdenke. Was mache ich falsch?

Zunächst machst du gar nichts falsch, denn mit dem Meditieren anzufangen, ist der erste Schritt. Dass dir so viele Gedanken in den Kopf kommen, ist anfangs ganz normal. Mit der Zeit lernst du, nicht mehr über jeden Gedanken nachzudenken, sondern ihn dir von außen zu „betrachten". Ein anderer Grund für deine zahlreichen Gedanken kann sein, dass du deinem Kopf an anderer Stelle keinen Freiraum für Gedanken lässt, da du dich immer wieder mit Dingen wie Handy, Lesen, TV, Hörbücher o. ä. ablenkst. Versuch, beim nächsten Mal nicht den Fernseher anzuschalten, um zu relaxen, sondern leg dich auf das Sofa und starr an die Decke – lass die Gedanken kommen!

Wenn ich im Liegen meditiere, schlafe ich immer ein. Ist das schlimm?

Wenn du abends nur schlecht einschlafen kannst, wäre eine Meditation im Liegen bestens geeignet. Solltest du tagsüber im Liegen während der Meditation einschlafen, sollest du dir eine andere Position suchen. Die Meditation benötigt anfangs viel Konzentration und kann mitunter anstrengend auf den Körper wirken. Je öfter du meditierst, desto gelassener, fokussierter und entspannter fühlst du dich. Aber in erster Linie ist das Einschlafen erstmal ein Zeichen dafür, dass du einen generellen Schlafmangel hast. Schlafe mehr!

Es gibt so viele Apps. Kannst du mir eine bestimmte empfehlen?

Die Empfehlung einer App ist eher schwierig, da jeder Mensch andere Vorlieben und Bedürfnisse hat. Einige Apps verfügen nur über englischsprachige Meditationen, was einige Menschen während der Meditation stört, da sie Sorge haben, nicht alles zu verstehen. Am besten probierst du einige Apps aus. Du findest auch immer noch kostenlose Varianten.

Ich musste während der Meditation plötzlich weinen, weiß aber nicht warum.

Congratulations! Irgendetwas in dir hat sich gelöst und den Weg nach oben gefunden. Es ist überhaupt nicht schlimm, wenn du plötzlich anfangen musst zu weinen. Ebenso braucht es nicht immer einen Grund. Manchmal passieren unterbewusst viele Dinge, die wir weder zuordnen noch steuern können. Womöglich wirst du nie erfahren, warum du geweint hast. Dein Körper hat deinen Bewusstseinszustand genutzt, um etwas aufzuräumen. Einfach weitermachen. Lass es ruhig fließen.

Wie schaffe ich es, den Kopf auszuschalten und mit dem Herzen zu fühlen?

Das ist mitunter eine der schwierigsten Fragen. Viel darüber nachzudenken, wird dich nicht an dein Ziel bringen. Es immer wieder zu „machen", ist hier die einfachste Alternative. Versuch, bei jeder Frage einer anderen Person nicht vorschnell zu antworten, sondern fühle, was dein Herz sagt. Manchmal sagt man aus Reflex „Ja". Vielleicht, „weil es sich so gehört". Jedoch würde dein Herz eventuell mit „Nein" antworten, wenn du ihm die Möglichkeit gibst, zu Wort zu kommen.

Wenn ich abends die Übung „Das dankbare Herz" mache, fällt mir nicht ein, wofür ich dankbar sein soll.

Hört man von der Übung, dann klingt sie leicht. Soll man sie umsetzen, fällt einem oftmals gar nichts ein, oder man ist nun schon den dritten Abend in Folge dankbar für das schöne Wetter und hat das Gefühl, man macht sich etwas vor. Bei dieser Übung geht es darum, wahre und tiefe Dankbarkeit zu spüren. Du kannst z. B. dankbar dafür sein, dass deine Freundin es gelassen genommen hat, dass du 15 Minuten zu spät zum Kaffee gekommen. Du kannst auch dankbar dafür sein, dass du in der Mittagspause das letzte Steak in der Kantine bekommen hast, bevor es ausverkauft war. Nichts ist absurd und du kannst für wirklich alles dankbar sein. Sobald es wirklich wahre Dankbarkeit ist, spürst du es in dir.

Wie kann ich Achtsamkeit in meinen Tag integrieren?

Es gibt eine Geschichte von einem Mönch, der sagt „Wenn ich gehe, dann gehe ich. Wenn ich esse, dann esse ich, wenn ich lese, dann lese ich …". Wir kombinieren in der heutigen Zeit viel zu viele Dinge, um möglichst effektiv zu sein. Und wenn wir „nur" essen, wird uns plötzlich langweilig, da wir nicht genug Stimulation von außen erhalten. Genau dort gilt es, anzusetzen. Nimm dein Abendessen doch mal in völliger Ruhe zu dir. Ohne Handy und TV. Wie schmeckt dein Essen wirklich? In einem dunklen Raum können wir oft nicht sagen, was wir essen, da wir es nicht sehen. Wir vergessen wahrzunehmen, da wir uns immer wieder mit anderen Dingen ablenken.

Muss ich mir an freien Tagen einen Wecker stellen, damit ich nicht mehr als neun Stunden schlafe?

Diese Entscheidung ist dir ganz allein überlassen. Manche Menschen mögen einen festen Schlaf-wach-Rhythmus und möchten diesen auch am Wochenende beibehalten. Es spricht nichts dagegen, an freien Tagen so lange zu schlafen, bis du von alleine aufwachst. Gerade am Anfang kann es gut vorkommen, dass du auch zwölf oder mehr Stunden im Bett bleiben willst. Dann ist das so. Dann braucht dein Körper das. Wenn du allerdings am Handy spielst oder Serien schaust, dann hat das nichts mehr mit Erholung zu tun. Schlafen ist wirklich nur schlafen. Nichts anderes. Möchtest du herausfinden, ob du einen Schlafmangel hast, dann plane für einen Sonntag KEINE Termine, dunkel am Vorabend alles komplett ab, lass den Wecker aus und beobachte dann mal, wie lange dein Körper schlafen möchte.

Wie kann ich mich am besten zum Sport motivieren?

Dazu gibt es nur eine Antwort: Mach es einfach! Natürlich kannst du Belohnungen für dich festlegen: Wenn ich regelmäßig zum Sport gehe, gönne ich mir neue Kleidung. Etwas nur aufgrund einer folgenden Belohnung zu tun, hält jedoch nicht lange an, da die Belohnungen irgendwann immer größer ausfallen müssen, um noch attraktiv zu sein. Eine andere Option wäre, einen festen Kurs zu buchen und evtl. noch eine Freundin mitzunehmen. Egal wie viele Tipps und Tricks du auch liest, um dich zum Sport zu motivieren. Das einzige was wirklich zählt, ist, dass du es tust.

Sport macht mir einfach keinen Spaß. Was soll ich stattdessen machen?

Auch den sportlichsten Menschen macht Sport nicht immer Spaß, sie tun es aber trotzdem und sind am Ende stolz auf sich. Das Gefühl, den eigenen Stolz zu spüren, ist ein sehr starkes Gefühl und kann so schnell durch nichts ersetzt werden. Vielleicht hast du noch nicht die richtige Sportart für dich gefunden? Nicht jeder muss zum Crossfit oder Yoga. Erweitere deinen Horizont und überlege, was dir Spaß macht. Vielleicht gibt es dazu eine passende Sportart. Eins noch: Man ist niemals zu alt, um etwas Neues zu probieren! Und wenn alle Stricke reißen und du dich wirklich mit rein gar nichts anfreunden kannst, dann geh spazieren. Mal schneller, mal langsamer. Aber glaub mir, am Ende wirst auch du etwas finden, was dir Spaß macht.

Liebe Frauen,

der Inhalt dieses Buches basiert auf viel wissenschaftlicher Recherche, meiner eigenen Erfahrung und dem Wissen von Gerrit Keferstein. Es gibt selten die eine Lösung für ein Problem und das gilt auch für das Thema „Pille absetzen". Das Sprichwort Viele Wege führen nach Rom, trifft es sehr genau. Wenn du nach Rom möchtest, gibt es nicht nur eine Wegbeschreibung. Die Frage ist, woher du kommst. Die Wegbeschreibung, die für jemanden aus Deutschland gilt, funktioniert noch lange nicht für jemanden aus Afrika oder China. Genauso verhält es sich auch mit dem Absetzen der Pille. Wir alle wollen Rom (keine Nachwirkungen und einen balancierten Hormonhaushalt) erreichen, jedoch gilt nicht für uns alle derselbe Weg. Vielleicht hast du schon immer Probleme mit dem Darm, die nächste Frau hatte auch vor der Einnahme der Pille Probleme mit einem unregelmäßigen Zyklus. Jede Frau startet bildlich gesehen an einem anderen Ort.

Mit diesem Buch möchte ich dir eine Richtung vorgeben, die im besten Fall für dich funktioniert. Dieses Buch ist jedoch nicht die einzige und wahre Lösung. Dafür sind unsere Körper viel zu unterschiedlich.

Ich freue mich von jeder von euch zu erfahren, inwieweit euch dieses Buch weitergeholfen hat, oder eben auch nicht. Teilt mir gerne eure Höhen und Tiefen bei der Umsetzung des Guides mit und lasst es mich unbedingt wissen, wenn ihr noch viele andere tolle Ideen habt. Egal, wie konsequent oder inkonsequent ihr diesen Guide umsetzt, glaubt an euch, seid stolz auf euch und vergesst niemals:

„Niemand kennt die Lösung, aber es gibt immer einen nächsten Schritt!"

Eure Annika

Lob, Kritik, Ideen und Gefühlsausbrüche gerne an annikawerpup@gmail.com

„Man ist niemals zu alt, um etwas Neues zu probieren!"

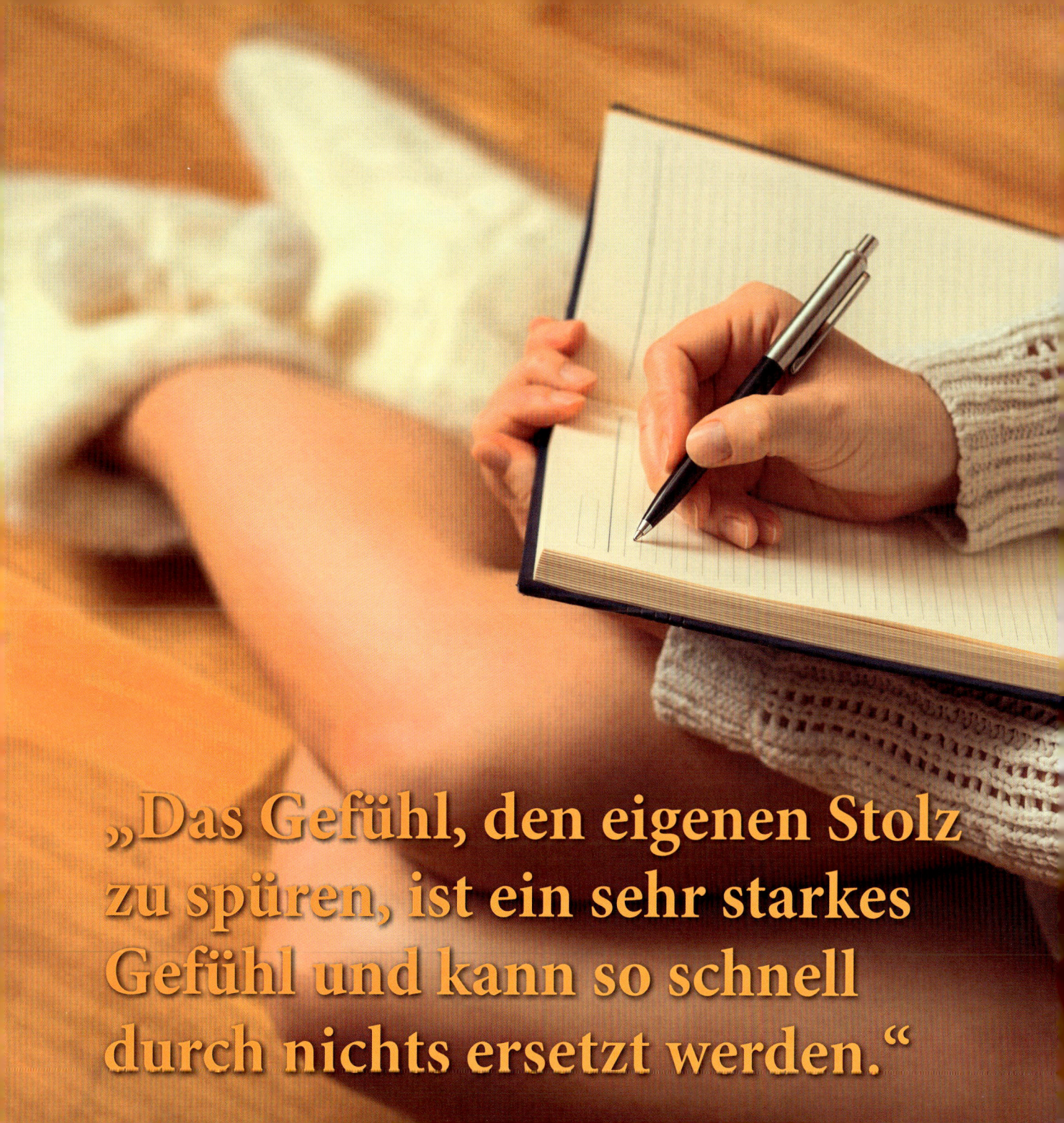

„Das Gefühl, den eigenen Stolz zu spüren, ist ein sehr starkes Gefühl und kann so schnell durch nichts ersetzt werden."

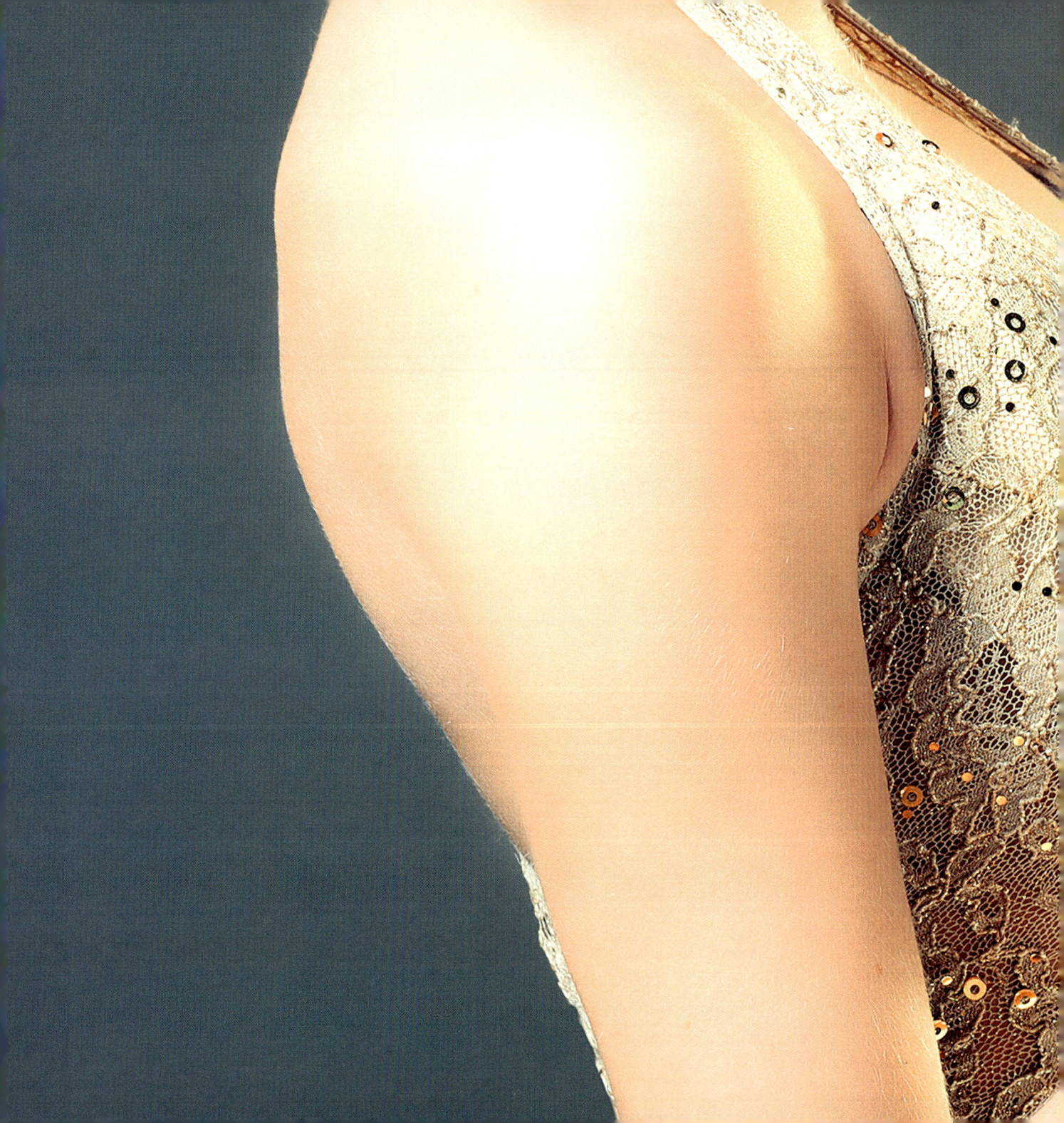

Wertvolle Infos

Kapitel 6

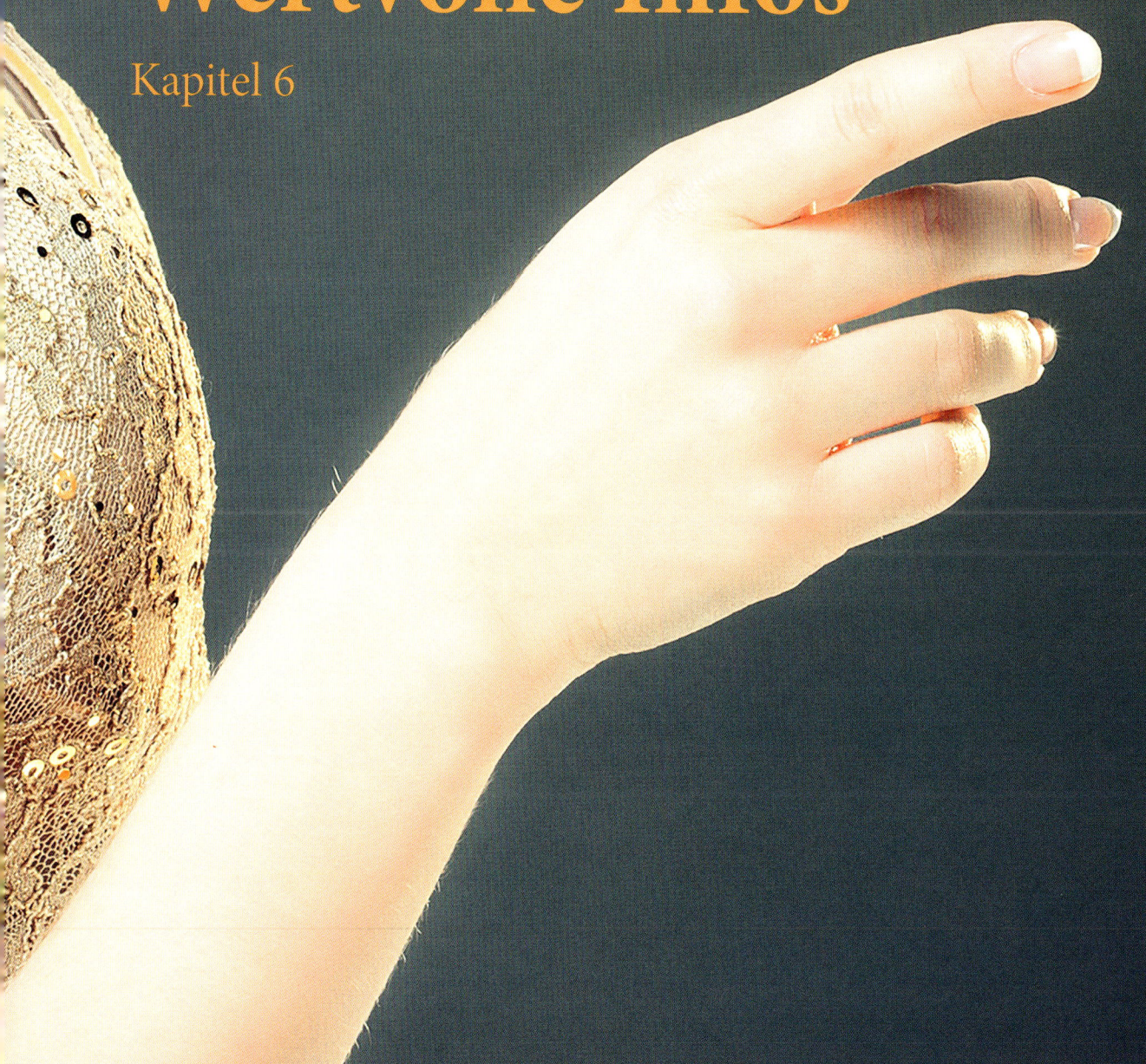

„Wer bin ich wirklich, wie ticke ich, ohne die Pille an meiner Seite?"

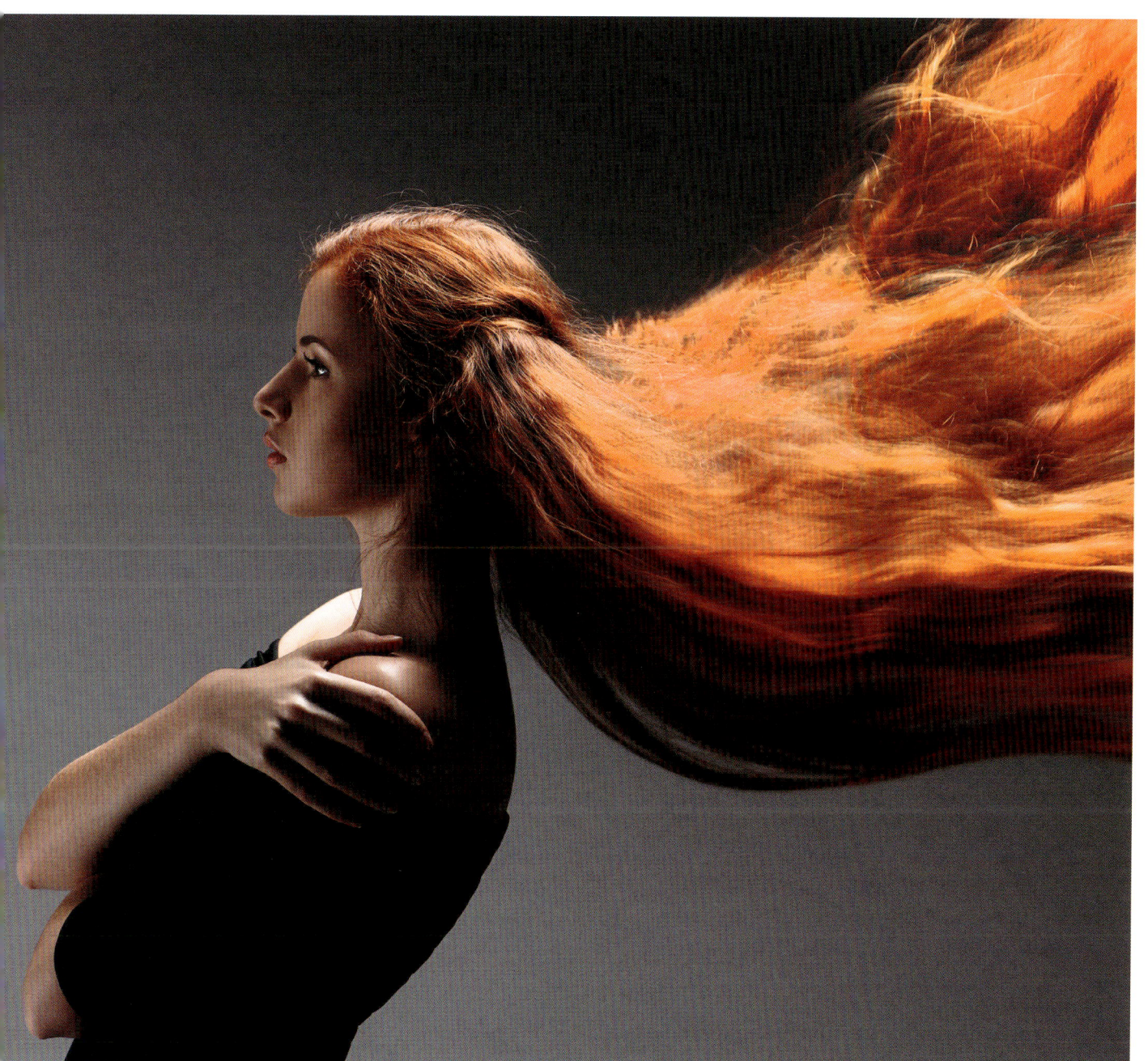

6.1 Alternative Verhütungsmethoden ohne Hormone

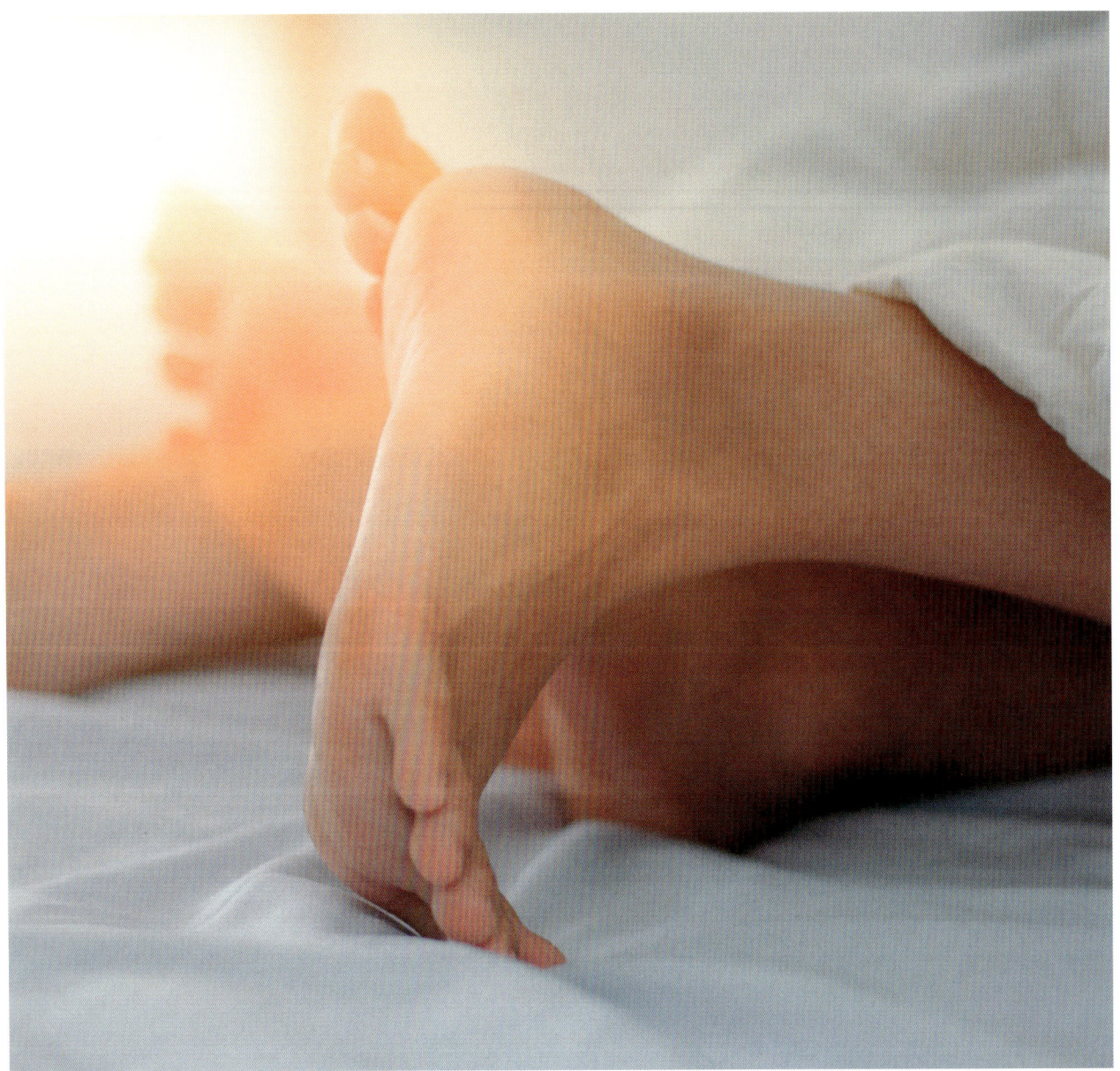

Die Pille abzusetzen ist eine große Entscheidung, die die meisten Frauen jedoch sehr bewusst treffen. Entweder möchten sie schwanger werden oder ihrem Körper keine künstlichen Hormone mehr zuführen. Nach dem Absetzen der Pille stellt sich schnell die Frage nach alternativen Verhütungsmethoden. Natürlich gibt es neben der Pille unzählige andere Möglichkeiten der Verhütung, jedoch sind nicht alle davon hormonfrei. Ich möchte dir ein paar Methoden vorstellen. Solltest du eine für dich passende Methode gefunden haben, findest du weitere Informationen dazu im Internet. Generell empfiehlt es sich, neue Verhütungsmethoden mit deinem Gynäkologen zu besprechen und dich dort vorab zu informieren. Nicht für jede Frau kommt jede Methode der Verhütung in Frage.

Bei den unten genannten Verhütungsmethoden ist der Pearl-Index angegeben. Er ist ein Maß für die Zuverlässigkeit von Methoden zur Verhütung. Der Pearl-Index gibt an, wie hoch der Anteil sexuell aktiver Frauen ist, die trotz einer bestimmten Verhütungsmethode schwanger werden. Das Kondom beispielsweise, hat einen Pearl-Index von 2-12. Dies bedeutet, dass von 100 Frauen, in einem Jahr 2-12 Frauen trotz Verhütung mit einem Kondom schwanger geworden sind. Die Angabe des Pearl-Index soll dir verdeutlichen, wie sicher die einzelnen Verhütungsmethoden sind. Je niedriger der Pearl-Index, desto sicherer ist das Verhütungsmittel.

Die Antibabypille hat einen Pearl-Index von 0,1-0,9 und zählt somit zu den sehr sicheren Verhütungsmitteln.

Barriere-Verhütungsmethoden

Kondom

Das Kondom ist neben der Pille wohl eines der gebräuchlichsten Verhütungsmittel. Es schützt bei richtiger Anwendung nicht nur vor Schwangerschaften, sondern auch vor Geschlechtskrankheiten. Um eine hohe Sicherheit zu gewähren, ist die richtige Anwendung sehr wichtig. Das Verhütungsmittel kommt ohne Hormone aus, kann aber auch reißen oder platzen und bietet dann keine Sicherheit mehr (Pearl-Index 2-12).

Kupferspirale

Die Kupferspirale hat einen Pearl-Index von 0,3-0,8. Sie ist in unterschiedlichen Ausführungen erhältlich, wobei am bekanntesten vermutlich die klassische T-Form ist. Bei dieser Methode ist ein Kupferdraht um einen Plastikrumpf gewickelt. Der Draht gibt Kupferionen ab und tötet somit die Spermien ab. Die Spirale ist ein Fremdkörper in deiner Gebärmutter, wodurch die Einnistung einer Eizelle verhindert wird. Somit bietet die

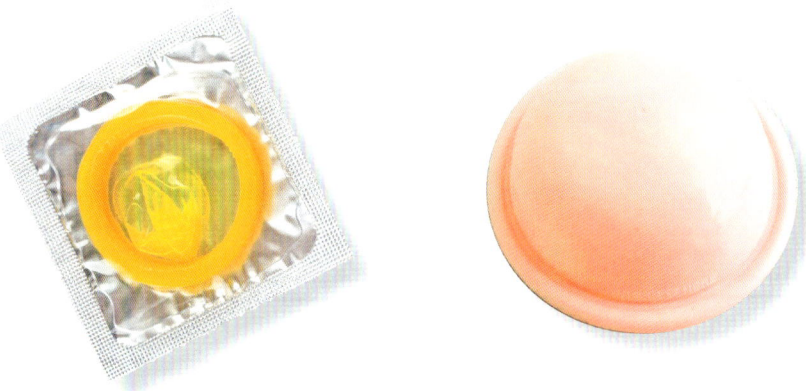

Spirale eine doppelte Wirkungsweise der Verhütung. Aufgrund ihrer Größe ist die Spirale eher Frauen zu empfehlen, die bereits Kinder zur Welt gebracht haben. Bei der Spirale muss nicht jeden Tag an die Verhütung gedacht werden und auch bei Erbrechen und Durchfall bietet sie ausreichend Schutz. Nebenwirkungen sind unter anderem stärkere Regelblutungen. Sollte die Spirale zu groß sein, kann es zu Schmerzen, Verletzungen der Gebärmutter oder sogar zu einem Abstoßen der Spirale kommen.

Diaphragma (plus Spermizid)

Das Diaphragma wird vor dem Geschlechtsverkehr (zusätzlich mit einem Spermizid bestrichen) in die Scheide der Frau eingeführt. Es verschließt bei korrekter Lage den Muttermund und blockiert dadurch den Spermien den Weg zur Gebärmutter. Das Spermizid ist wichtig, da Spermien bis zu fünf Tage in deinem Körper überleben können. Das Diaphragma sollte mindestens acht Stunden nach dem Geschlechtsverkehr in deinem Körper verbleiben, um sicher zu gehen, dass alle Samenzellen abgetötet wurden. Jedoch solltest du es nach spätestens 24 Stunden entfernen.

Die Sicherheit dieser Verhütungsmethode ist umstritten, da das Diaphragma wirklich korrekt sitzen muss. Der Pearl-Index liegt bei 1-20. Die große Schwankung ist auf Anwenderfehler zurückzuführen.

Spermizid: Chemische Wirkstoffe, die vor dem Geschlechtsverkehr in die Scheide eingeführt werden (in Form von Salben, Gels, Zäpfchen oder Schaum). Die Wirkstoffe sollen die Spermien abtöten bzw. verlangsamen und ihren Weg behindern.

Kupferkette

Die Kupferkette verhindert die Einnistung des Eis durch freiwerdende Kupferionen und hemmt die Beweglichkeit der Spermien. Sie kann drei bis fünf Jahre in der Gebärmutter bleiben und hat den Vorteil, dass sie (im Gegensatz zur Kupferspirale) nicht verrutschen kann. Sie hängt wie ein kleiner Faden an der Wand deiner Gebärmutter. Natürlich besteht immer die Gefahr, dass sich die Kette Richtung Ausgang bewegt. Somit sollte, wie auch bei anderen implantierten Verhütungsmethoden, alle sechs Monate eine Kontrolle stattfinden. Die Kupferkette ist für alle Altersklassen geeignet, besonders auch für junge Mädchen, bei denen die Kupferspirale zu groß ist (Pearl-Index 0,1-0,5).

Kupferball

Die Verhütung mit dem Kupferball ist für fünf Jahre wirksam. Das Kupfer reduziert die Beweglichkeit und Lebensdauer der Spermien so stark, dass sie die weibliche Eizelle nicht befruchten können. Außerdem sorgt der Ball für eine Veränderung der Schleimhaut in der Gebärmutter, infolgedessen sich eine womöglich befruchtete Eizelle nicht einnisten kann.

Aufgrund seiner besonderen Form soll der Ball immer wieder die richtige Lage in der Gebärmutter finden. Dadurch werden Irritationen der Gebärmutterschleimhaut vermieden, da der Ball nicht fixiert werden muss. Spüren sollte man den Ball beim Geschlechtsverkehr nicht. Der Partner kann allerdings den Rückholfaden spüren. Da der Kupferball noch nicht so lange auf dem Markt ist, gibt es noch keine verlässlichen Studien zum Thema Sicherheit. Man geht davon aus, dass er einen Pearl-Index von 0,3-0,8 hat.

Natürliche Familienplanung (NFP)

Coitus interruptus

Vielleicht ist es noch immer nicht bis zu jeder Frau vorgedrungen, aber der Coitus interruptus ist eine sehr unsichere Methode der Verhütung und somit nicht zu empfehlen. (Pearl-Index 4-30)

Basaltemperaturmethode/Temperaturmethode

Diese Methode kannst du entweder zur Verhütung oder für einen Kinderwunsch nutzen. Sie ermöglicht dir, die fruchtbaren Tage in deinem Zyklus einzugrenzen. Unter der Basaltemperatur versteht man die niedrigste Temperatur des Tages. Die morgendliche Körpertemperatur, die sofort nach dem Aufwachen (ohne vorangegangene körperliche Betätigung) vaginal, rektal oder oral gemessen wird – immer an der gleichen Stelle.

Während deines Zyklus verändert sich die Körpertemperatur, denn nach dem Eisprung wird das Hormon Progesteron abgegeben. Progesteron wirkt u. a. auf das Temperaturzentrum im Gehirn, sodass deine Körpertemperatur um ein Zehntelgrad ansteigt. Für die Messung benötigst du ein spezielles NFP-Thermometer, welches zwei Nachkommastellen anzeigt. Die Temperatur wird jeden Morgen in ein Zyklusblatt eingetragen, woraus sich eine Kurve ergibt. Mit Hilfe der Zykluskurve lassen sich zwei unterschiedliche Temperaturniveaus ablesen. Die Temperaturtieflage vor der Menstruation bis zum Eisprung und die Temperaturhochlage nach dem Eisprung.

Diese Methode der Verhütung greift nicht in deinen natürlichen Zyklus ein und ist unabhängig von einem Gynäkologen. Allerdings erfordert es sehr viel Disziplin und du benötigst an den fruchtbaren Tagen eine zusätzliche Verhütungsalternative (z. B. Kondom) oder verzichtest zu dieser Zeit auf Sex.

Symptothermale Methode

In erster Linie funktioniert diese Methode wie die Temperaturmethode. Hinzu kommt jedoch, dass die Frau die Veränderung ihres Zervixschleims und die Beschaffenheit des Muttermundes notiert. Bei geübten Anwenderinnen ist diese Methode sehr sicher und laut der Deutschen Gesellschaft für Gynäkologie und Geburtshilfe zählt diese Methode mit einem Pearl-Index von 0,3 zu den sehr sicheren Verhütungsmethoden.

Die symptothermale Methode wirkt ohne Hormone oder Fremdkörper und kann jederzeit „abgesetzt" werden. Um diese Methode anzuwenden, musst du bereit sein, dich konsequent mit deinem eigenen Körper auseinanderzusetzen. Störfaktoren wie Medikamente, Krankheit oder auch Schlafmangel können die Temperatur verfälschen und andere Faktoren wie Spermizide oder Infektionen können deinen Zervixschleim verfälschen. Problematisch ist diese Methode nur, wenn mal kein Eisprung stattfindet oder dein Zyklus sehr unregelmäßig ist.

Zykluscomputer

Diese Art der Zyklus- oder auch Verhütungscomputer ist ein Hilfsmittel, um deine fruchtbaren Tage zu ermitteln. Der Computer sagt dir, wann deine fruchtbaren Tage sind und ob verhütet werden muss, damit du nicht schwanger wirst.

Diese Computer gibt es in drei verschiedenen Varianten:

Symptothermalcomputer

› Hier werden deine Basaltemperatur sowie weitere Merkmale (Zervixschleim, Muttermundbeschaffenheit) erfasst. Der Computer speichert diese Daten und wertet sie aus (Pearl-Index 0,3).

Temperaturcomputer

› Dieser Computer erfasst lediglich deine Basaltemperatur, die zum Eisprung hin ansteigt (Pearl Index 1-3).

Hormoncomputer

› Mit Hilfe eines Teststäbchens nimmst du eine Urinprobe, welche von deinem Computer ausgewertet wird. Anhand des LH-Wertes (luteinisierendes Hormon) ermittelt der Computer den Eisprung (Pearl-Index „keine Angabe").

Da diese Computer den Eisprung erst erkennen, wenn er kurz bevorsteht, eignen sich Hormoncomputer nicht für die Verhütung (Spermien überleben mehrere Tage in deinem Körper!).

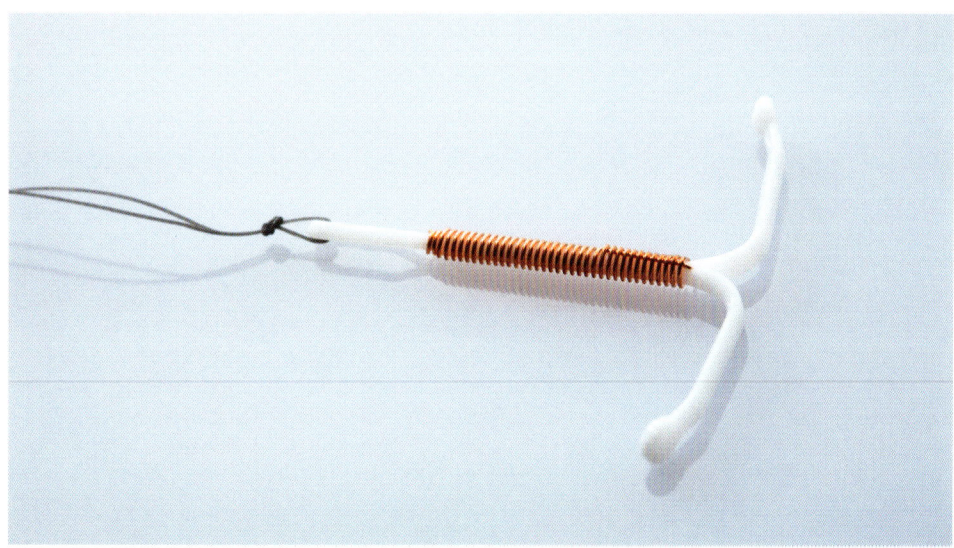

6.2 Tracke deinen Zyklus

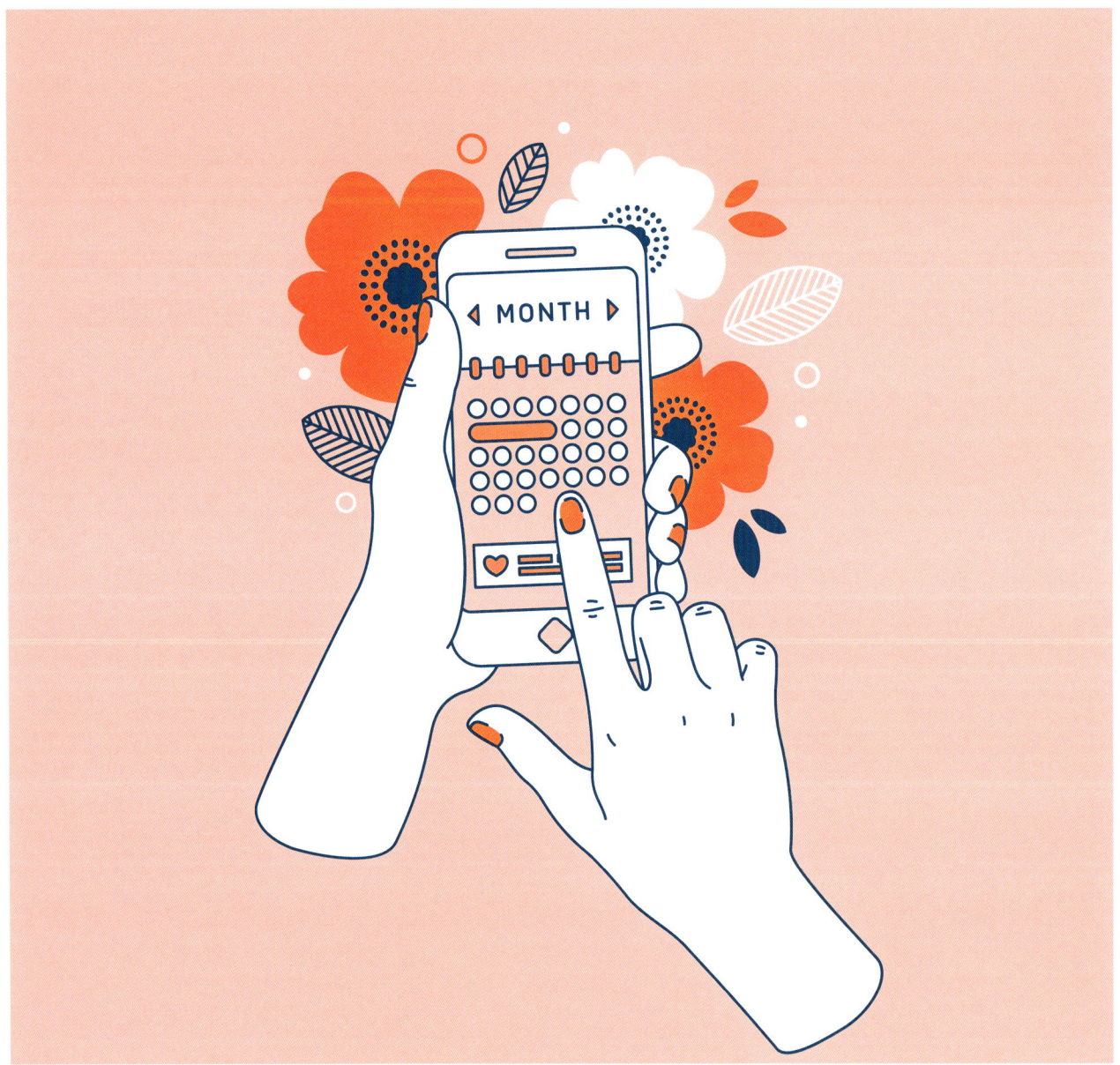

Als ich selber noch die Pille genommen habe, bin ich nicht auf die Idee gekommen, meinen Zyklus aufzuschreiben. Warum auch, denn anhand der „Pillenpause" wusste ich genau, wann ich mit meiner Periode zu rechnen hatte. Nach dem Absetzen der Pille habe ich direkt angefangen, meinen Zyklus schriftlich festzuhalten, um einen Überblick über die Regelmäßigkeit meines Zyklus zu erhalten. Dank der Technik gibt es mittlerweile unzählige Apps, die dir beim Tracken deines Zyklus behilflich sind (z. B. FLO, Clue, My FLO Period Tracker u. v. m.). Wir tracken heute nahezu alles: Fitnesslevel, Schlaf, Ernährung etc. Warum also nicht auch den eigenen Zyklus festhalten.

Der durchschnittliche Zyklus einer Frau dauert circa 28 Tage. Es gibt natürlich auch längere und kürzere Zyklen zwischen 21 und 35 Tagen. Die Länge deines Zyklus kann durch bestimmte Faktoren wie Stress, Jetlag, Krankheit, Schichtarbeit oder auch eine ungesunde Ernährung beeinflusst werden. Das Festhalten deines Zyklus hilft dir dabei, zu erfahren, wie lang dein Zyklus ist und ob er regelmäßig verläuft. Anfangs solltest du etwas Geduld mitbringen, denn ja mehr Perioden du in deine App eingetragen hast, desto genauer schafft sie es, dir deine nächste Periode vorherzusagen. Solltest du sowieso eine Periode haben, die du auf den Tag genau voraussagen kannst, dient der Kalender dazu, den Überblick zu behalten und auffallende Symptome zu notieren.

Zur Verhütung würde ich keinen reinen Zykluskalender empfehlen. Diese Kalender funktionieren auch nur über Algorithmen, weshalb sie dir nicht wirklich sicher sagen können, wann dein Eisprung stattfindet und wann deine fruchtbaren Tage sind. Hundertprozentig sicher ist ein Menstruationskalender also nicht.

Fünf Gründe, warum du anfangen solltest, deinen Zyklus zu tracken:

› Bye bye, blutige Überraschungen: Die Apps senden dir Push-Mitteilungen, um dich an deine nächste Periode zu erinnern.
› Got it: Du verstehst deinen Körper besser und kannst gewisse Symptome der jeweiligen Phase deines Zyklus zuordnen. Viele Apps punkten auch mit Informationen über PMS, Regelschmerzen und Co.
› Keine Peinlichkeit beim Gynäkologen: Du kannst deinem Frauenarzt ab jetzt immer genau sagen, wann du deine letzte Periode hattest.

› Safety first: Du weißt, ob du deine Periode regelmäßig bekommst. Unregelmäßigkeiten hast du im Blick und kannst somit etwas dagegen tun.

› Hello Sauna: Du kannst ganz entspannt deinen nächsten Besuch in der Sauna oder das nächste Wellness-Wochenende mit deinen Mädels planen – es gibt keine bösen Überraschungen mehr!

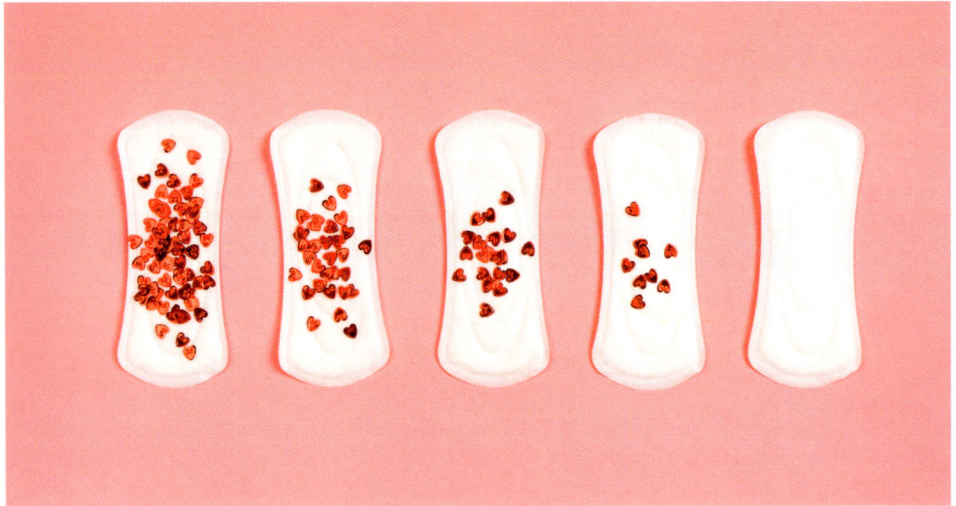

6.3 Labordiagnostik

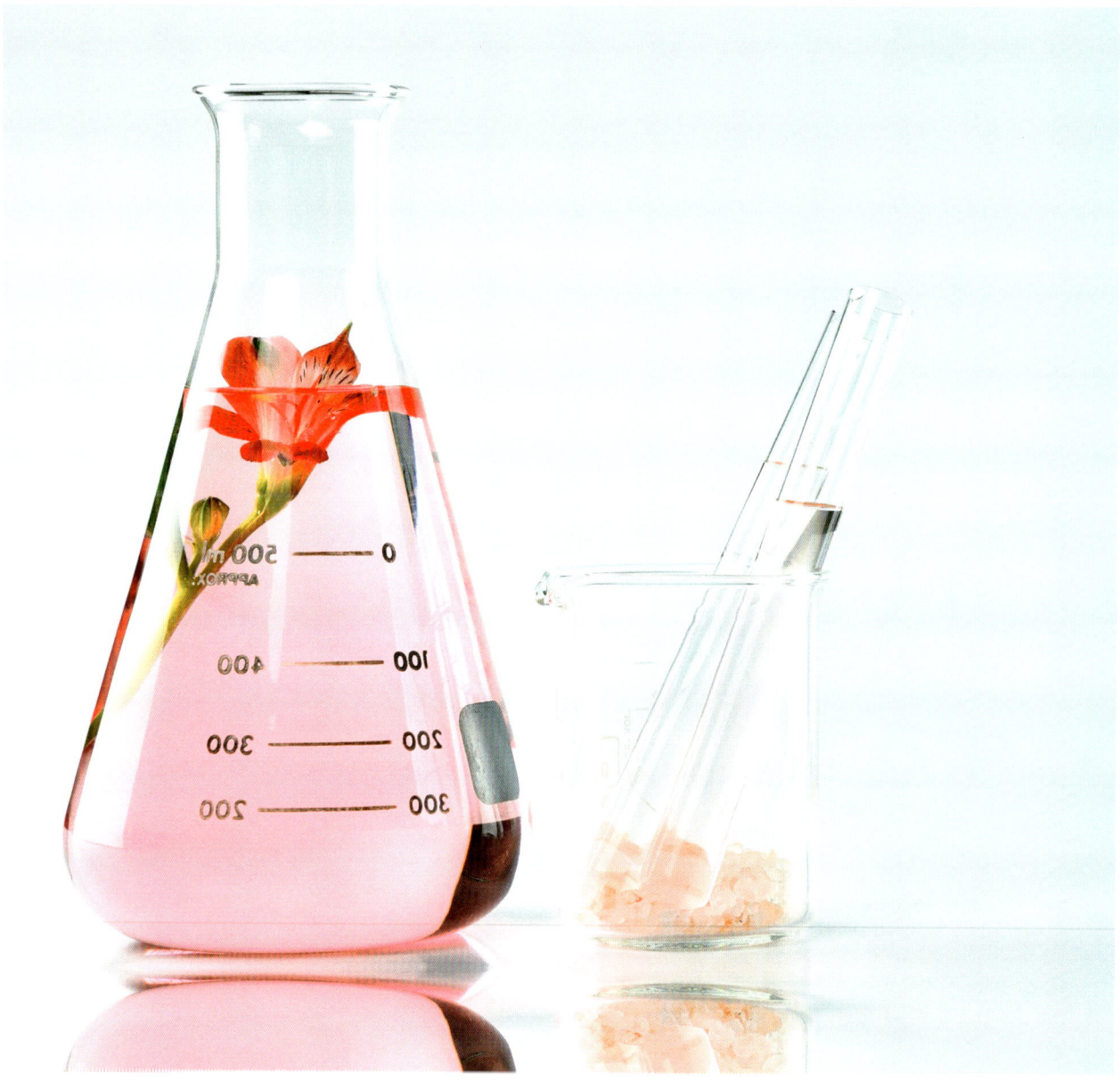

Um herauszufinden, ob dein Körper ausreichend mit Nährstoffen versorgt ist, macht es Sinn, dein Blut kontrollieren zu lassen. Diese Kontrollen führt heute jeder Hausarzt durch, jedoch müssen sie aus eigener Tasche bezahlt werden. Ein Mangel an bestimmten Nährstoffen kann verschiedene Symptome hervorrufen.

Die Normalbereiche eines Labormarkers werden oft anhand einer breiten Stichprobe der menschlichen Bevölkerung festgelegt. In dieser Stichprobe befinden sich allerdings oft Menschen, die krank sind. Das bedeutet, dass „normale" Laborwerte eigentlich die einer kranken Bevölkerung umfassen. „Durchschnittlich" heißt noch lange nicht „normal". Es wird oft von „Normbereichen" geredet. Aber eigentlich sind dies eher „Durchschnittsbereiche".

Die Laborwerte können pathologisch oder funktionell betrachtet werden. Geht der Arzt mit einer pathologischen Betrachtungsweise an die Parameter heran, so kann er sehen, ob die Zahlen außerhalb des vorgegebenen Bereichs liegen und kann somit eine Krankheit diagnostizieren. Diese Zahlen haben dann nichts damit zu tun, wie sich eine Person fühlt. Betrachtet man die Parameter funktionell, spielen Faktoren wie die Lebensweise und andere Erkrankungen des Patienten eine wichtige Rolle.

Laborergebnisse müssen oftmals durch eine sehr komplexe Brille betrachtet werden. Wir Menschen sind ja auch komplexe Wesen. Alles ist im Körper miteinander verbunden. Außerdem kann keine Region beeinflusst werden, ohne auch gleichzeitig eine andere zu beeinflussen. Manchmal müssen Ärzte weg vom stumpfen Interpretieren von Zahlen. Sie müssen anfangen, nach Mustern in den Laborwerten zu suchen, um eine Idee davon zu bekommen, welche Regionen zusammenhängen könnten. Nur das isolierte Betrachten von bestimmten Markern reicht oft nicht aus und liefert nicht genug Informationen. Die Schulmedizin wartet oft darauf, bis Laborwerte außerhalb der „Norm" liegen und fangen erst dann an, zu korrigieren und zu behandeln.

Wenn du verschiedene Labormarker bestimmen lässt, weil du dich nicht gut fühlst und dein Arzt dir sagt, dass alles im „Normbereich" liegt, solltest du dich nicht einfach damit abspeisen lassen. Natürlich ersetzt die Bestimmung von Labormarkern kein ausführliches Gespräch mit einem Arzt. Jedoch solltest du auch trotz unauffälliger Laborparameter ernst genommen werden und zusammen mit deinem Arzt herausfinden, warum du dich nicht optimal fühlst.

Bestimmung von Parametern im Vollblut

Bei einer Vollblutanalyse wird das „volle" Blut untersucht. Also auch die Blutzellen und nicht nur allein das Blutserum (klare Flüssigkeit, die sich absetzt, nachdem die Blutgerinnung abgeschlossen ist). Eine Vollblutanalyse ist deswegen interessant, da sich Mineralstoffe wie Kalium, Eisen, Magnesium, Zink oder Selen vorrangig im Inneren der Blutzellen befinden. Misst man die Mineralstoffe im Blutserum, so zeigen sich deutliche Unterschiede im Vergleich zu den Werten aus den Blutzellen.

Natürlich wird auch von vielen Seiten Kritik an der Vollblutanalyse geübt. Das liegt oft daran, dass es Anbieter gibt, bei denen nahezu 90 % der getesteten Mikronährstoffe in unzureichenden Mengen vorliegen. Diese Anbieter vertreiben dann auch ganz zufällig bestimmte Präparate, um den Mangel wieder zu beseitigen. Beabsichtigst du, eine Vollblutdiagnostik durchführen zu lassen, so suche dir einen Arzt oder Heilpraktiker, dem du vertraust und bei dem du dich gut aufgehoben fühlst.

Selbsttest

Wer nicht erst einen Termin beim Arzt vereinbaren möchte, kann sich heutzutage auch Selbsttests nach Hause schicken lassen. Eine bekannte Marke hierfür ist z. B. Cerascreen. Du kannst hier unzählige Dinge von Mineralstoffen bis hin zu Nahrungsmittelunverträglichkeiten testen lassen. Vergiss bitte nicht, dass ein alleiniger Test nicht das Gespräch mit einem Arzt ersetzt. Bei den verschiedenen Sets wird zwischen Blut-, Speichel- und Urintests unterschieden. Jedes Set beinhaltet alle Utensilien, die du für die Gewinnung, Lagerung und den Transport der Probe zurück in das Labor benötigst. Jedes Test kit enthält neben den Materialien auch eine ausführliche Anleitung zur Durchführung deines Tests.

Keine Sorge, wenn es darum geht, Blut als Probematerial einzusenden. Hier reichen schon wenige Tropfen aus, die mittels eines kleinen Stichs in die Fingerkuppe entnommen werden können. Jedes Test kit enthält eine Art Seriennummer, welche deiner persönlichen Probe zugeordnet wird. Mit Hilfe der Cerascreen App hast du Zugriff auf all deine durchgeführten Tests und kannst deinen neuen Test ganz einfach aktivieren.

Diese Laborparameter solltest du vor der Einnahme von Nahrungsergänzungsmitteln bestimmen:

Vitamin D

Der Vitamin D-„Normbereich" wird in Deutschland bei 35-60ng/ml angegeben. Das hat sich in den letzten Jahren drastisch geändert. Als wir angefangen haben, mit Patienten über Vitamin D zu sprechen, lag der Normbereich noch bei bis 30ng/ml. Haben wir dann von Zielbereichen von etwa 60ng/ml gesprochen, haben uns einige Ärzte für verrückt erklärt. Heute ist das viel entspannter. Dennoch hängen die deutschen „Normbereiche" der internationalen Wissenschaft noch etwas hinterher. Du solltest deinen Vitamin D-Spiegel in einen Bereich von etwa 60ng/ml bringen und nicht über 100ng/ml hinauskommen.

Tests für Vitamin D kann man beim Arzt anfordern oder mit Hilfe von Cerascreen testen. Preislich liegt beides bei etwa 30 Euro pro Test.

Das Vitamin D kann man sich bei einem Mangel als Dekristol 20.000 vom Arzt verschreiben lassen. Man sollte der individuellen Dosierungsempfehlung des Arztes folgen und nach drei Monaten nochmal nachmessen.

Die meisten Ärzte setzen mit ihrer Dosierung zu niedrig an, so dass sich der Wert nicht bedeutsam verändert. Bei einem Wert unter 30 ng sind meistens 20.000 Einheiten pro Woche zu wenig. Das US-Amerikanische Vitamin D Council, sowie die endokrinologische Gesellschaft der USA, empfehlen eine wöchentliche Dosis von 14.000 Einheiten nur zur Erhaltung bereits normwertiger Vitamin D-Spiegel. Sie empfehlen bei einem Mangel eine noch höhere Dosierung.

Zink

Hier solltest du einen Vollbluttest vornehmen lassen. Viele Ärzte werden dir sagen, dass das nicht geht, dass es das nicht gibt, oder dass es Quatsch wäre. Zink ist allerdings zu 93 % ein intrazellulärer Stoff. Daher muss man es auch in den Zellen testen. Auch hierbei zieht die medizinische Praxis inzwischen hinterher und die Vollblutanalysen finden immer häufiger Anwendung. Der Zielwert liegt bei etwa 6 mg/l. Der Preis für eine Zinkanalyse im Labor liegt bei etwa sieben Euro. Zusätzlich sollte man stets den Kupferspiegel mitbestimmen, da Zink bei Überdosierung zu einem Kupfermangel führen kann. Es gibt jedoch viele andere Gründe für Veränderungen im Kupferstoffwechsel. Bei einem bereits vorhandenen Kupfermangel sollte man kein zusätzliches Zink einnehmen.

Auch hier sollte man deshalb bei einem Zinkmangel der Dosierungsempfehlung des Arztes folgen.

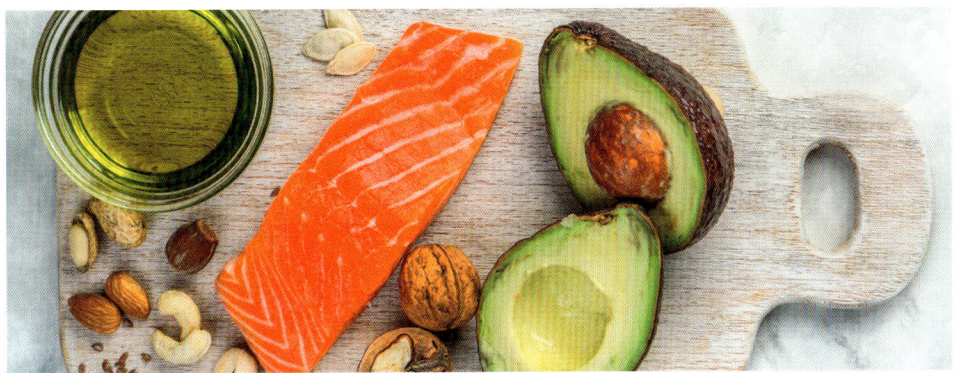

Selen

Selen liegt lediglich zu 50 % intrazellulär vor. Der intrazelluläre Wert gibt aber hier dennoch eine bessere Aussage über die funktionelle Verfügbarkeit. Daher sollte man hier auch die Vollblutanalyse vorziehen. Preislich liegt eine Selenanalyse bei etwa 25 Euro und der Zielwert liegt bei 10µg/l.

Omega 3

Eine Analyse von Omega-3 misst den Gehalt an Omega-3-Fettsäuren in der Zellwand. Unabhängig von den Symptomen eines „Pillenentzuges" ist dieser sogenannte Omega-3-Index eine wichtige Messgröße in der Prävention von Herzerkrankungen. Er ist mit etwa 60 Euro leider ein etwas teurerer Parameter. Zielwert eines Omega-3-Indexes liegt bei 8 %.

Bei einem Wert unter 6 % sollte man mit einer höheren Dosis von 6000 mg für zwei Monate starten und dann auf 3000 mg verringern. Erreicht man bereits ohne Dosierung Werte von etwa 8 %, dann ist eine Supplementierung beim aktuellen Lebensstil nicht notwendig.

Magnesium

Magnesium kann man im Vollblut bestimmen. Der intrazelluläre Magnesiumwert ist aber leider nicht wirklich zuverlässig. Auch mit normalen Magnesiumleveln im Labor profitieren Menschen dennoch sehr häufig von einer Supplementation. Der Parameter ist mit etwa drei Euro allerdings auch ein sehr günstiger. Und wenn der Wert doch mal niedrig sein sollte, dann ist das Level auch wirklich zu niedrig. Der Zielwert liegt bei 1,8mmol/l.

6.4 Ketogene Ernährung

Immer

Gemüse	Fette	Fleisch	Fisch/Meeresfrüchte	Nüsse/Samen
Gurke	Kokosöl	Rind	Lachs	Mandel
Blumenkohl	Avocadoöl	Huhn	Sardellen	Paranuss
Grüne Bohnen	Olivenöl	Ente	Dorade	Haselnuss
Grünkohl	Butter	Wild	Calamaris	Macadamia
Salat	Butterschmalz	Innerein	Makrele	Pecan
Pilze	Ghee	Schwein	Seehecht	Pinienkerne
Oliven	Sahne	Pute	Miesmuscheln	Walnuss
Zwiebeln	Schmalz	Bacon (ohne Nitrate und Nitrite)	Garnele	Chiasamen
Paprika (grün)	Macadamianussöl	Beef Jerks	Sardinen	Leinsamen
Radieschen		Würstchen (ohne Zusätze von Zucker, Gluten oder Tofu)	Tintenfisch	Kürbiskerne
Spinat			Forelle	Sesam
Zuckerschoten			Thunfisch	Sonnen-blumenkerne
Brokkoli				
Tomaten				
Spargel				
Artischocken				
Aubergine				
Rosenkohl				

Diese Tabelle soll dich auf dem Weg der ketogenen Ernährung unterstützen. Hier findest du Lebensmittel, die du eher meiden solltest und andere, welche auf deinem Speiseplan nicht fehlen dürfen.

Milchprodukte	Getränke	Obst	Sonstiges
Butter	Tee (ohne Milch)	Beeren	Eier
Frischkäse	Kaffee (ohne Milch, nur mit Sahne und optional Kokosöl)	Kokosnuss	Mandelmehl
Feta	Wasser		Kokosmehl
Gouda			
griechischer Joghurt			
Parmesan			
Blauschimmelkäse			
anderer fettreicher Käse			

Manchmal

Gemüse	Nüsse	Obst	Süßes
Kürbis	Cashewkerne	alles andere neben Beeren	Zartbitterschokolade (mind. 85 % Kakaoanteil)
Paprika (rot, gelb)			Honig (nicht mehr als 1 TL/Tag, selten nutzen!)
Karotten			
Süßkartoffeln			

Nie

Alkohol	Nüsse	Soya	Fette
Bier	Erdnüsse	Edamame Bohnen	Rapsöl
Cocktails		Tofu	Distelöl
Süße alkoholische Getränke			Sonnenblumenöl
Cyder			

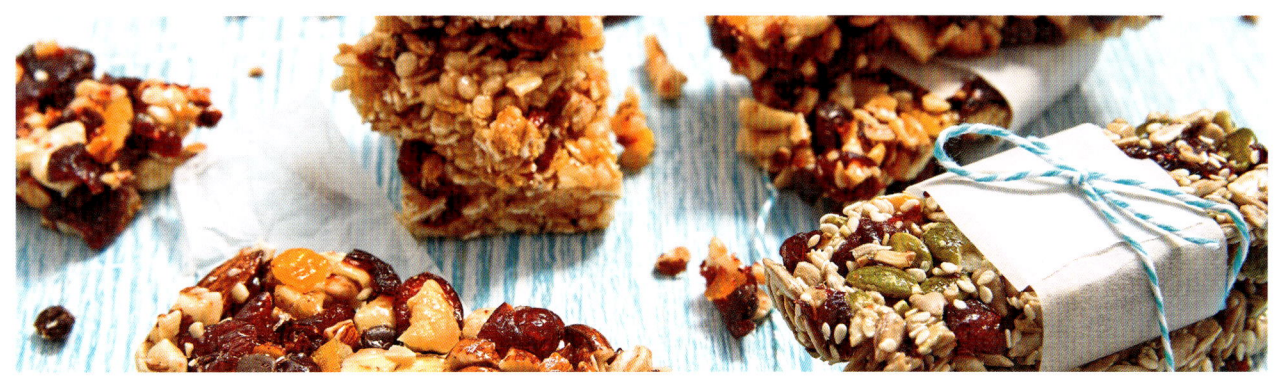

Getreide	Süßigkeiten	Sonstiges
Alle Volkornprodukte	Eis	Rote Bete
Amarant	Gebäck	Reis-/Maiswaffeln
Bulgur	Kekse	Kichererbsen
Gerste	Kuchen	Linsen
Mais	Schokolade	Pastinake
Couscous	Fruchtsäfte	Nudeln
Hirse	Energydrinks	Popcorn
Hafer	Zucker	Reis
Roggen	Maissirup	Kartoffeln
Reis	Fructose	Haferbrei
Dinkel	Agave	
Weizen		

„Ich hatte jahrelang nicht bemerkt, dass ich womöglich das beste Make-up meines Lebens gefunden hatte.“

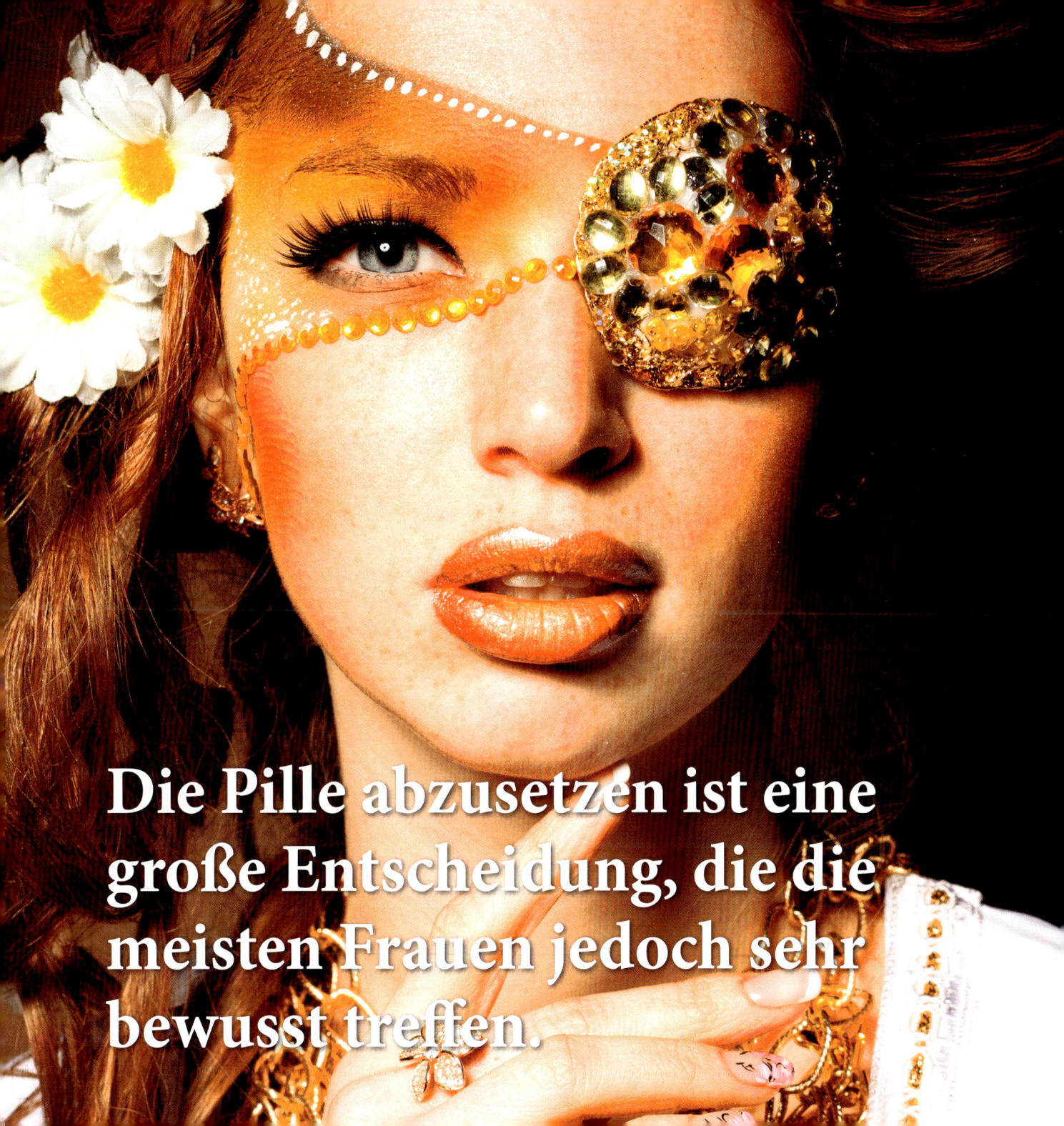

Die Pille abzusetzen ist eine große Entscheidung, die die meisten Frauen jedoch sehr bewusst treffen.

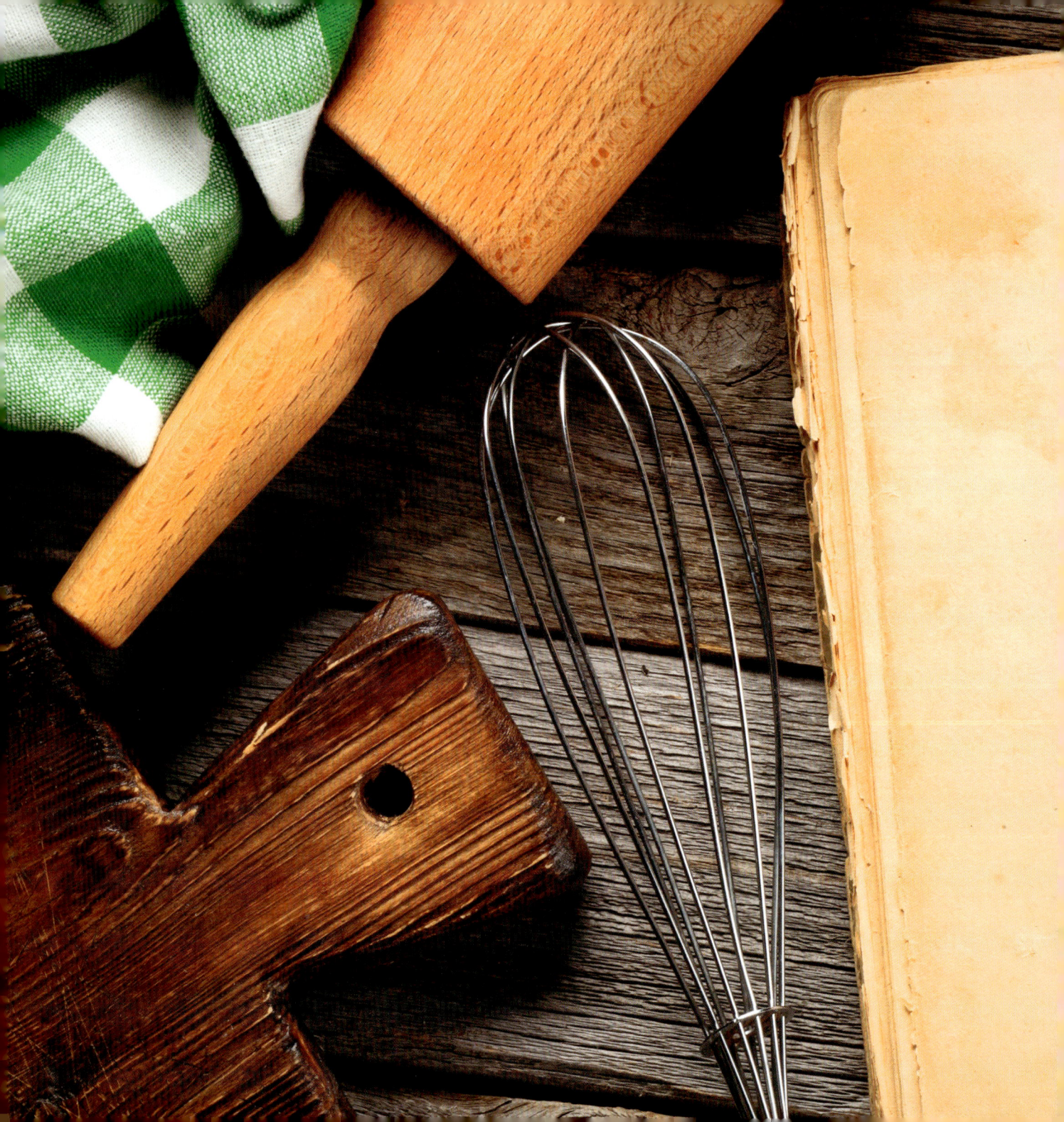

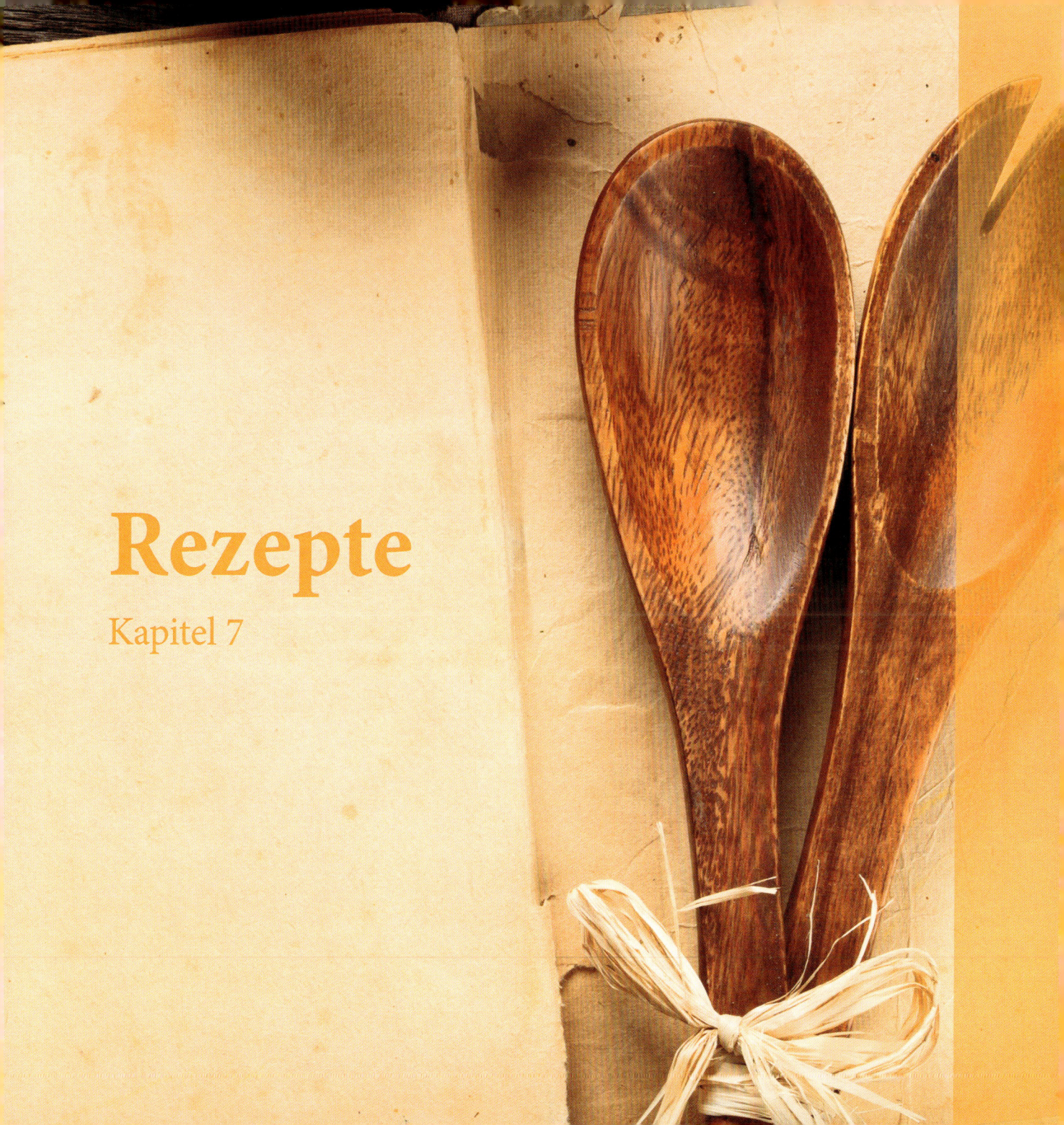

Rezepte

Kapitel 7

„Wer seinen Körper versteht, kann ihm auch viel besser bei der Heilung helfen."

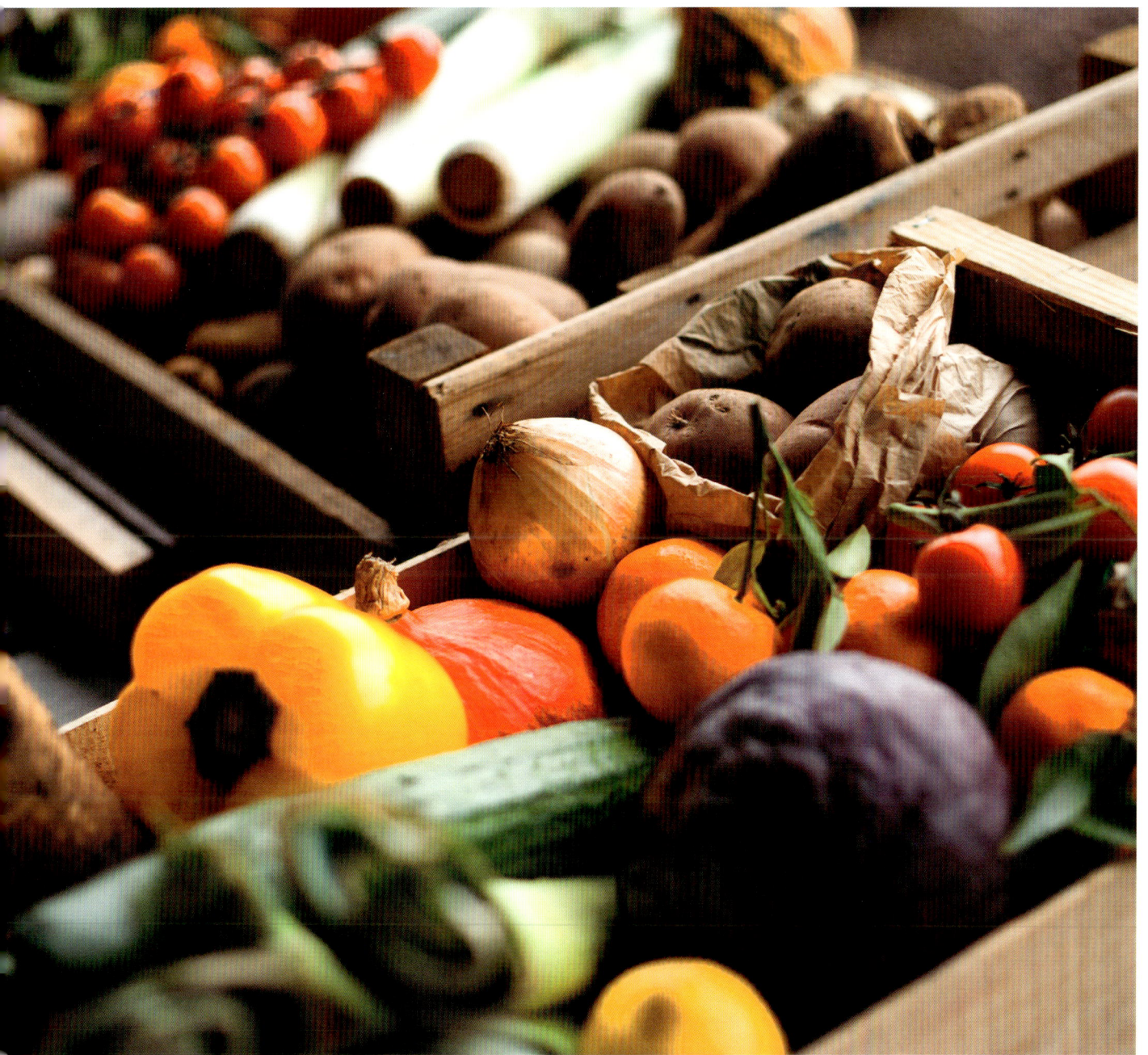

7.1 Frühstück

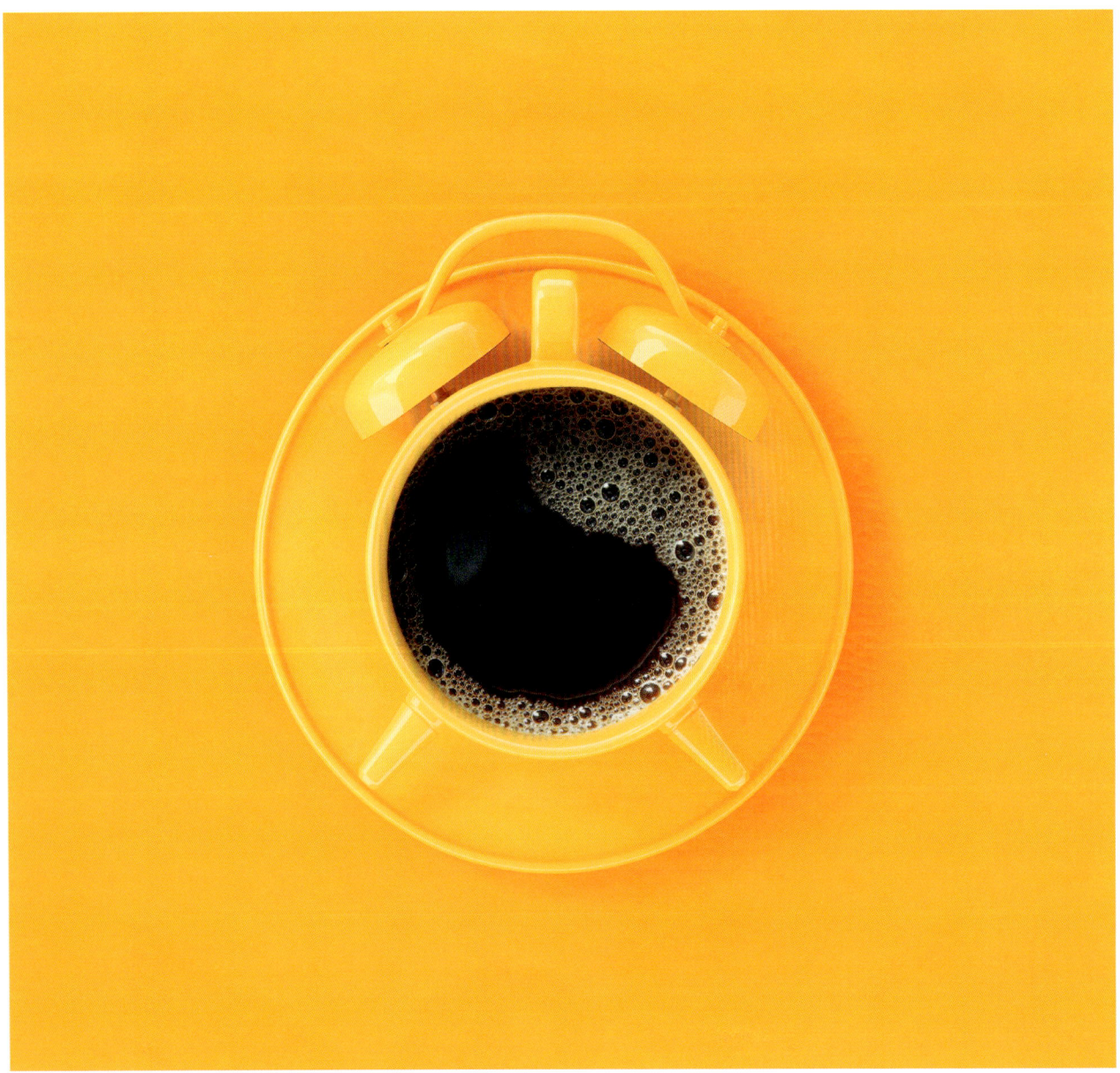

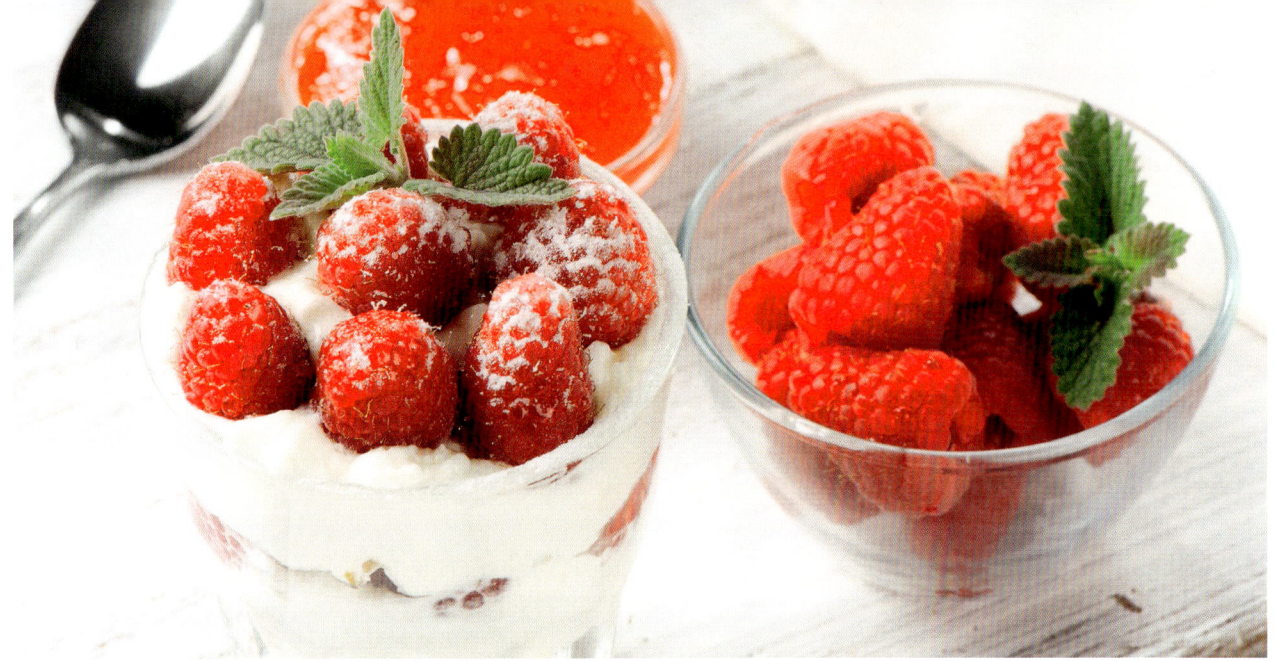

Kokos Pudding mit Himbeeren

Schritt 1 Gib Eier, Kokosmilch und Flohsamenschalenpulver mit dem Wasser in eine Schüssel (hitzebeständig) geben und zügig glatt rühren.

Schritt 2 Gib Kokosmehl, Vanille, Zimt und Salz dazu und verrühre es zu einer glatten Masse.

Schritt 3 Erhitze die Kokosmasse über einem Wasserbad (ohne dass sie mit dem Wasser in Berührung kommt) und rühre dabei für 10-12 Minuten ständig um, damit sie nicht ausflockt. Rühre so lange, bis die Masse dickflüssig wird und zu binden beginnt.

Schritt 4 Nimm die Masse vom Wasserbad und rühre die eiskalte Butter ein, bis sie sich aufgelöst hat.

Schritt 5 Verteile den Pudding auf zwei Schalen, decke ihn mit Frischhaltefolie ab und stelle ihn mindestens sechs Stunden (besser über Nacht) kalt.

Schritt 6 Garniere den Pudding mit den Himbeeren und den Kokosraspeln.

Portionen 2
Vorbereitung 5 Minuten
Kochzeit 10–12 Minuten,
sechs Stunden kalt stellen
Zubehör hitzebeständige Schale

Zutaten
200 g Kokosmilch (aus der Dose)
4 Eier
1 Msp. Flohsamenschalenpulver
1/2 TL gemahlene Vanille
1/2 TL Zimt
1 Prise Salz
4 TL Butter, eiskalt
100 g Himbeeren
1 EL Kokosraspel
100 ml Wasser, warm

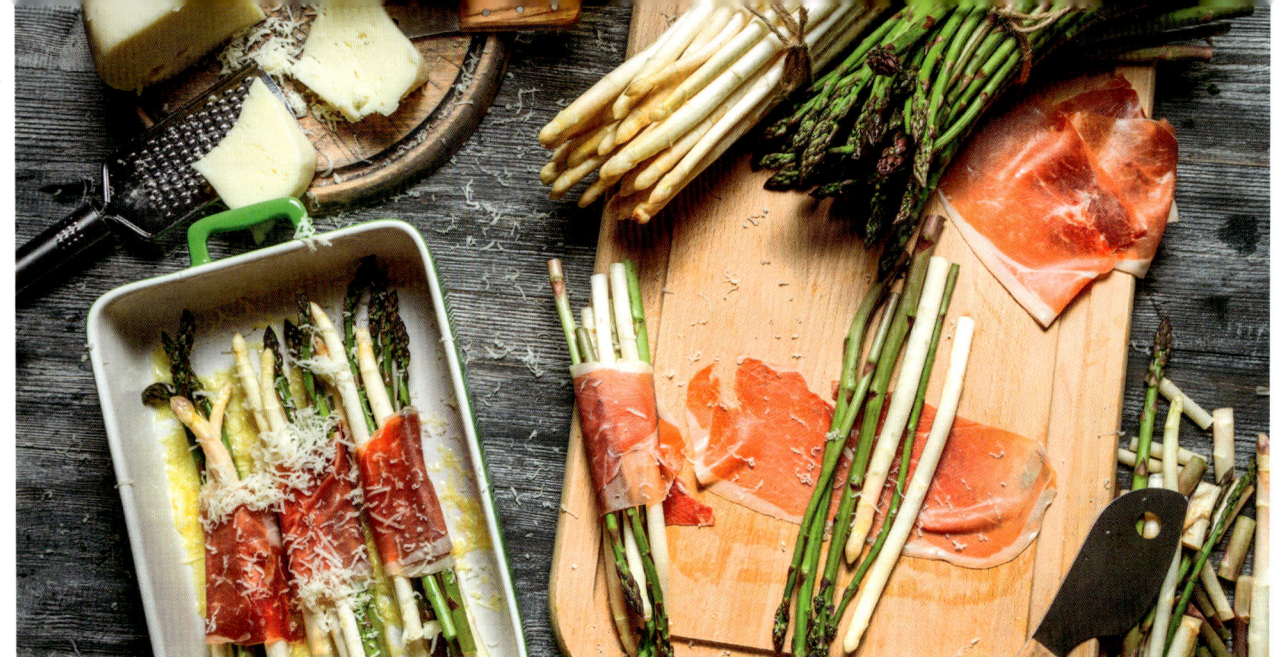

Spargel-Bacon-Auflauf

Schritt 1   Heize den Backofen auf 200° C vor und fette die Auflaufform ein.

Schritt 2   Schneide den Feta in kleine Stücke, viertel die Tomaten und schneide den Spargel in ca. 4 cm lange Stücke.

Schritt 3   Lege Spargel und Bacon in die Auflaufform und beträufel beides mit Olivenöl.

Schritt 4   Backe beides für 6-7 Minuten im Ofen, bis der Bacon leicht knusprig wird.

Schritt 5   Nimm die Form aus dem Ofen und gib nun Feta und Tomaten darüber.

Schritt 6   Verquirle die Eier in einer Schale und würze sie mit Pfeffer und Salz.

Schritt 7   Gib die Eimasse über den Auflauf und backe alles zusammen für weitere 15-20 Minuten, bis die Eier deine gewünschte Konsistenz erreicht haben.

Portionen 4
Vorbereitung 5 Minuten
Kochzeit 20-30 Minuten
Zubehör Auflaufform (klein)

Zutaten
1 Bund grüner Spargel
6 Streifen Bacon
100 g Cherry-Tomaten, geviertelt
100 g Feta, gewürfelt
6 Eier
Olivenöl
Salz
Pfeffer

236

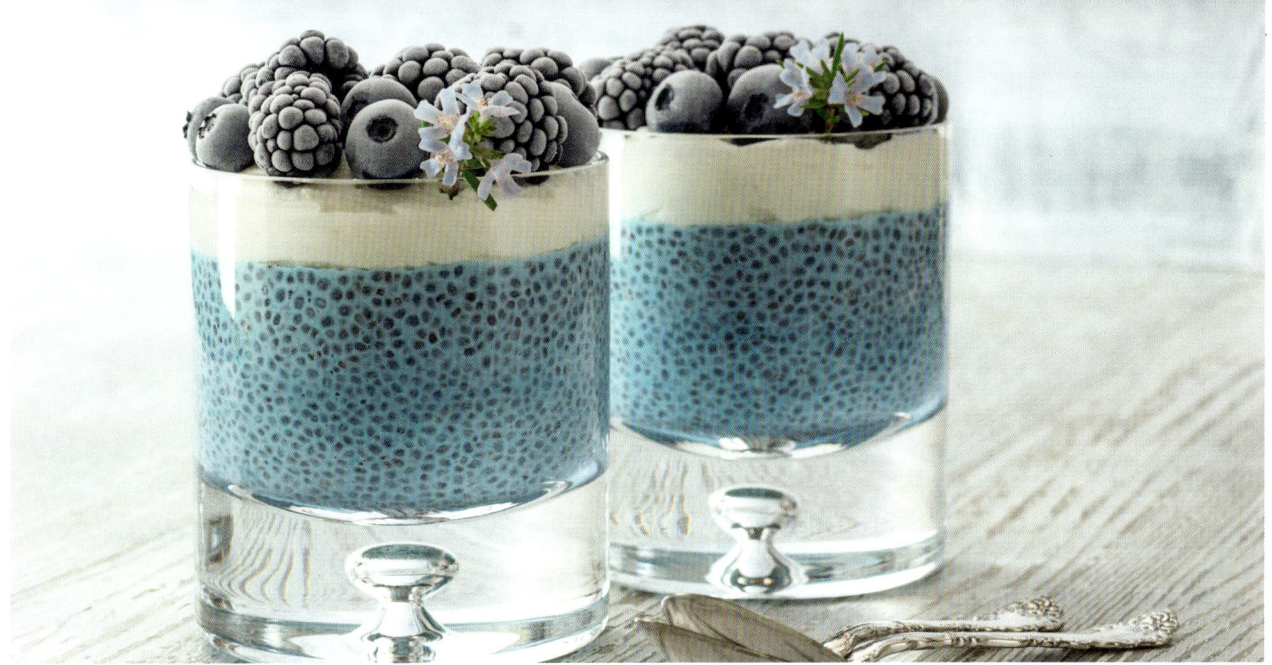

Blaubeeren-Chia-Pudding

Schritt 1 Gib alle Zutaten in einen Mixer und püriere alles, bis eine cremige Masse entsteht.

Dieser Pudding lässt sich wunderbar am Abend vorbereiten, um ihn zum Frühstück zu verzehren. So haben die Chiasamen noch etwas Zeit, um zu quellen. Stelle den Pudding zum weiteren Quellen in den Kühlschrank. Zum Garnieren kannst du dir vorher ein paar Blaubeeren zur Seite legen.

Portionen 1
Vorbereitung 10 Minuten
Ziehzeit ggf. über Nacht
Zubehör Mixer/Pürierstab

Zutaten
30 g Chiasamen
80 g Blaubeeren
60 ml Kokosmilch (aus der Dose)
120 ml Wasser

237

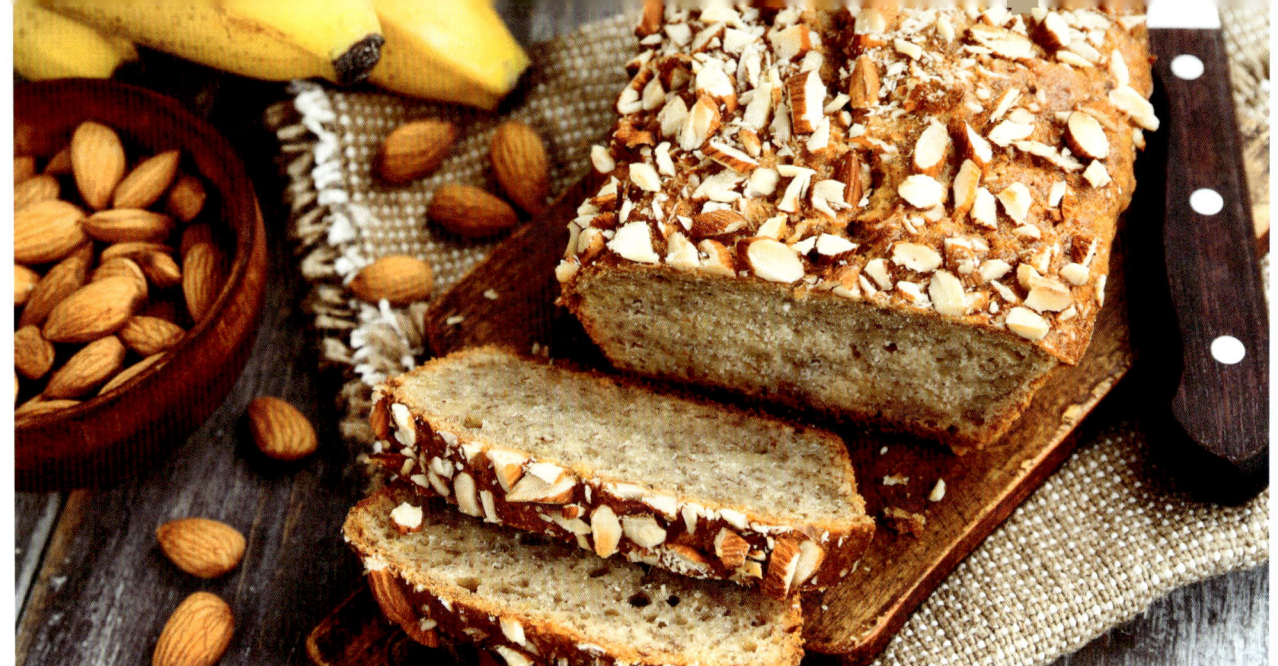

Mandelbrot

Schritt 1 — Heize den Backofen auf 180° C vor und fette die Kastenform mit Kokosöl ein.

Schritt 2 — Gib Joghurt, Eier und 1 Prise Salz in eine Schüssel und rühre alles glatt, gib danach Leinsamen, Sonnenblumenkerne und Mandeln dazu und rühre alles gut unter.

Schritt 3 — Gib zum Schluss Flohsamenschalenpulver und Backpulver hinzu und rühre alles zügig unter.

Schritt 4 — Lasse den Teig zehn Minuten quellen, fülle ihn in die gefettete Kastenform und backe das Brot für ca. 45 Minuten auf der mittleren Schiene im Ofen.

Schritt 5 — Nimm das Brot nach dem Backen aus dem Ofen, lasse es kurz abkühlen und stürze es vorsichtig aus der Form.

Schritt 6 — Bevor du das Brot schneidest, solltest du es vollständig auskühlen lassen. Das geht am besten auf einem Kuchengitter.

Falls du dir einen anderen Geschmack wünschst, kannst du z. B. 1 TL Rosmarin, Kümmel, Thymian oder auch Fenchelsamen hinzugeben.

Portionen ca. 12-15 Scheiben
Vorbereitung 20 Minuten
Kochzeit 45 Minuten
Zubehör Kastenform

Zutaten
250 g griechischer Joghurt
6 Eier
120 g Mandeln, gemahlen
50 g Sonnenblumenkerne
40 g geschrotete Leinsamen
2 EL Flohsamenschalenpulver
2 TL Backpulver
1 Prise Salz
Kokosöl, zum Einfetten der Form

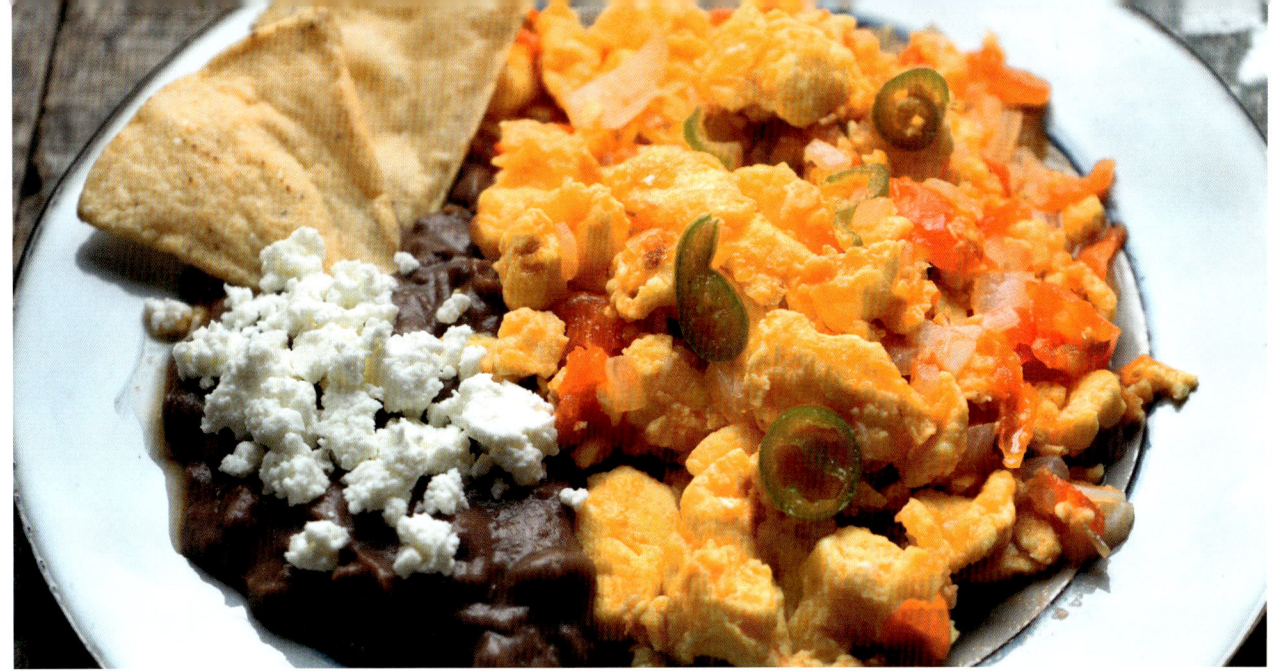

Mexikanisches Rührei

Schritt 1   Schneide die Lauchzwiebeln und brate sie zusammen mit den Jalapenos und der Tomate in der Butter.

Schritt 2   Füge die Eier hinzu, verrühre alles für ca. zwei Minuten.

Schritt 3   Zum Schluss fügst du den Käse und die Gewürze hinzu und rührst diese unter die Masse.

Portionen 4
Vorbereitung 5 Minuten
Kochzeit 8 Minuten
Zubehör Pfanne

Zutaten
6 Eier
1 Lauchzwiebel
2 Jalapenos (eingelegt), klein geschnitten
1 Tomate, gewürfelt
75 g geriebener Käse
2 EL Butter
Salz
Pfeffer

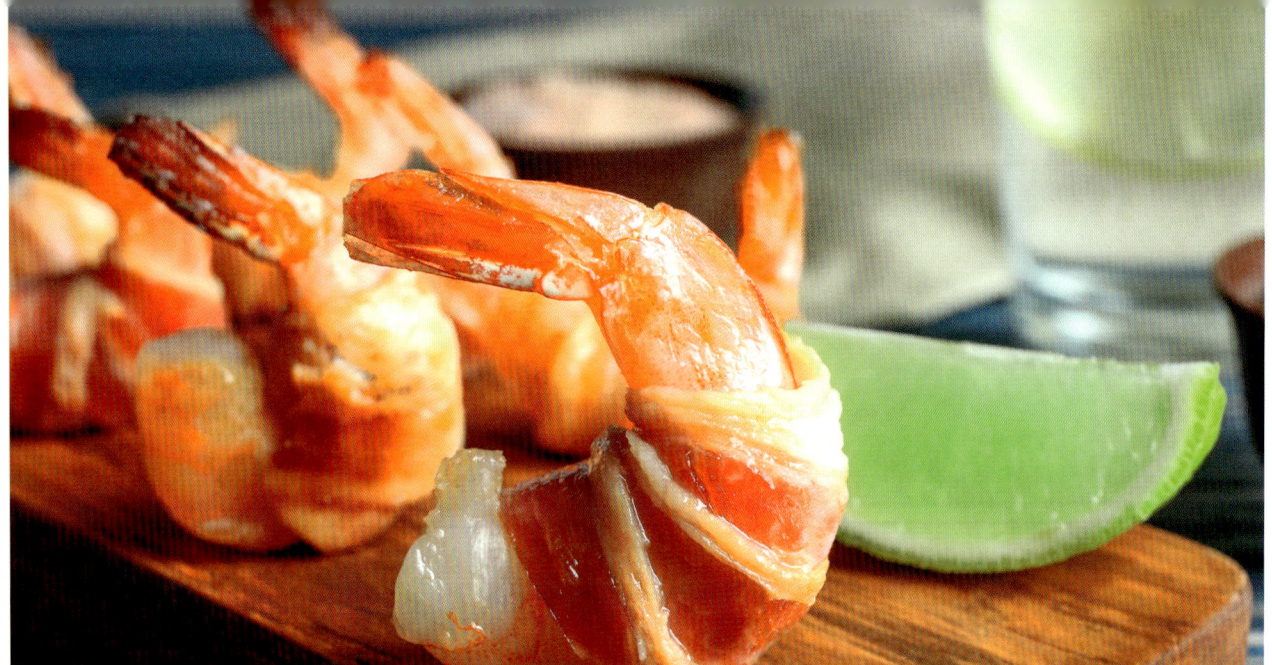

Garnelen im Bacon-Mantel

Schritt 1 Solltest du gefrorene Garnelen verwenden, lasse diese zuerst auftauen.

Schritt 2 Halbiere die Baconscheiben und umwickle jede Garnele mit einer halben Scheibe Bacon.

Schritt 3 Erhitze das Kokosöl in einer Pfanne und lege die Garnelen mit Baconmantel in die Pfanne.

Schritt 4 Brate den Bacon von beiden Seiten knusprig an.

Hierzu passt ein großer Salat oder grüner Spargel, den du in Kokosöl anbraten und mit etwas grobem Salz bestreuen kannst.

Portionen 4
Vorbereitung 5 Minuten
Kochzeit 6 Minuten
Zubehör Pfanne

Zutaten
500 g Garnelen (frisch oder gefroren)
200 g Bacon
2 EL Kokosöl

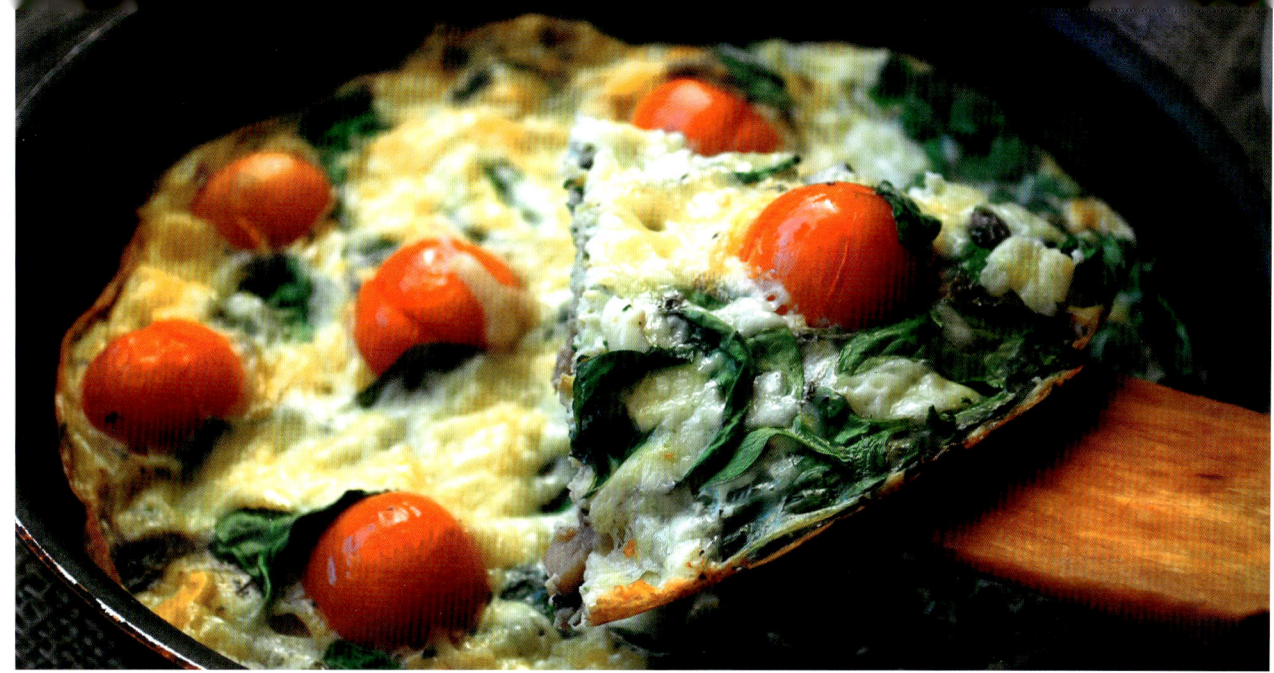

Pizza Frittata

Schritt 1 Heize den Backofen auf 190° C vor.

Schritt 2 Bereite den Spinat nach Packungsanleitung zu und lasse ihn etwas abkühlen. Der Spinat sollte nicht mehr wässrig sein.

Schritt 3 Vermische Eier, Olivenöl und Gewürze.

Schritt 4 Gib Parmesan, Ricotta und Spinat hinzu.

Schritt 5 Gieße die Mischung in eine Auflaufform.

Schritt 6 Schneide die Pepperoni in feine Ringe und den Mozzarella in Würfel.

Schritt 7 Gib Pepperoni und Mozzarella über den Auflauf.

Schritt 8 Backe alles zusammen für ca. 30-45 Minuten im Ofen.

Portionen 4-6
Vorbereitung 12 Minuten
Kochzeit 30-45 Minuten
Zubehör Auflaufform, Kochtopf

Zutaten
12 Eier
250 g Spinat (tiefgekühlt)
2 Pepperoni
150 g Mozzarella
55 g Parmesan
130 g Ricotta
¼ TL Muskatnuss
Salz
Pfeffer
4 EL Olivenöl

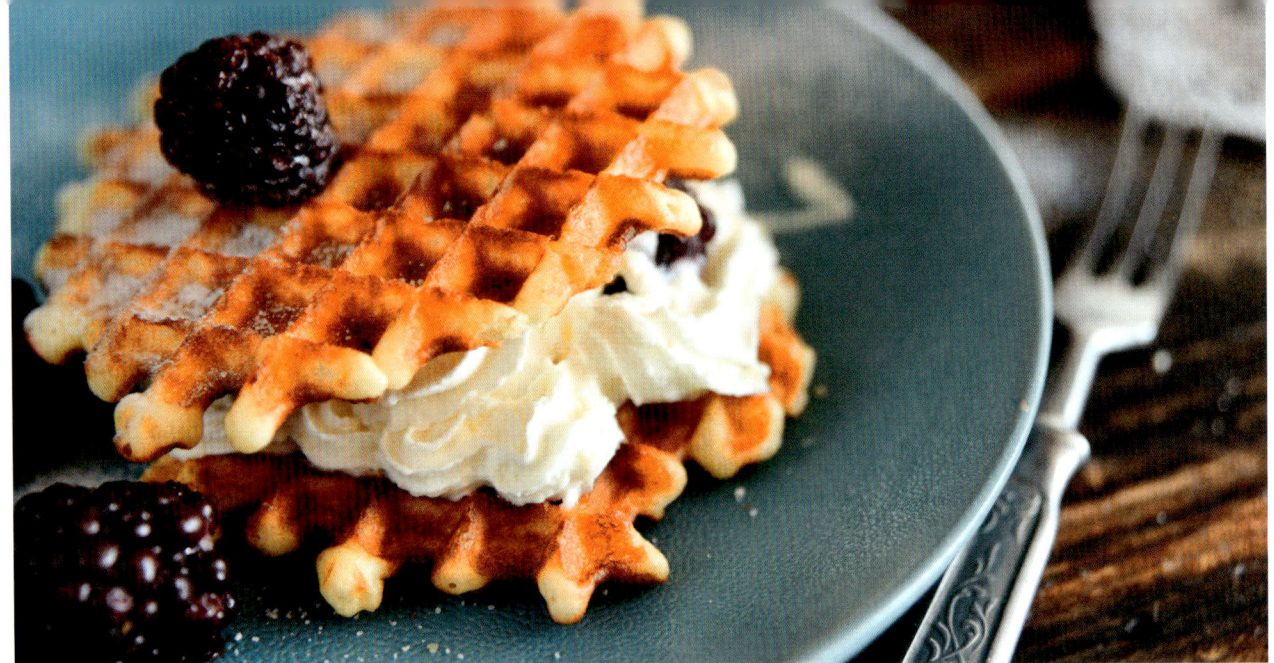

Frühstückswaffeln

Schritt 1 Gib alle Zutaten in eine Schüssel.

Schritt 2 Mixe sie mit einem Pürierstab, bis ein gleichmäßiger Teig entstanden ist.

Schritt 3 Backe den Teig wie süße Waffeln im Waffeleisen.

Portionen 2
Vorbereitung 2 Minuten
Kochzeit 10 Minuten
Zubehör Pürierstab,
Waffeleisen

Zutaten
80 g Frischkäse
3 Eier
1 EL Kokosmehl
1 TL Flohsamenschalenpulver
1 TL Backpulver
30 g Cheddar
1 Jalapeno
Salz
Pfeffer

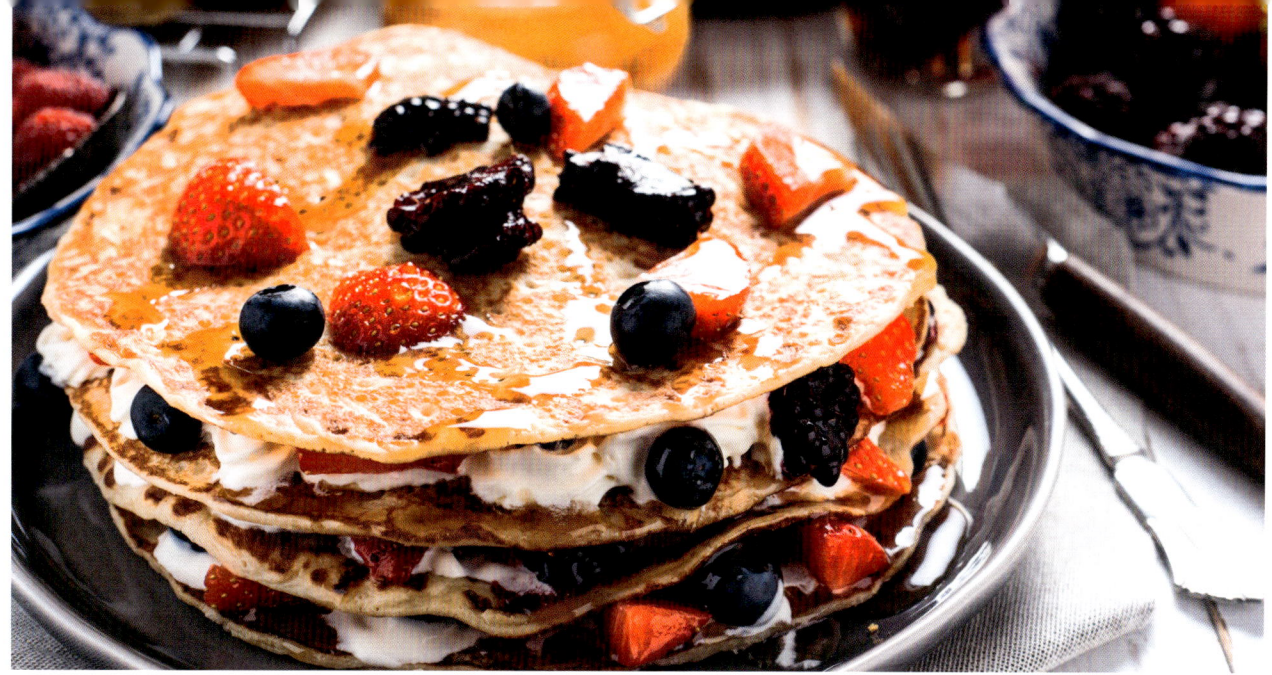

Pancakes mit Beeren und Sahne

Schritt 1 Verrühre die Eier, den Frischkäse und das Flohsamenschalenpulver zu einem Teig und lass diesen fünf Minuten ruhen, damit er etwas aufgehen kann.

Schritt 2 Erhitze das Öl in einer Pfanne und backe die Pancakes für ca. 3-4 Minuten pro Seite.

Schritt 3 Schlage die Sahne, bis sie fest wird.

Schritt 4 Serviere die Pancakes mit der Sahne und den darüber gestreuten Beeren.

Sollte der Teig zu flüssig sein, rühre noch etwas von den Flohsamenschalen unter und lasse ihn erneut einige Minuten ruhen.

Ein ganz besonderer Gaumenschmaus sind die Pancakes, wenn du sie zu der Sahne und den Beeren mit etwas Nussbutter deiner Wahl und klein gehackter 85-90%-iger Schokolade servierst.

Portionen 2 (ca. 4 Pancakes)
Vorbereitung 8 Minuten
Kochzeit 10 Minuten
Zubehör Pfanne

Zutaten
2 Eier
100 g körniger Frischkäse
1/2 EL Flohsamenschalenpulver
30 g Kokosöl

243

7.2 Mittag- oder Abendessen

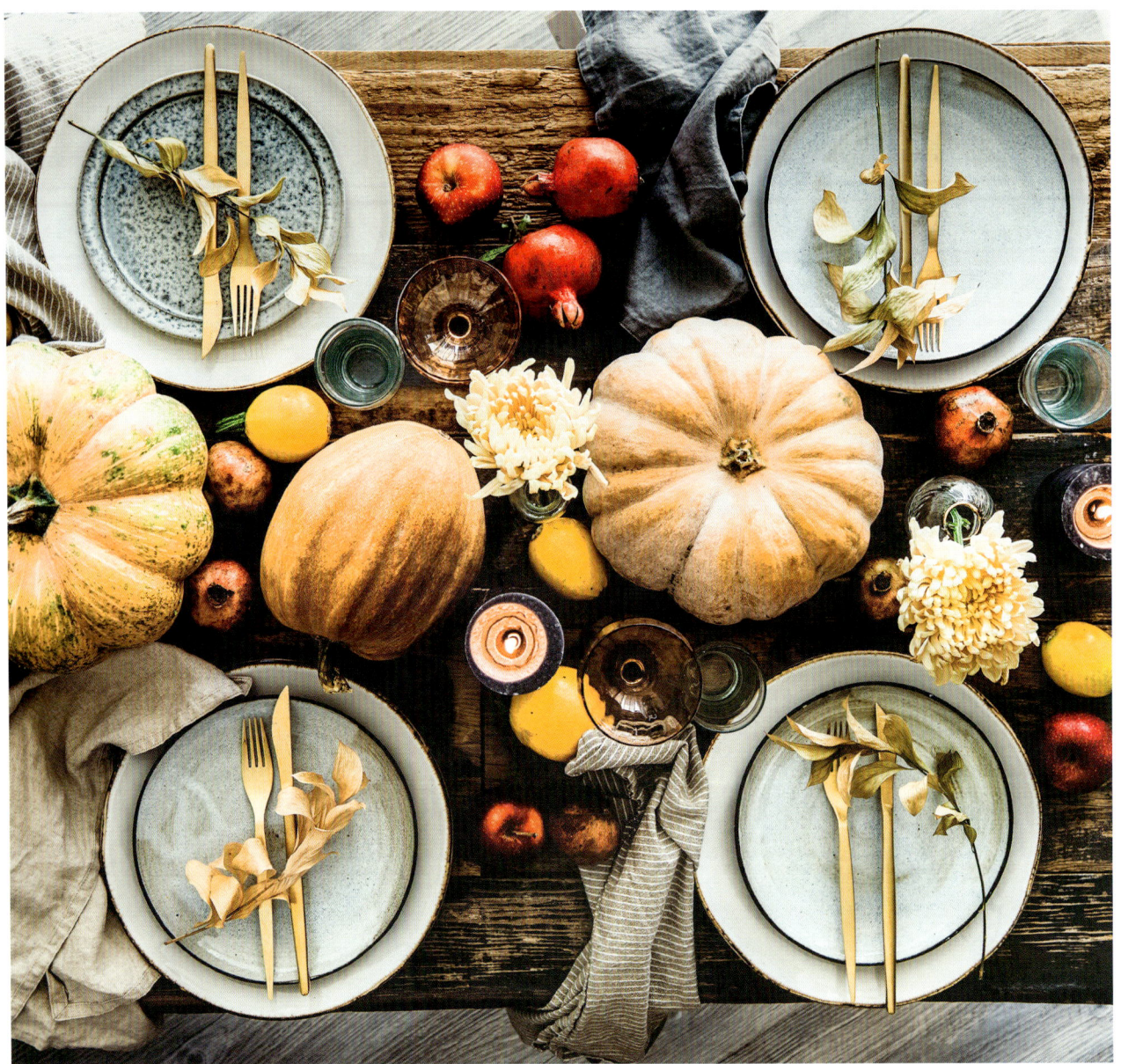

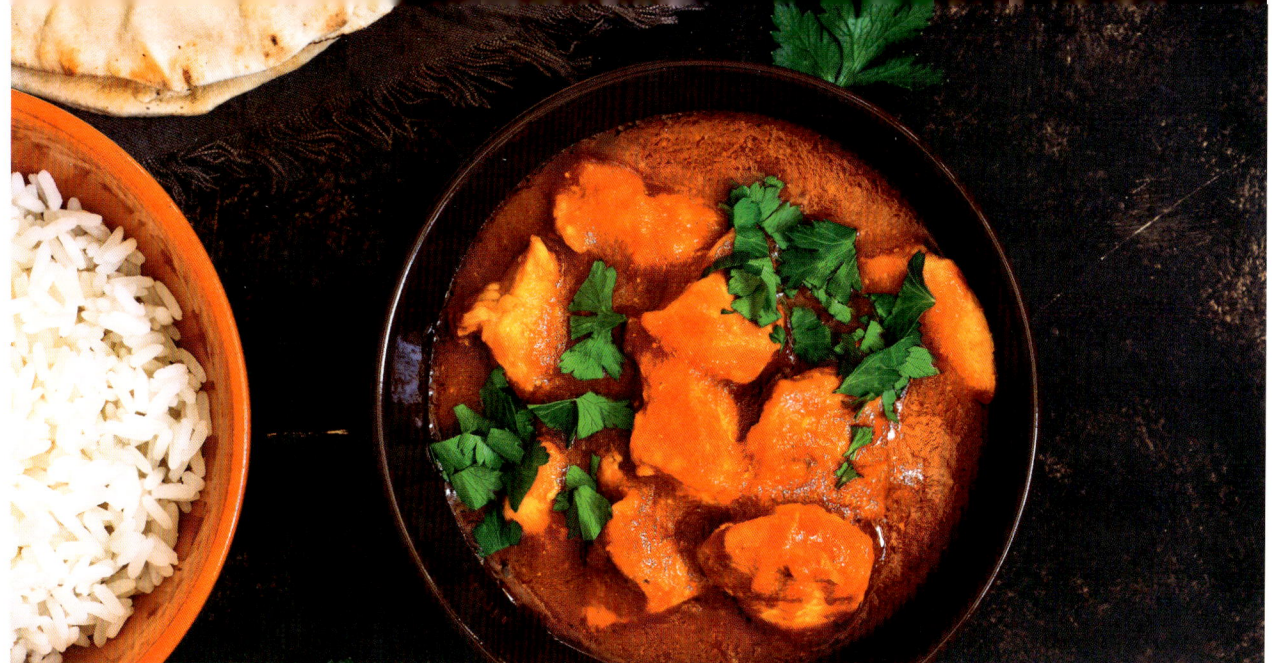

Garam Masala-Hähnchenbrust

Schritt 1 Heize den Ofen auf 200° C vor.

Schritt 2 Schneide die Hähnchenbrüste in Streifen und brate sie in einer Pfanne zusammen mit 1 TL der Garam Masala-Gewürzmischung, bis sie goldbraun sind.

Schritt 3 Würze das Fleisch anschließend mit Salz und Pfeffer und lege es in eine Auflaufform. Wenn beim Braten Saft entstanden ist, so gib diesen ebenfalls in die Auflaufform.

Schritt 4 Gib die klein gehackte Paprika zusammen mit der Kokosmilch in eine Schale und würze die Soße mit der Garam Masala-Gewürzmischung.

Schritt 5 Gib die Soße über das Fleisch und backe alles zusammen für ca. 20 Minuten im Backofen.

Schritt 6 Garniere nach dem Backen den Auflauf mit frischer Petersilie.

Hierzu passt knackiges Brokkoli- und Blumenkohlgemüse.

Portionen 4
Vorbereitung 8-12 Minuten
Kochzeit 20 Minuten
Zubehör Auflaufform, Pfanne

Zutaten
650 g Hähnchenbrust
3 TL Ghee oder Butter
1 rote Paprika, fein gewürfelt
300 ml Kokosmilch
(aus der Dose)
Petersilie, fein gehackt
Salz
Garam Masala-Gewürzmischung

245

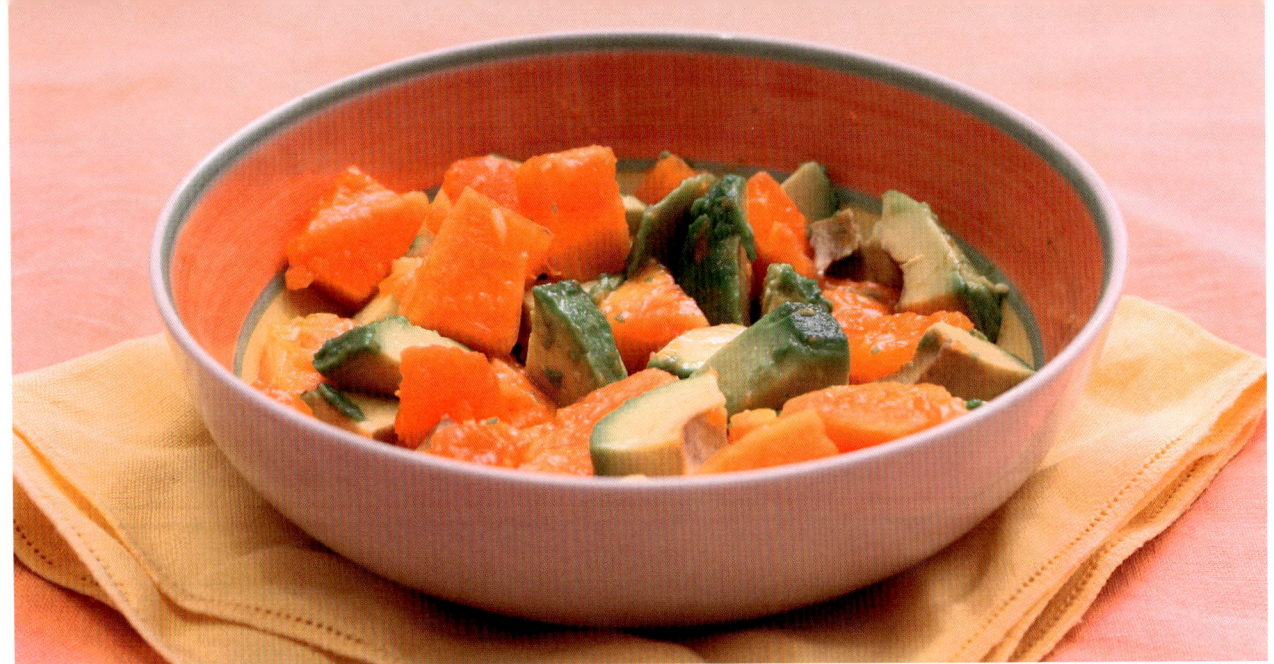

Avocado-Papaya-Salat

Schritt 1   Befreie die Avocado von Schale und Kern und schneide sie in Würfel.

Schritt 2   Kratze die Kerne der Papaya in der Mitte mit einem Löffel heraus, schäle sie und schneide sie ebenfalls in Würfel.

Schritt 3   Schneide den Eisbergsalat nach dem Waschen in feine Streifen und die Chilischote in feine Würfel.

Schritt 4   Vermenge Zitronensaft, Chilliwürfel, Koriander, Senf und Olivenöl zu einer Marinade und schmecke sie mit Salz und Pfeffer ab.

Schritt 5   Vermische Avocado, Papaya und Eisbergsalat und serviere den Salat mit der Marinade.

Wenn dir der Salat allein nicht ausreicht, passen hierzu kross gebratene Hähnchenstreifen.

Portionen 2
Vorbereitung 15 Minuten

Zutaten
1 Avocado, gewürfelt
1/2 Papaya, gewürfelt
100 g Eisbergsalat, in feine Streifen geschnitten
1 rote Chillischote, fein gewürfelt
1/2 Zitrone, ausgepresst
1/2 TL Koriander, gemahlen
1/2 TL mittelscharfer Senf
3 TL Olivenöl
Salz
Pfeffer

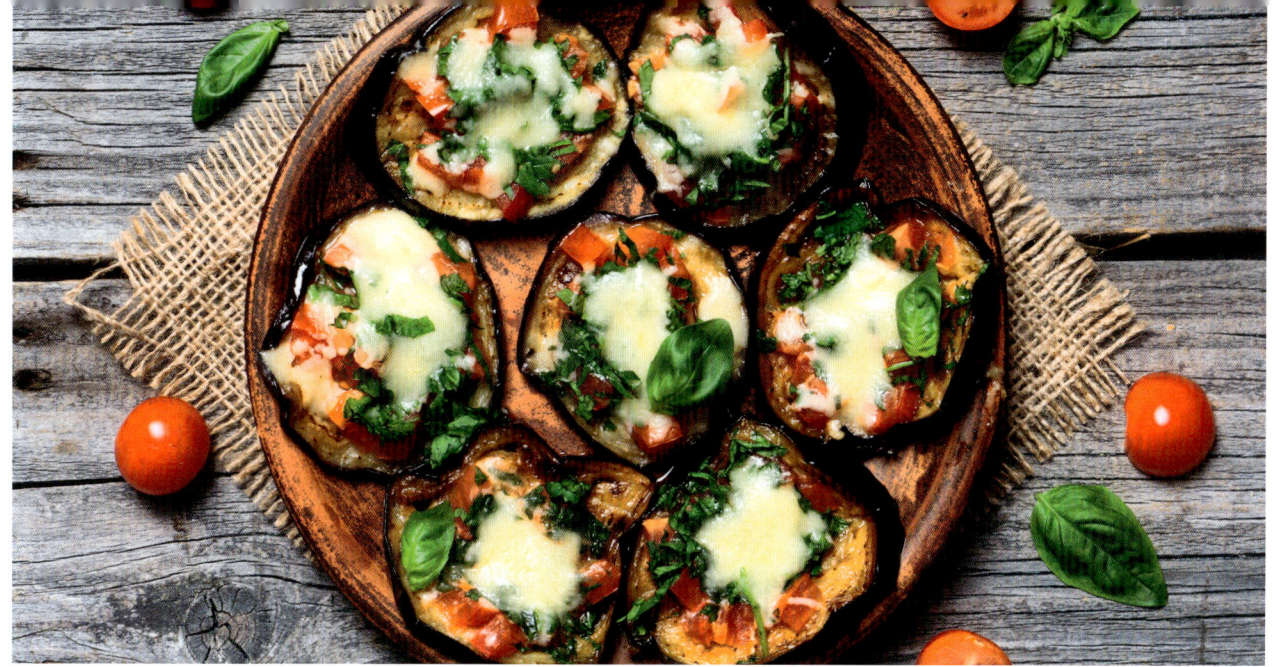

Auberginen Pizza

Schritt 1   Schneide den Strunk und das gegenüberliegende Ende der Aubergine ab und schneide sie in 1 cm dicke Scheiben.

Schritt 2   Streiche die Auberginenscheiben jeweils von beiden Seiten mit Öl ein, würze sie mit Salz und Pfeffer.

Schritt 3   Gib die gewürzten Scheiben für ca. acht Minuten in den vorgeheizten Backofen, bis sie etwas braun werden.

Schritt 4   Nimm die Scheiben heraus, bestreiche sie mit den passierten Tomaten und belege sie mit den Zutaten deiner Wahl, inkl. Käse.

Schritt 5   Gib alles zusammen in den Backofen, bis der Käse leicht braun wird.

Schritt 6   Anschließend kannst du die Mini-Pizzen noch mit Basilikum oder Lauchzwiebeln garnieren.

Portionen 4
Vorbereitung 5 Minuten
Kochzeit 15 Minuten
Zubehör Backblech

Zutaten
2 Auberginen
100 g Gouda, gerieben
200 ml passierte Tomaten
50 ml Olivenöl

Belag nach Geschmack, zum Beispiel Salami, Schalotten, Oliven, Bacon etc.

247

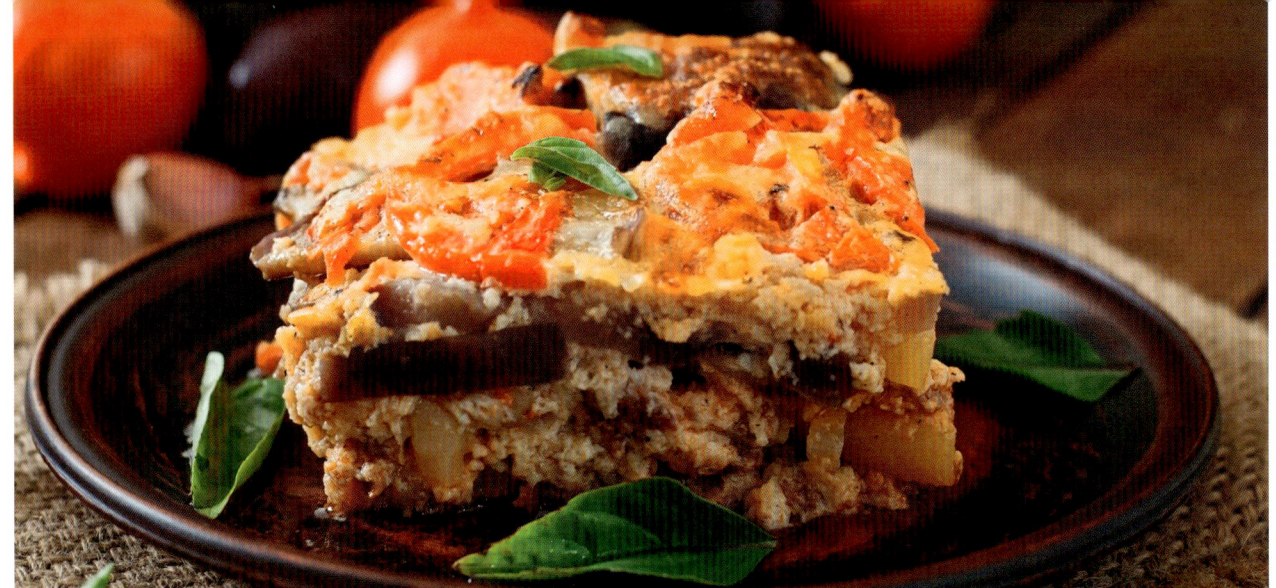

Moussaka

Schritt 1	Heize den Backofen auf 220° C vor.
Schritt 2	Entferne die Enden der Auberginen und schneide die Auberginen längs in ca. 7 mm dicke Scheiben.
Schritt 3	Miss 1 EL Zitronensaft und 1 EL Olivenöl ab, lege die Auberginen auf ein Backblech (mit Backpapier) und pinsel sie mit der Zitronen-Öl-Mischung ein. Würze sie dann mit je einer Prise Salz und Pfeffer.
Schritt 4	Schiebe das Backblech mit den Auberginen in die mittlere Schiene des Ofens und backe sie für 15 Minuten. Nimm die Auberginen danach aus dem Ofen und schalte den Ofen auf 180° C herunter.
Schritt 5	Erhitze das restliche Olivenöl in einem Topf und brate die Zwiebel und das Hackfleisch darin an, gieße dann alles mit der Brühe auf und füge Oregano und Lorbeerblätter hinzu.
Schritt 6	Lasse alles ca. fünf Minuten köcheln, schmecke es mit Salz und Pfeffer ab und entferne die Lorbeerblätter wieder.
Schritt 7	Verrühre den geriebenen Gouda mit dem Ei und der Sahne, würze die Masse mit einer Prise Salz und etwas Muskatnuss.
Schritt 8	Lege den Boden der Auflaufform mit einem Drittel der Auberginenscheiben aus und verteile dann die Hälfte der Hackfleischmasse darauf. Belege diese dann wieder mit einer weiteren Schicht Auberginen und verteile hierauf die restliche Hackfleischmasse, dieses dann mit den restlichen Auberginen bedecken.
Schritt 9	Verteile die Ei-Sahne-Soße darüber, schiebe die Auflaufform in den Ofen (Mitte) und backe deine Moussaka für 30 Minuten.

Portionen 2-3
Vorbereitung 15 Minuten
Kochzeit 30 Minuten
Zubehör Auflaufform,
Backblech

Zutaten
2 Auberginen
1/2 Zitrone, ausgepresst
3 EL Olivenöl
1 Zwiebel, fein gewürfelt
100 g Rinderhackfleisch
200 g Tomaten, gestückelt
(aus der Dose)
40 ml Gemüsebrühe
2 Lorbeerblätter
1 TL Oregano, getrocknet
50 g Gouda, gerieben
1 Ei
50 g Sahne
Muskatnuss, frisch gerieben
Salz
Pfeffer

248

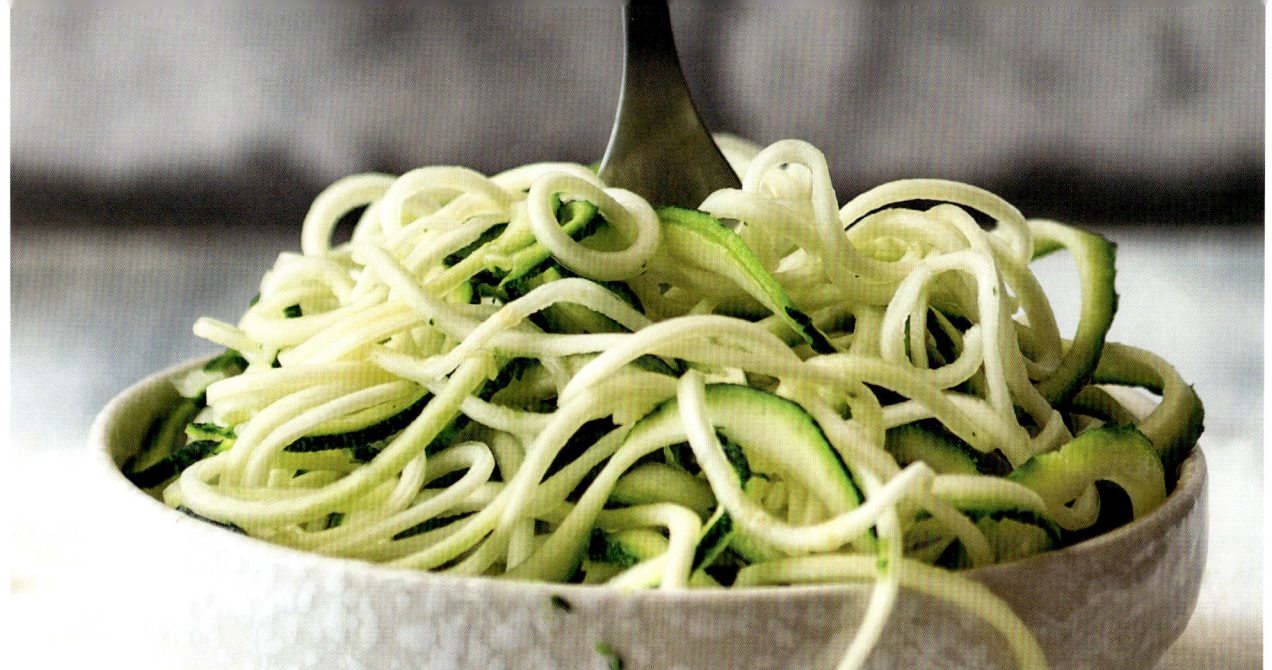

Zoodles mit Champignonsauce

Portionen 2-3
Vorbereitung 10 Minuten
Kochzeit 15 Minuten
Zubehör Spiralschneider/
Sparschäler, Pfanne, Topf

Zutaten Zoodles
1 Kohlrabi
1 große Möhre
1 kleiner Zucchino
3 Stängel Petersilie, fein gehackt
Salz

Schritt 1 Schneide das Gemüse mit einem Spiralschneider zu Gemüsespaghetti. Alternativ kannst du sie mit einem Sparschäler in feine Streifen schneiden, wie Bandnudeln.

Schritt 2 Koche in einem Topf ca. 1,5 l Wasser auf und salze es. Gare die Gemüsenudeln für vier Minuten im kochenden Salzwasser (ohne Deckel) und gieße sie anschließend durch ein Sieb ab.

Schritt 3 Erhitze die Butter in einer Pfanne, brate Zwiebel und Champignons zusammen in der Butter für zwei Minuten an.

Schritt 4 Gib die Sahne zu den Pilzen, lass sie offen aufkochen und ca. eine Minute einkochen. Nimm danach die Pfanne vom Herd und rühre den Frischkäse ein. Würze die Sauce mit Paprikapulver, Muskat, Salz und Pfeffer.

Schritt 5 Serviere die Zoodles auf einem Teller, gib etwas von der Sauce darüber und bestreue das Gericht mit etwas gehackter Petersilie.

Zutaten Champignonsauce
200 g Champignons, geviertelt
1 Zwiebel, fein gewürfelt
8 TL Butter
150 g Sahne
50 g Doppelrahmfrischkäse
1,5 l Wasser
1/2 TL Paprikapulver, edelsüß
Muskatnuss
Salz
Pfeffer

249

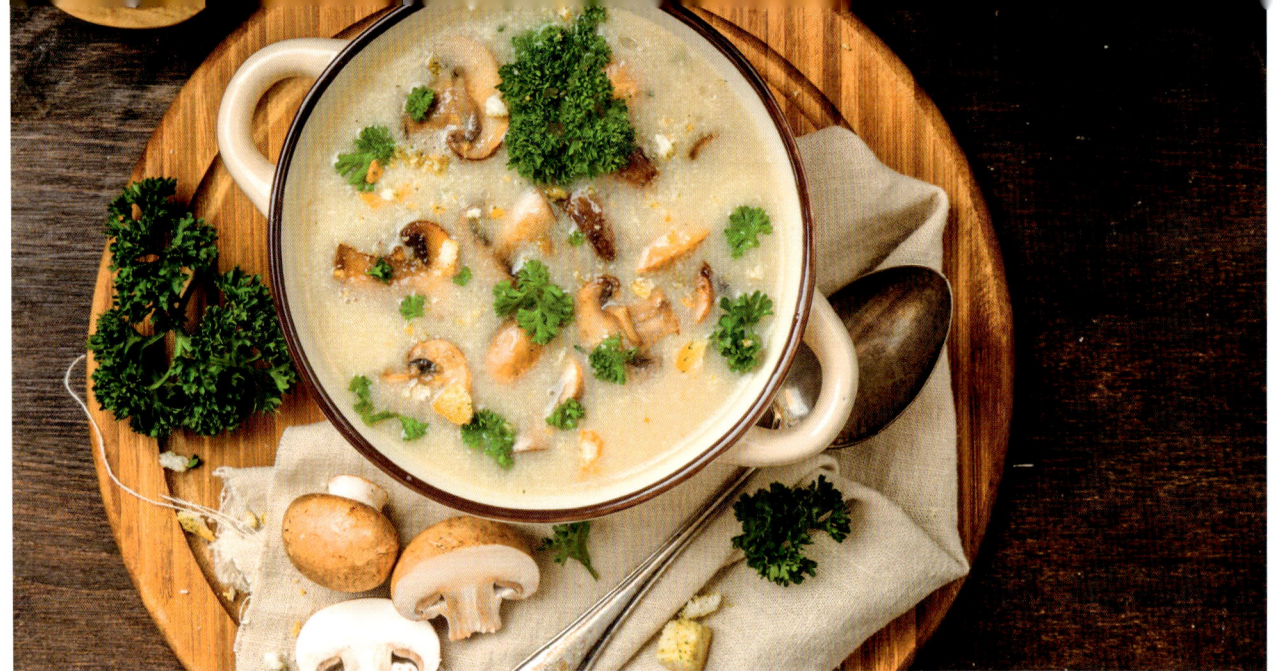

Die beste Pilzsuppe der Welt

Portionen 6-8
Vorbereitung 30 Minuten
Kochzeit 30 Minuten
Zubehör großer Topf oder
Schmortopf

Schritt 1 Brate den Bacon, bis er braun knusprig ist, lege ihn dann vorerst zur Seite und lass das Backfett im Topf.

Schritt 2 Füge Porree, Möhren und Sellerie in den Topf und lass alles bedeckt für ca. zehn Minuten kochen, bis das Gemüse etwas weich geworden ist.

Schritt 3 Füge die Champions und Shiitakepilze hinzu, und koche alles ohne Deckel für ca. fünf Minuten (die Pilze sollten etwas geschrumpft sein).

Schritt 4 Füge Knoblauch, Estragon, Thymian und Salz hinzu und lass die Gewürze ca. eine Minute einkochen.

Schritt 5 Füge jetzt die Brühe und Sojasoße (oder Coconut Aminos) hinzu. Schabe die Reste des Gemüses vom Boden des Topfes ab und koche die Suppe nun einmal auf.

Schritt 6 Reduziere die Hitze wieder und füge die Austernpilze hinzu, koche alles für ca. drei Minuten.

Schritt 7 Schalte den Herd ab und füge nun den Zitronensaft hinzu.

Zutaten
6 Tassen Knochenbrühe
(ca. 1,4 Liter)
6 Scheiben Bacon, in Stücke
geschnitten
1 Stange Porree, in dünne Ringe
geschnitten
1 Stange Sellerie, fein gehackt
1 Möhre, ungeschält, fein gehackt
450 g Champions, fein gehackt
230 g frische Shiitakepilze, fein
gehackt
230 g frische Austernpilze, fein
gehackt
2 Knoblauchzehen, gepresst oder
fein gehackt
1 TL Estragon (getrocknet)
1 TL Thymian (getrocknet)
1 TL Salz
2 EL Sojasoße oder Coco-
nut-Aminos (sojafrei)
1 EL frisch gepresster Zitronen-
saft (oder mehr, ganz nach
Geschmack)

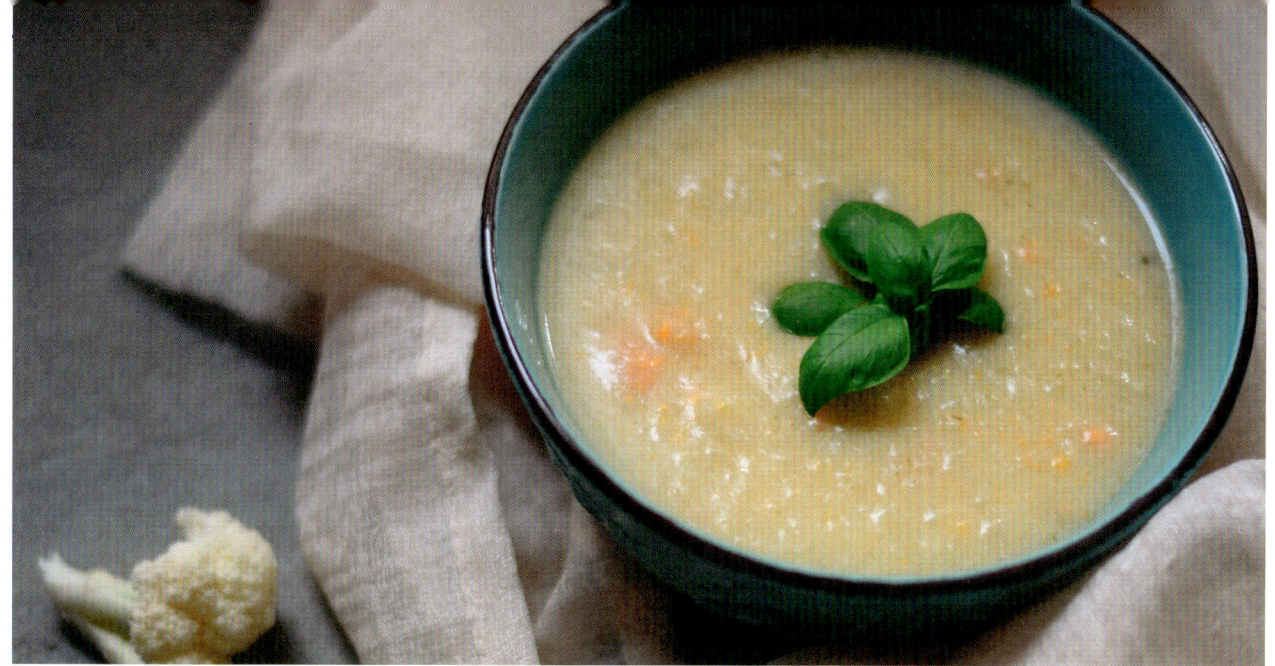

Eine schnelle Detox-Suppe

Schritt 1   Bring die Brühe zum Kochen.

Schritt 2   Füge Brokkoli, Blumenkohl, Salz, Thymian und Apfelessig hinzu und koche alles für sieben Minuten (bis das Gemüse weich, aber nicht verkocht ist).

Schritt 3   Lass alles für einige Minuten abkühlen.

Schritt 4   Füge jetzt das Kurkumapulver hinzu und püriere alles, bis eine sämige Masse entsteht.

Schritt 5   Wenn nötig, würze noch etwas mit Salz und Apfelessig nach.

Schritt 6   Sollte die Masse zu fest sein, kannst du sie mit etwas Wasser oder Brühe verdünnen.

Portionen 4-6
Vorbereitung 10 Minuten
Kochzeit 18 Minuten
Zubehör Topf, Stabmixer

Zutaten
900 ml Knochenbrühe
(oder Wasser)
2 Brokkoli, grob gehackt
1 Blumenkohl, grob gehackt
1 1/2 TL Salz
1/2 TL Thymian, getrocknet
2 EL Apfelessig
1 TL Kurkumapulver

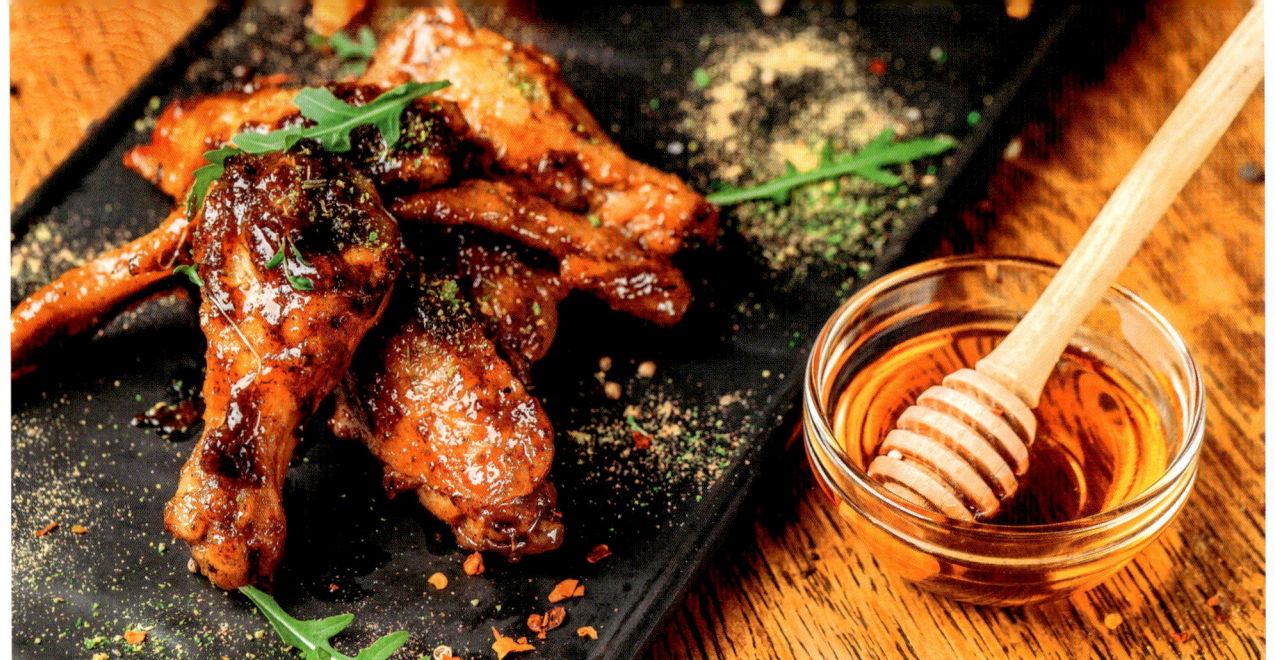

Honig-Estragon-Hähnchen

Schritt 1   Heize den Ofen auf 200° C vor.

Schritt 2   Lege das Hähnchen in die Auflaufform, mit der Haut nach oben.

Schritt 3   In einer Schüssel: verrühre Senf, Honig, Ghee, Estragon, Salz und Pfeffer.

Schritt 4   Bedecke die Schenkel mit der Marinade.

Schritt 5   Backe das Hähnchen für 30 Minuten, oder bis die Haut braun ist.

Schritt 6   Lass das Hähnchen für zehn Minuten ruhen, bevor du es servierst.

Portionen 4
Vorbereitung 10 Minuten
Kochzeit 30 Minuten
Zubehör Auflaufform

Zutaten
8 Hähnchenschenkel
1 1/2 EL Dijon-Senf
1 1/2 EL Honig
1 1/2 EL Ghee
1 1/2 TL Estragon, getrocknet
3/4 TL Salz
1/4 TL schwarzer Pfeffer

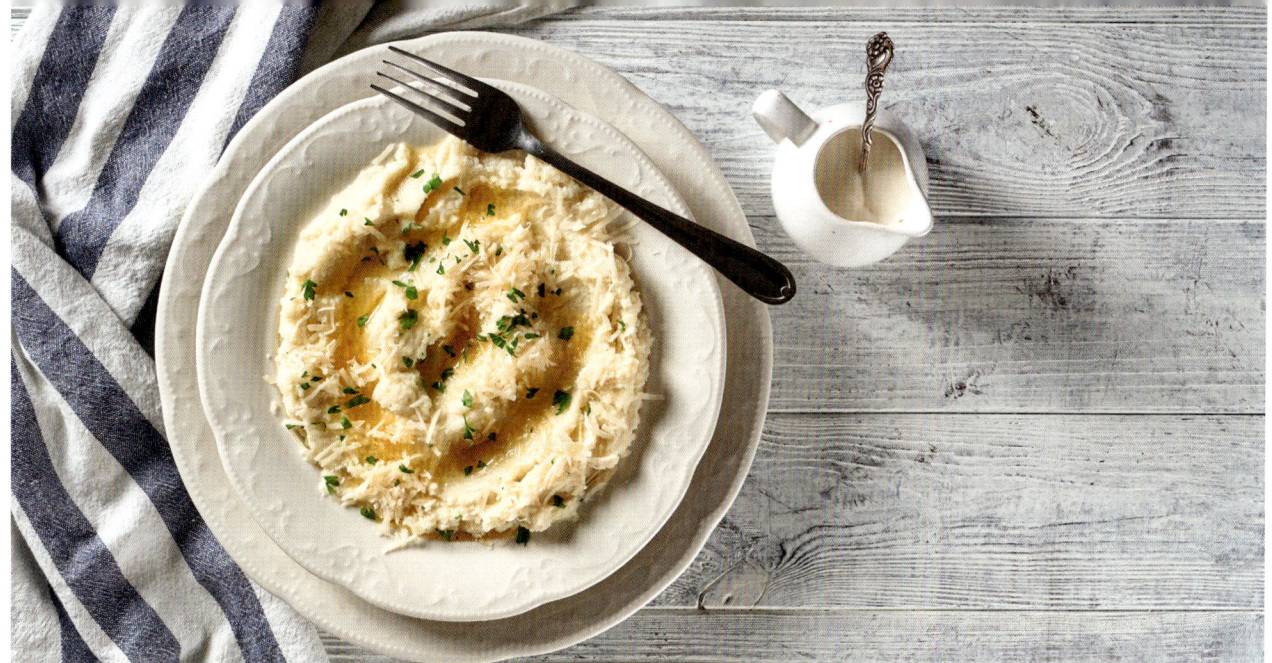

Sellerie-Blumenkohl-Püree

Schritt 1 Gib den Blumenkohl, den Knollensellerie und die Brühe in einen Topf.

Schritt 2 Koche alles bei mittlerer Hitze für ca. 15 Minuten, bis das Gemüse weich ist.

Schritt 3 Nimm den Topf vom Herd und lass alles etwas abkühlen.

Schritt 4 Gib Ghee, Salz und Apfelessig hinzu und püriere, bis eine cremige Konsistenz entsteht.

Portionen 6
Vorbereitung 12 Minuten
Kochzeit 15 Minuten
Zubehör Topf, Pürierstab

Zutaten
1 Blumenkohl, in grobe Stücke geschnitten
1 Knollensellerie, in grobe Stücke geschnitten
110 ml Brühe oder Wasser
4 EL Ghee
1 EL Apfelessig
1/2 EL Rauchsalz oder Trüffelsalz
(optional Himalaya-Salz)

253

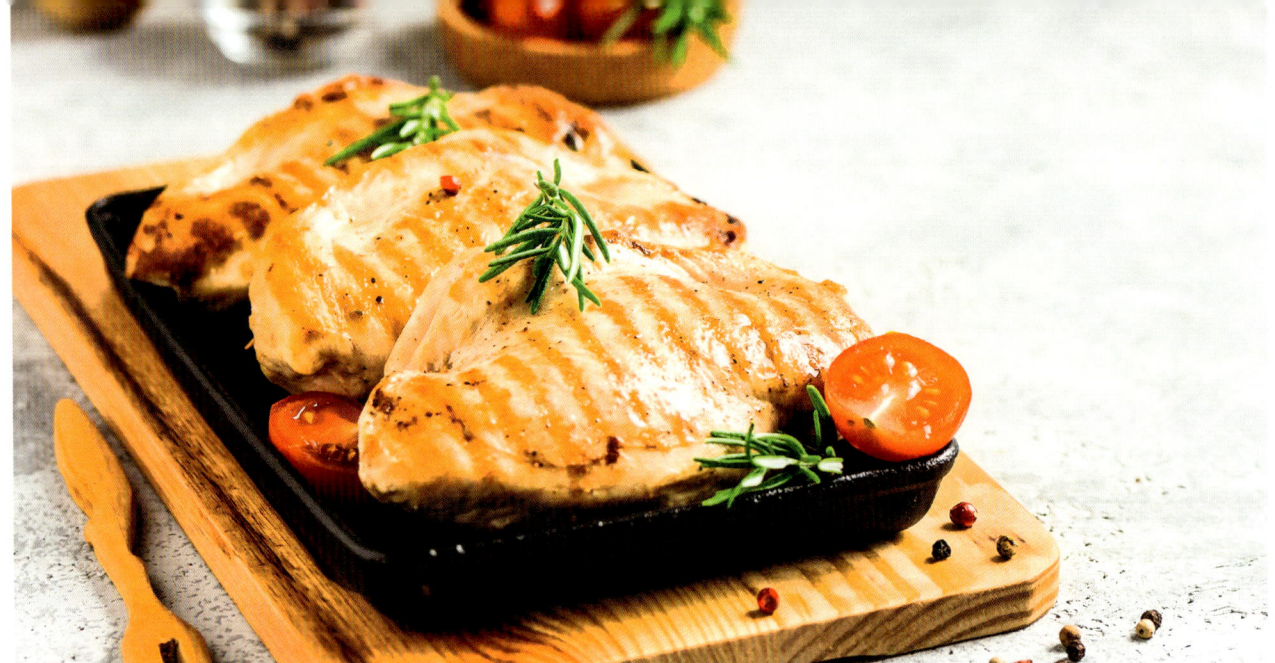

Pesto-Chicken mit Feta und Oliven

Schritt 1   Heize den Ofen auf 200° C vor.

Schritt 2   Schneide die Hähnchenbrust in Stücke und würze sie mit Salz und Pfeffer.

Schritt 3   Gib Butter in eine Pfanne und brate die Hähnchenbrust scharf an, bis sie goldbraun ist.

Schritt 4   Vermische das Pesto mit der Sahne.

Schritt 5   Lege das Fleisch in eine Auflaufform, streue Oliven, Feta und den Knoblauch darüber.

Schritt 6   Gieße das Pesto über das Fleisch und die anderen Zutaten.

Schritt 7   Backe alles für 20-30 Minuten im Ofen.

Portionen 4
Vorbereitungszeit 8 Minuten
Kochzeit 20-30 Minuten
Zubehör Auflaufform

Zutaten
700 g Hähnchenbrust
30 g Butter
75 g rotes Pesto
300 ml Sahne
75 g Oliven, entkernt
150 g Feta
1 Knoblauchzehe, klein gehackt
Salz
Pfeffer

254

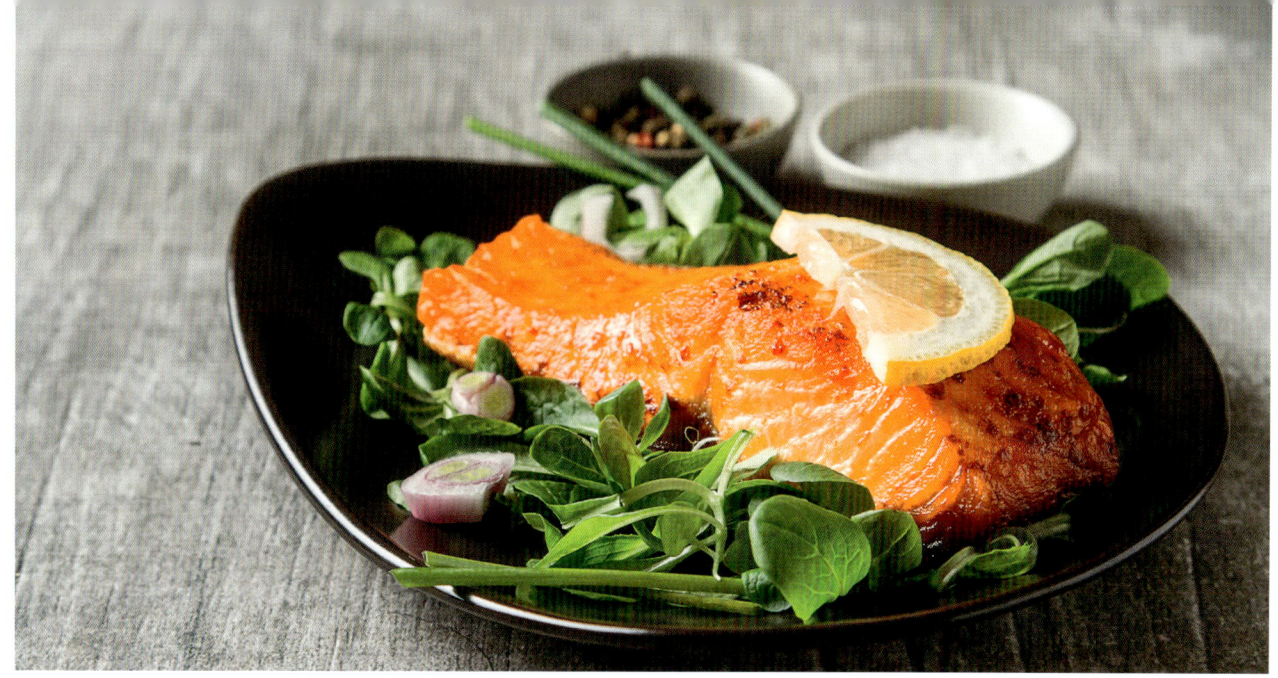

Gebackener Lachs mit Zitrone

Schritt 1 Heize den Ofen auf 200° C vor.

Schritt 2 Fette eine große Auflaufform mit dem Olivenöl ein. Lege den Lachs mit der Hautseite nach unten in die Form.

Schritt 3 Würze ihn großzügig mit Salz und Pfeffer.

Schritt 4 Schneide die Zitrone in Scheiben und lege diese auf den Lachs.

Schritt 5 Schneide die Hälfte der Butter in Stücke und bedecke damit den Lachs und die Zitronen.

Schritt 6 Backe das Ganze für 20-30 Minuten auf der mittleren Schiene im Ofen, oder bis der Lachs nicht mehr glasig ist, wenn du ihn mit einer Gabel zerteilst (ganz nach Geschmack).

Schritt 7 Schmelze die restliche Butter in einem Topf und lass sie etwas abkühlen. Füge dann etwas Zitronensaft hinzu, als Sauce zum Fisch.

Portionen 6
Vorbereitung 6 Minuten
Kochzeit 20-30 Minuten
Zubehör Auflaufform

Zutaten
1 EL Olivenöl
900 g Lachs
200 g Butter
1 Zitrone
Salz
gemahlener, schwarzer Pfeffer

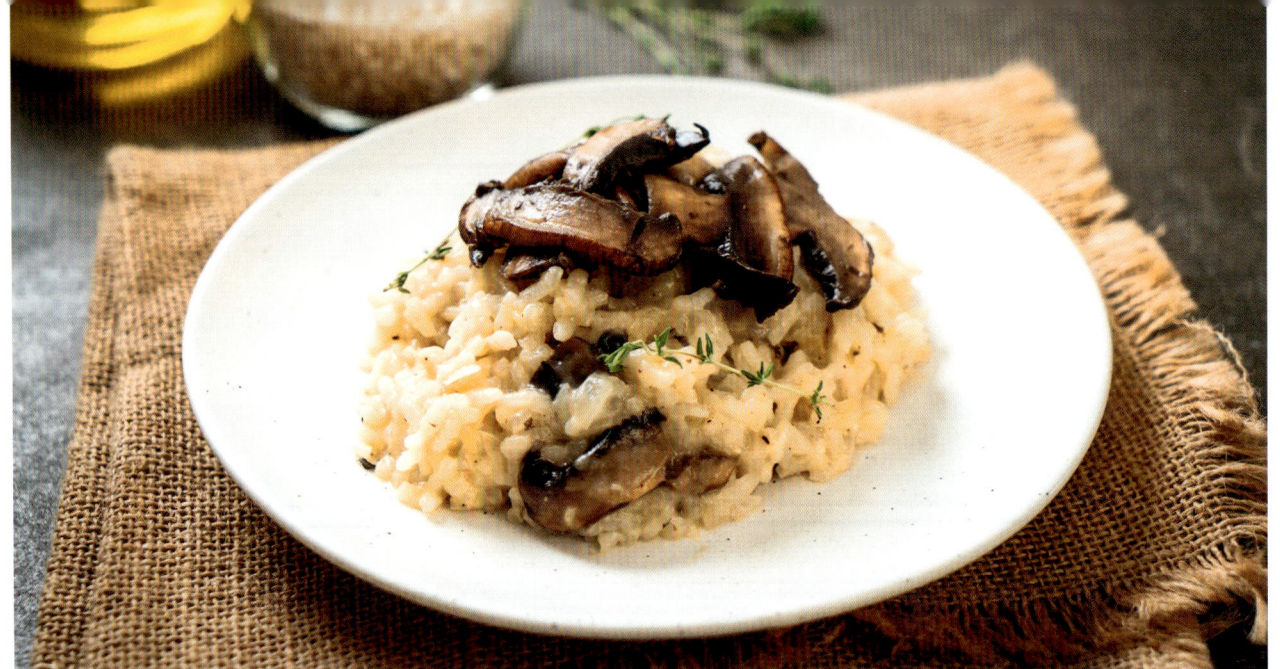

Blumenkohl-Pilz-Risotto

Schritt 1 Koche die Brühe auf und stelle sie zur Seite.

Schritt 2 Schneide die Pilze in Scheiben und brate sie in der Butter, bis sie eine braune Farbe angenommen haben.

Schritt 3 Zerhacke den Knoblauch und die Schalotte und brate sie zusammen mit den Pilzen.

Schritt 4 Zerhacke den Blumenkohl (er ist dein Reisersatz) und gib ihn in die Pfanne.

Schritt 5 Gib die Hälfte des Weins und die bereits aufgekochte Brühe hinzu.

Schritt 6 Lass alles köcheln, bis die Flüssigkeit etwas einkocht.

Schritt 7 Gib nun den übrigen Wein hinzu.

Schritt 8 Gib auch die Sahne hinzu und lasse alles einkochen, bis der Blumenkohl weich ist und der Großteil der Flüssigkeit eingekocht ist.

Schritt 9 Nimm alles vom Herd und rühre den Parmesan unter die Masse.

Schritt 10 Würze alles mit Salz und Pfeffer.

Portionen 4
Vorbereitung 12 Minuten
Kochzeit 20-40 Minuten
Zubehör Topf

Zutaten
1 Blumenkohl, fein gehackt
250 ml Brühe
250 g Champions, in Scheiben geschnitten
2 Knoblauchzehen, klein gehackt
1 Schalotte, klein gehackt
225 ml Schlagsahne
175 ml Weißwein
175 g Parmesan, grob gerieben
110 g Butter
Salz
Pfeffer

256

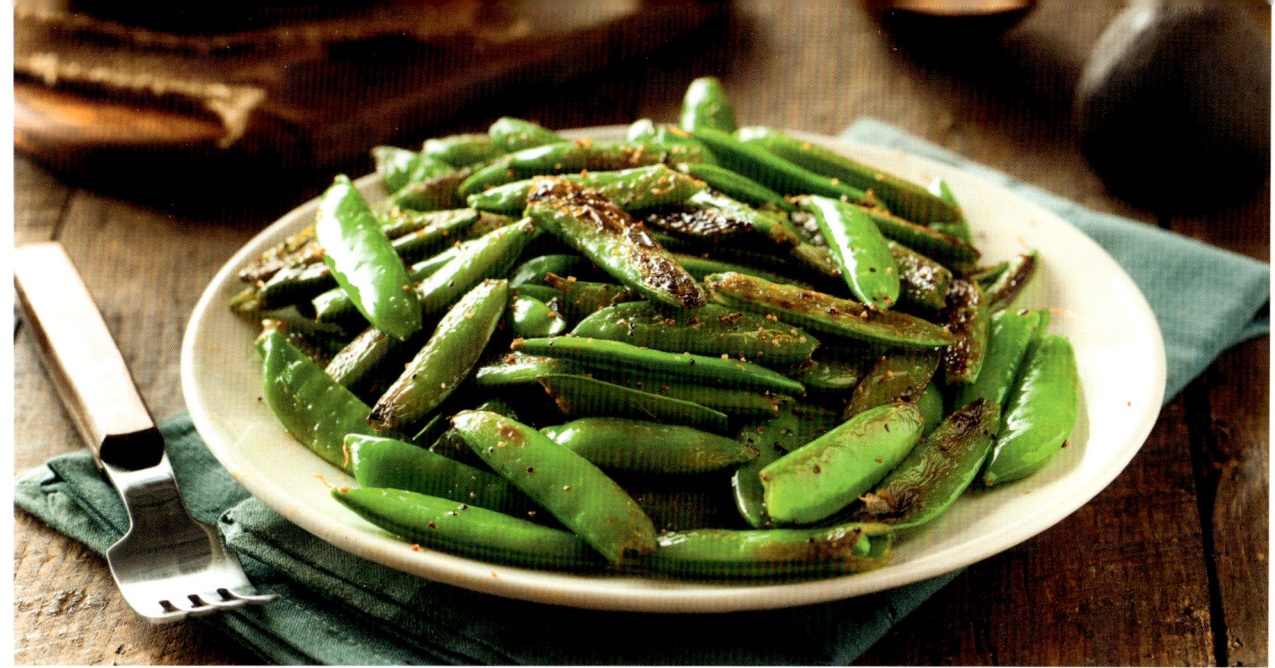

Gerösteter Fenchel-Zuckerschoten-Salat

Schritt 1 Heize den Ofen auf 225° C vor.

Schritt 2 Schneide den Fenchel in kleine Spalten und arrangiere ihn auf einem Back-blech, beträufel ihn mit Olivenöl und gib Pfeffer und Salz darüber.

Schritt 3 Teile die Zitrone in der Mitte und presse sie aus (den Saft kannst du für etwas anderes zur Seite stellen).

Schritt 4 Schneide die Zitronenrinde in kleine Stücke und lege sie um den Fenchel herum (dies gibt einen leckeren Geschmack).

Schritt 5 Backe alles für 20-30 Minuten im Ofen, bis der Fenchel eine leicht goldene Farbe annimmt.

Schritt 6 Während der Fenchel im Ofen backt, kannst du die Kerne deiner Wahl für einige Minuten in einer Pfanne rösten.

Schritt 7 Wasche und zerkleinere die rohen Zuckerschoten und mische sie mit dem gebackenen Fenchel und den gerösteten Körnern.

Diese Beilage ist besonders lecker zu Fisch oder Fleisch.

Portionen 4
Vorbereitung 12 Minuten
Kochzeit 20-30 Minuten
Zubehör Pfanne, Backblech

Zutaten

450 g Fenchel, in Spalten geschnitten
3 EL Olivenöl
1 Zitrone
2 EL Sonnenblumenkerne (oder Kürbiskerne), geröstet
150 g Zuckerschoten, zerkleinert
Salz
Schwarzer Pfeffer

257

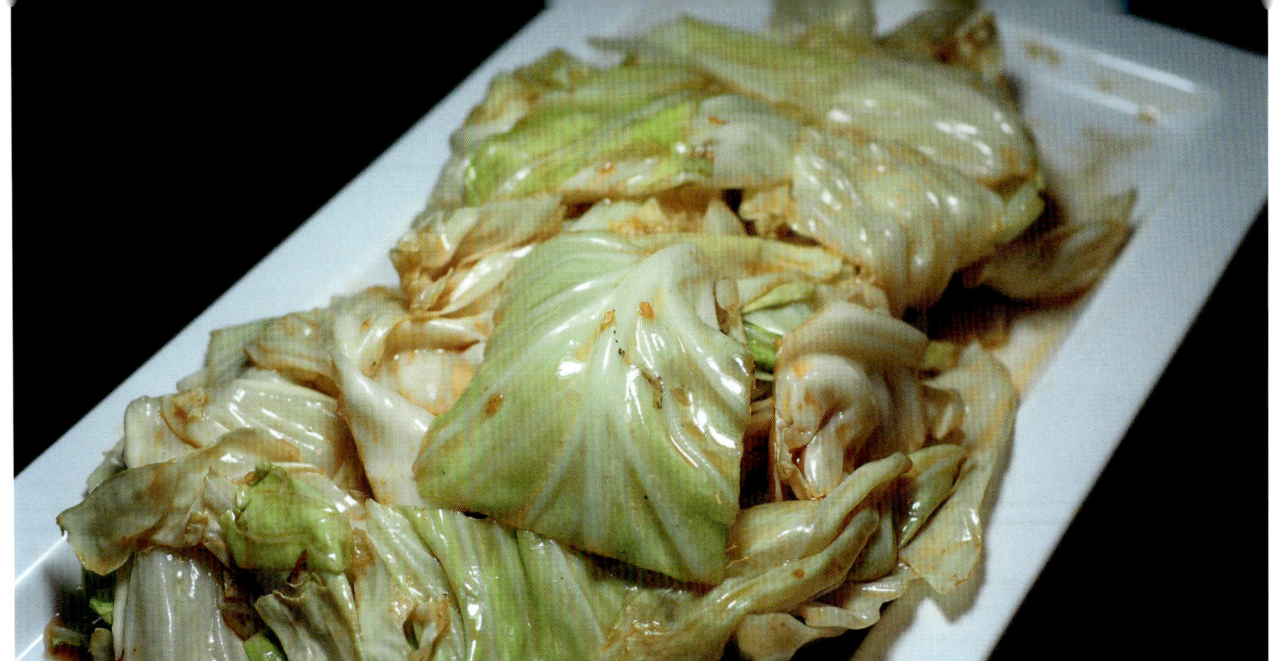

Thai Curry-Weißkohl

Schritt 1 Erhitze das Kokosöl in einer Pfanne/Wok, gib die Currypaste hinzu und brate alles für ca. eine Minute.

Schritt 2 Gib den geraspelten Weißkohl hinzu und brate ihn, bis er eine goldbraune Farbe annimmt, aber immer noch etwas bissfest ist.

Schritt 3 Füge Salz und Sesamöl hinzu und dünste alles für ein bis zwei Minuten.

Portionen 4
Vorbereitung 5 Minuten
Kochzeit 8-12 Minuten
Zubehör Pfanne / Wok

Zutaten
3 EL Kokosöl
1 EL rote Currypaste
900 g Weißkohl, geraspelt
1 TL Salz
1 EL Sesamöl

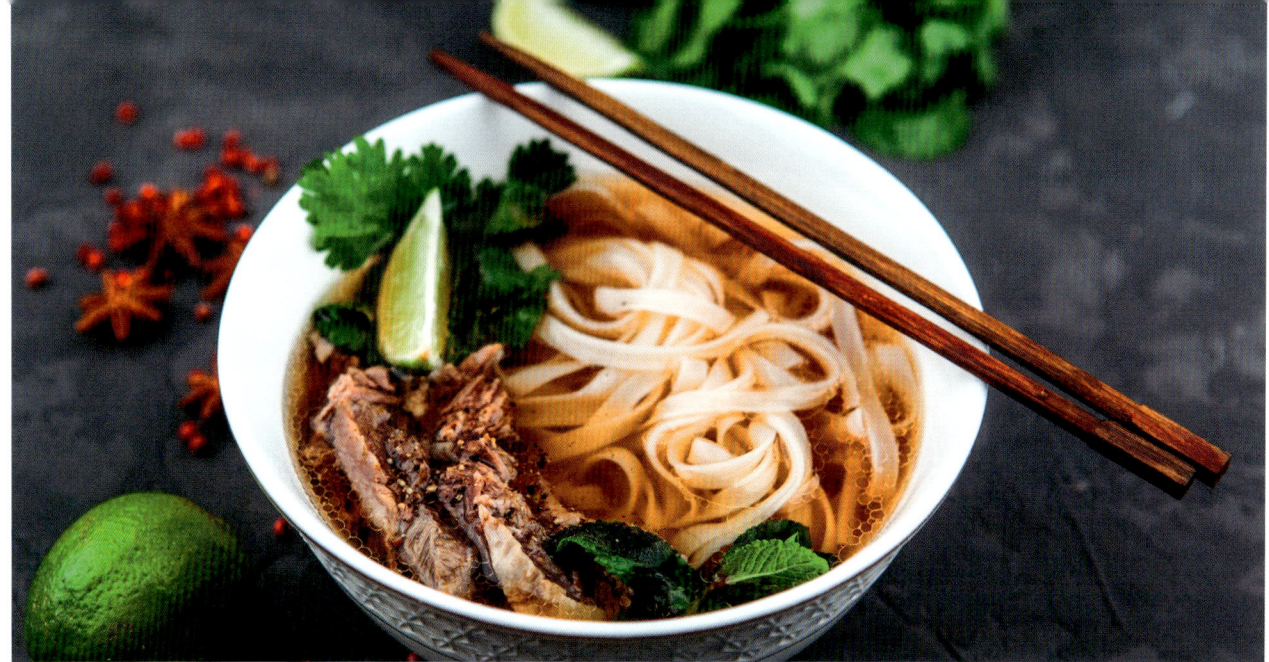

Pho-Suppe

Portionen 3-4
Vorbereitung 5 Minuten
Kochzeit 30-60 Minuten
Zubehör Topf

Schritt 1 Schäle Ingwer und Knoblauch und schneide beides in dünne Scheiben.

Schritt 2 Koche Ingwer, Knoblauch, Anissterne, Nelken und Kardamom mit der Brühe auf und lasse alles für mindestens 30 Minuten (besser eine Stunde) köcheln.

Schritt 3 Wasche die Kräuter und entferne größere Stiele, achtel die Limette, schneide die Chillischote in kleine Ringe, schneide das Fleisch (senkrecht zur Faser) in dünne Streifen (2-4 mm).

Schritt 4 Spüle die Konjak-Nudeln in einem Sieb gründlich durch.

Schritt 5 Gib Fleisch, Nudeln, Sprossen, Frühlingszwiebel in eine Schale und übergieße alles mit der Brühe (entferne vorher die festen Gewürze aus der Brühe).

Schritt 6 Schmecke die Suppe mit Chilli, Limette und Kräutern nach deinem persönlichen Geschmack ab.

Deiner Fantasie sind keine Grenzen gesetzt: Besonders lecker in deiner Pho sind auch rote Zwiebeln und die kleinen, aus Japan stammenden Enoki-Pilze.

Zutaten

500-600 ml Knochenbrühe
2 cm Ingwer, in dünne Scheiben geschnitten
1 Knoblauchzehe, in dünne Scheiben geschnitten
2 Anissterne
2-3 getrocknete Nelken
1 Kardamomkapsel
1 Portion Konjak-Nudeln (Shirataki)
100 g Rindfleisch
1 Frühlingszwiebel, in Ringe geschnitten
1 kleine Tüte Mungbohnensprossen
1 rot Chillischote, fein gehackt
1 Limette, geachtelt
Koriander und/oder Thai-Basilikum

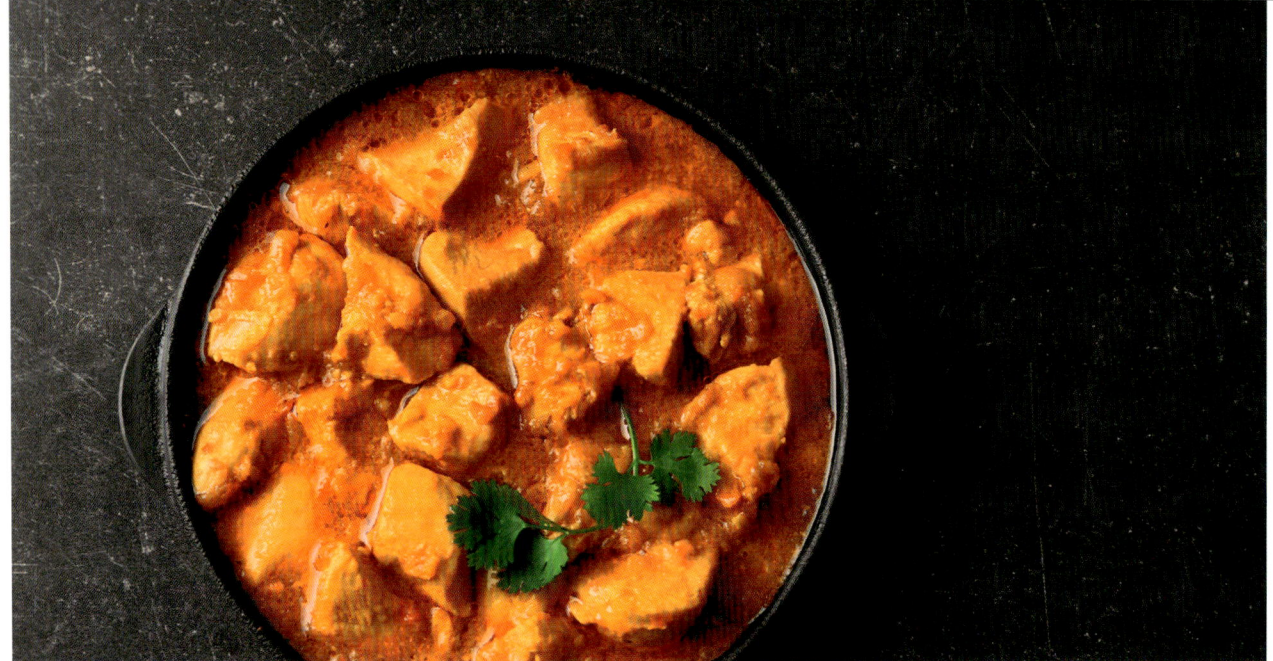

Schnelles Thai-Curry

Schritt 1 — Zerteile das Gemüse in mundgerechte Stücke.

Schritt 2 — Schneide das Hähnchenbrustfilet in dünne Streifen und brate es scharf an, sodass es von außen etwas knusprig ist.

Schritt 3 — Erhitze in einem Wok oder einer Pfanne etwas Kokosöl und schwitze darin die Currypaste für ca. eine Minute an.

Schritt 4 — Gib die Kokosmilch zu der Currypaste und vermische alles gut.

Schritt 5 — Füge nun dein Gemüse hinzu und lasse es 5-10 Minuten mitkochen, bis es gar ist.

Schritt 6 — Wenn du das Hähnchenfleisch vorher in der Pfanne nur kurz scharf angebraten hast, kannst du es zusammen mit dem Gemüse gar kochen lassen

Du kannst das Curry optional mit Konjak-Nudeln servieren.

Portionen 3
Vorbereitung 5-10 Minuten
Kochzeit 10 Minuten
Zubehör Wok/Pfanne

Zutaten
2 EL Currypaste (Farbe deiner Wahl)
200-250 ml Kokosmilch aus der Dose
30 g Kokosöl
300 g gemischtes Gemüse (z. B. Brokkoli, Paprika, Blumenkohl, grüne Bohnen, Zuckerschoten)
150 g Hähnchenbrust (optional)
2-3 Stiele Koriander (optional)
Sojasoße oder Coconut Aminos (optional)

260

Hausgemachte Brühe

Eine leckere Brühe hat uns früher nicht nur im Winter wieder aufgewärmt, sondern sie war auch das Allheilmittel jeder Oma bei einer Erkältung. Die Brühe wird schon seit vielen, vielen Jahren als Grundlage vieler Suppen, Eintöpfe oder auch Soßen benutzt und hat in vielen Kulturen seinen Platz. Die vietnamesische Pho, die Tom Kha Gai aus Thailand oder das japanische Dashi – alles sind eigenständige Gerichte, auf der Grundlage einer Brühe. Insbesondere die Knochenbrühe, aber auch die vegetarische Variante, enthalten viele echte Nährstoffe, die von deinem Körper besonders gut aufgenommen werden können.

Das perfekte Rezept für eine Brühe ist nur schwer zu finden, denn jeder hat seine eigenen Vorlieben und Tricks. Manche geben die Gewürze erst in den letzten zwei Stunden des Köchelns in die Brühe, andere kochen sie von Anfang an mit. Ebenso verhält es sich mit der Petersilie. Du kannst sie direkt am Anfang in die Suppe geben, oder zum Ende hin fein gehackt hinzufügen. Das Würzen einer Brühe ist ganz dem eigenen Geschmack überlassen. Experimentiere gerne mit verschiedenen Gewürzen.

Gut zu wissen

› Nutze nach Möglichkeit nur biologisches Fleisch und Gemüse.
› Benutze verschiedene Knochen z. B. Markknochen, Rippen, Knöchel, ganze Körper (z. B. Hähnchen) oder auch Flügel.
› Gewürze für eine Brühe könnten sein: ganze Pfefferkörner, Thymian, frischer Ingwer, frischer Kurkuma, Zitronengras, Sternanis, Petersilie, Lorbeerblätter, Muskat, Nelken, Piment.
› Wenn sich auf der kalten Suppe keine oder nur wenig geleeartige Substanz bildet, dann wurden entweder zu wenig oder keine Markknochen/Gelenke mit gekocht und/oder die Brühe wurde zu lange bei zu hoher Hitze gekocht. Eine gute Brühe köchelt langsam, bei mäßiger Hitze vor sich hin.
› Das Anrösten der Knochen und Zwiebelhälften sorgt für einen kräftigeren Geschmack.
› Apfelessig hilft, dass sich das Mark schneller auflöst.
› Auf Raumtemperatur abgekühlt und abgefüllt hält sich Brühe für ca. zehn Tage im Kühlschrank.
› Eingefroren hält sich eine Brühe für ca. sechs Monate.
› Ein Teil der Brühe lässt sich wunderbar in einer Eiswürfelform einfrieren. So kannst du sie passend zum Würzen einzelner Gerichte portionieren.

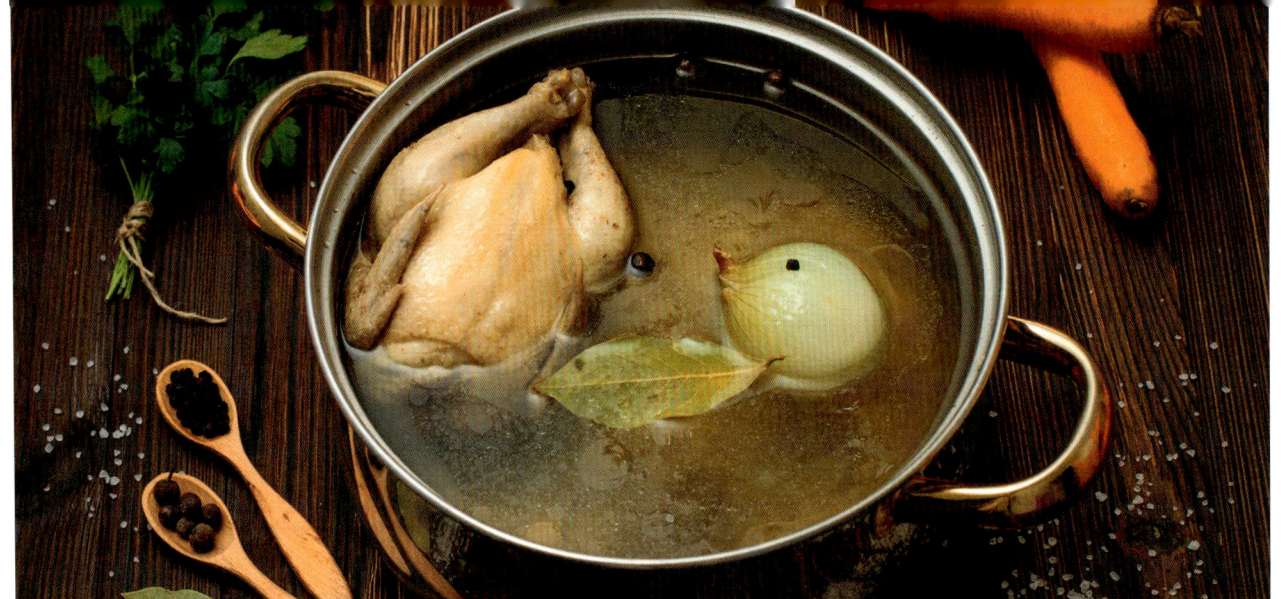

Hühnerbrühe

Schritt 1 Erhitze das Ghee in der Pfanne und brate die Zwiebeln (mit der Schnittfläche nach unten liegend) für zwei Minuten an. Nimm sie anschließend aus der Pfanne und entferne die Schale.

Schritt 2 Gib das Suppengrün (ohne die Petersilie) zusammen mit den Zwiebelhälften und den Gewürzen in einen großen Suppentopf.

Schritt 3 Gieße den Topf mit drei Litern (oder bis alles gerade so bedeckt ist) kaltem Wasser auf.

Schritt 4 Bedecke den Topf mit einem Deckel und lass die Zutaten auf mittlerer Hitze aufkochen.

Schritt 5 Danach entfernst du den Deckel und lässt die Suppe auf mittlerer Hitze für ca. 1,5-2 Stunden köcheln. Schöpfe regelmäßig den Schaum von der Oberfläche ab.

Schritt 6 Nimm anschließend das Huhn aus der Suppe, löse das Fleisch vom Knochen und lege es zur Seite.

Schritt 7 Gib anschließend Knochen, Haut, Sehnen und Knorpel wieder zurück in die Brühe und lasse alles für weitere 3-4 Stunden köcheln.

Schritt 8 Gib in den letzten 10-15 Minuten die Petersilie hinzu und schmecke die Brühe mit Pfeffer und Salz ab.

Schritt 9 Gieß die Brühe anschließend durch ein Sieb in einen anderen Topf.

Schritt 10 Das Fleisch kannst du später als Einlage für die Brühe nutzen, oder für andere Gerichte verwenden.

Schritt 11 Lass die Brühe auf Raumtemperatur abkühlen, bevor du sie abfüllst und im Kühlschrank aufbewahrst. Dort hält sie sich ca. zehn Tage.

Portionen ca. 1,5 Liter
Vorbereitung 15 Minuten
Kochzeit 4 Stunden
Zubehör Topf

Zutaten
1 küchenfertiges Suppenhuhn
(ca. 1,5 kg)
2 große Zwiebeln, halbiert
1 TL Ghee
1 Bund Suppengrün (Möhren,
Petersilie, Lauch, Sellerie), grob
zerkleinert
1 TL schwarze Pfefferkörner
2 EL Lorbeerblätter
Salz
Pfeffer
Piment (optional)
Wacholderbeeren (optional)

262

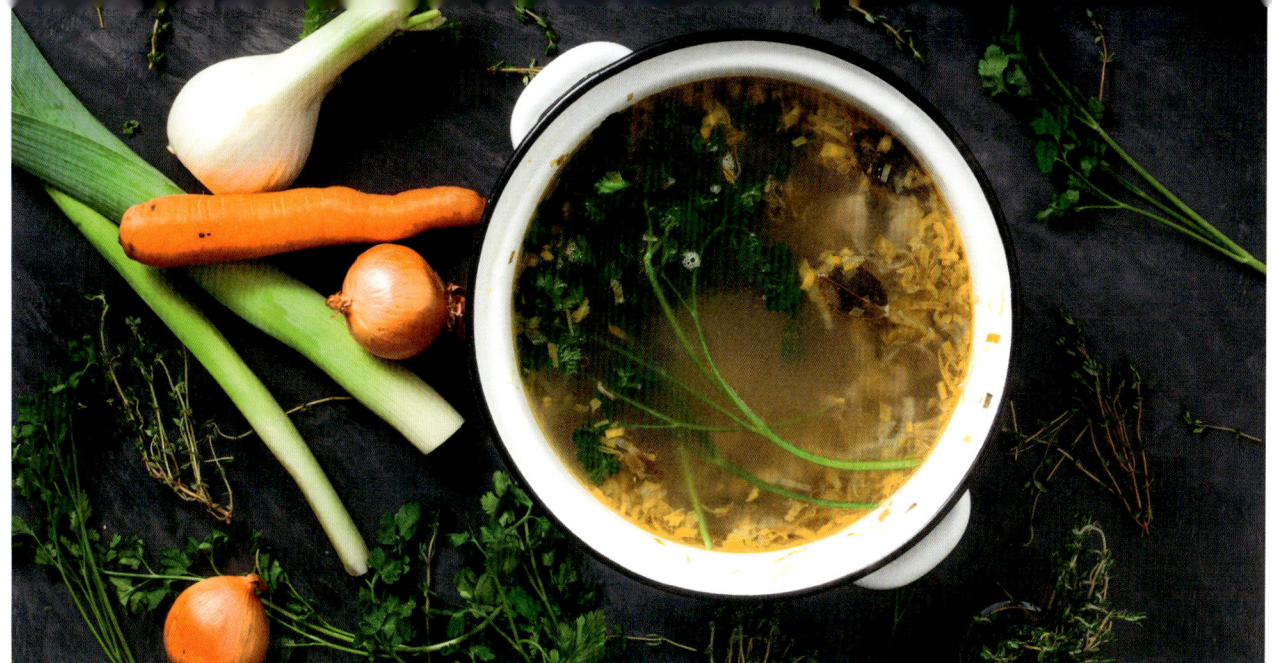

Gemüsebrühe

Portionen ca. 3 Liter
Vorbereitung 15 Minuten
Kochzeit 4 Std
Zubehör Topf

Schritt 1 Gib alle Zutaten in einen Topf, mit Ausnahme der Petersilie.

Schritt 2 Bedecke sie mit dem Wasser und koche alles einmal auf.

Schritt 3 Reduziere die Hitze und lasse alles für vier Stunden köcheln.

Schritt 4 Gib die Petersilie zehn Minuten vor Beendigung der Kochzeit hinzu.

Schritt 5 Gieße die Brühe durch ein Sieb in einen anderen Topf.

Schritt 6 Lass die Brühe auf Raumtemperatur abkühlen, bevor du sie in Gläser füllst und im Kühlschrank aufbewahrst. Dort hält sie sich ca. zehn Tage.

Zutaten
2 große Möhren, ungeschält, in grobe Stücke geschnitten
1 Zwiebel, ungeschält, geviertelt
1 Pastinake, ungeschält, in grobe Stücke geschnitten
1/2 Stange Lauch (inkl. des grünen Parts), in grobe Stücke geschnitten
1/2 Bund Sellerie, in grobe Stücke geschnitten
1 Süßkartoffel, ungeschält, in grobe Stücke geschnitten
1/2 Knolle Fenchel, in grobe Stücke geschnitten
1 Knoblauchzehe, geschält, zerdrückt
3 cm frischer Ingwer, grob geschnitten
4 schwarze Pfefferkörner
1 TL Salz
3 Liter kaltes Wasser
4 Körner Piment, getrocknet
1/2 Bund Petersilie, grob gehackt

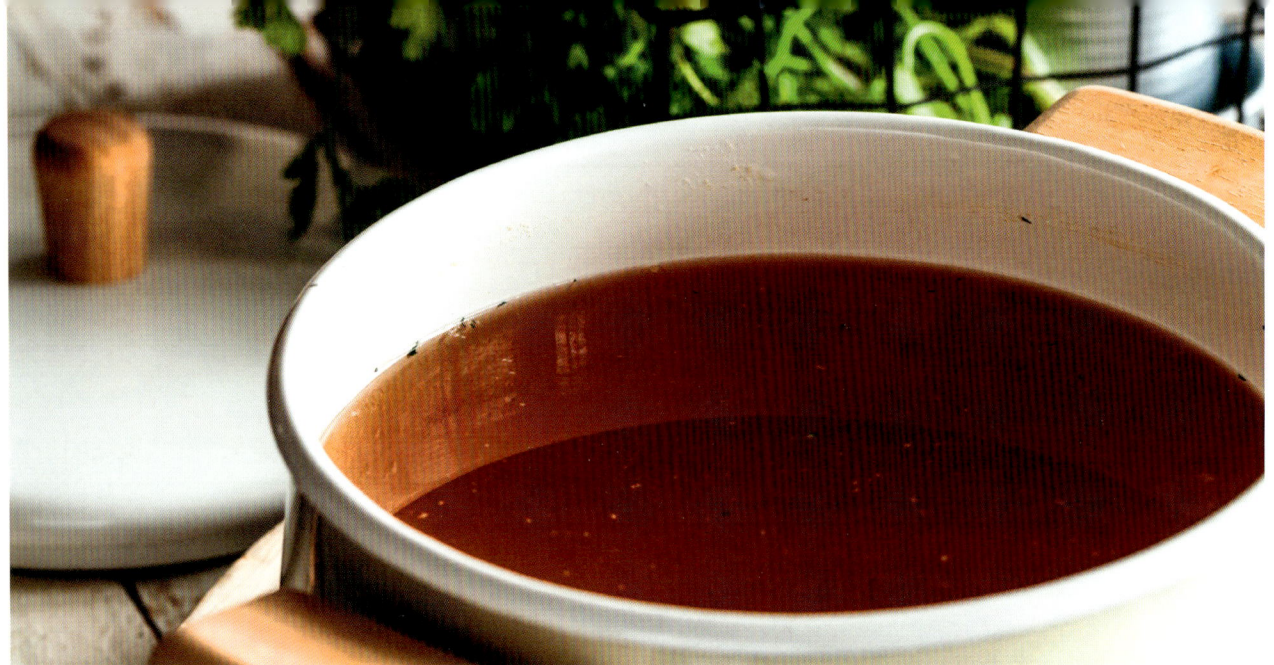

Knochenbrühe vom Rind

Portionen ca. 1 Liter
Vorbereitung 15 Minuten
Kochzeit 4 Stunden
Zubehör 1opf

Schritt 1 Lege die Zwiebelhälften mit der Schnittfläche nach unten in den Topf und röste sie kurz ohne Öl an, bis sie leicht braun werden (Zwiebel nicht schälen!)

Schritt 2 Gib die Knochen zu den Zwiebeln in einen großen Topf und röste sie ebenfalls kurz ohne Fett an

Schritt 3 Gib das geschnittene Gemüse (ohne die Petersilie) zu den Knochen und röste es ebenfalls an.

Schritt 4 Fülle Knochen und Gemüse mit Wasser auf, bis alles bedeckt ist.

Schritt 5 Gib Apfelessig hinzu und bring alles zum Kochen.

Schritt 6 Lass die Brühe für vier Stunden köcheln. Löse nach 2-3 Stunden das Mark aus den Knochen und lasse alles weiter kochen. Schöpfe zwischendurch den Schaum ab.

Schritt 7 Gieße deine Brühe durch ein Sieb in einen anderen Topf ab und schmecke sie mit Gewürzen deiner Wahl ab. Gib die klein gehackte Petersilie in die Brühe

Schritt 8 Lass die Brühe auf Raumtemperatur abkühlen, bevor du sie in Gläser füllst und im Kühlschrank aufbewahrst. Dort hält sie sich ca. zehn Tage.

Zutaten
500 g Knochen vom Rind (z. B. Beinscheibe, Fleischknochen, Markknochen nicht vergessen!)
1,5 l Wasser
1 EL. Apfelessig
1 Prise Salz
1 Bund Suppengemüse (Möhren, Petersilie, Lauch, Sellerie), grob zerkleinert
1 Knoblauchzehe, geschält, zerdrückt
1 große Zwiebel, halbiert
2 cm frischer Ingwer, grob geschnitten
4 schwarze Pfefferkörner
1 Tl. Muskatnuss (optional)
1 EL Lorbeerblätter (optional)

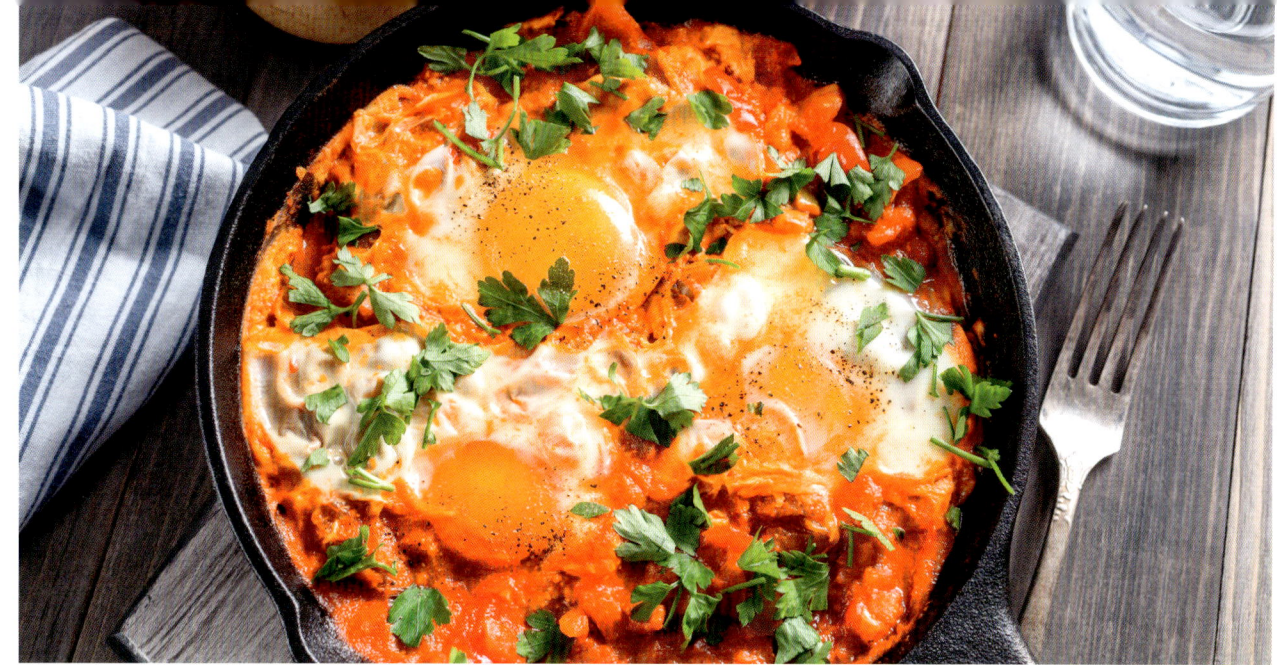

Shakshuka

Schritt 1   Erhitze das Öl in einer Pfanne und dünste Zwiebeln, Chilli und Paprika für ca. fünf Minuten darin an.

Schritt 2   Mit den stückigen Tomaten ablöschen, mit Paprikapulver, Kreuzkümmel, Pfeffer und Salz würzen und abschmecken, etwa 6-8 Minuten garen lassen.

Schritt 3   Drücke mit einem Löffel vier Mulden in die Tomatensoße und gib in jede Mulde ein Ei (ohne Schale).

Schritt 4   Den Deckel auf die Pfanne geben und die Eier 4-5 Minuten in der Tomatensauce kochen lassen.

Schritt 5   Streue am Ende den Feta und die Kräuter über die Masse.

Portionen 4
Vorbereitung 15 Minuten
Kochzeit 15 Minuten
Zubehör Pfanne mit Deckel

Zutaten
2 rote Zwiebeln, fein gehackt
2 rote Paprika, gewürfelt
1 rote Chilischote, fein gehackt
2 EL Olivenöl
800 g Tomaten, stückig (aus der Dose)
1 TL Paprika edelsüß
1 TL Kreuzkümmel
4 Eier
1 Bund glatte Petersilie, gehackt
Koriander, gehackt
Fetakäse, grob gehackt
Salz
Pfeffer

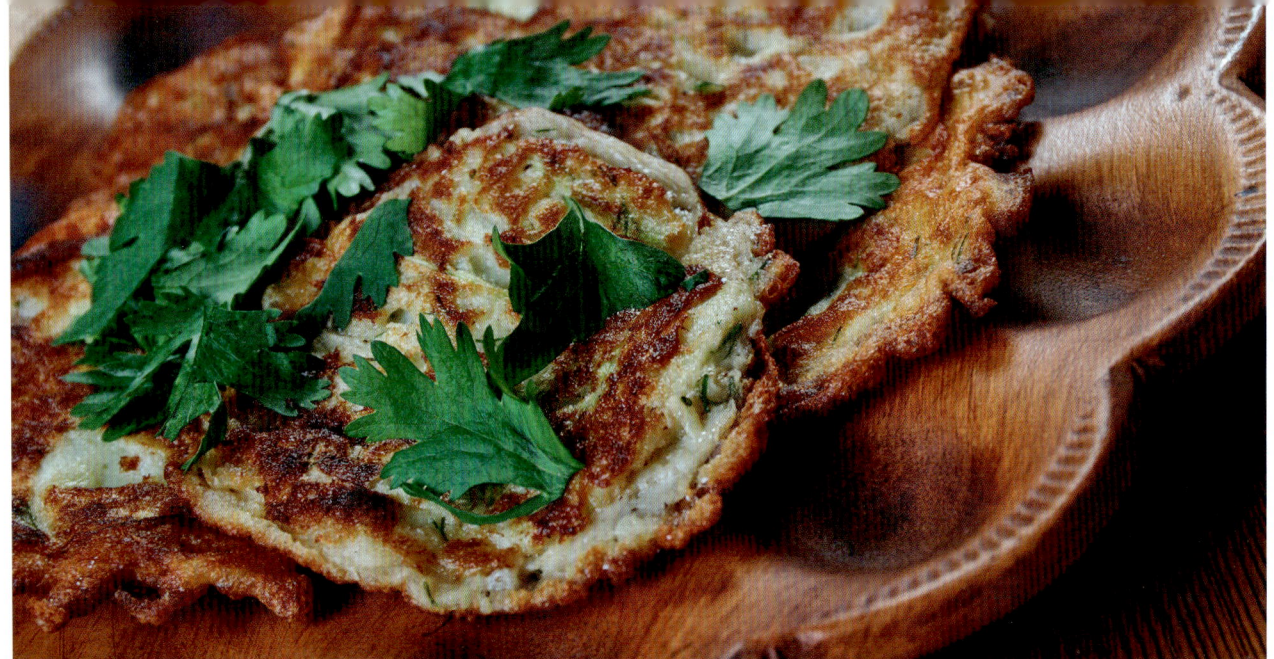

Zucchinipuffer

Schritt 1 Gib die geraspelten Zucchini zusammen mit dem Salz in eine Schüssel, vermenge alles und lasse es für zehn Minuten ruhen.

Schritt 2 Drücke danach die Flüssigkeit mit den Händen aus den Zucchiniraspeln.

Schritt 3 Vermenge Kokosmehl, Ei, Pfeffer und die ausgedrückten Zucchini und forme anschließend kleine Puffer.

Schritt 4 Gib etwas Ghee in die Pfanne und brate die Puffer darin von jeder Seite 3-5 Minuten, bis sie leicht braun werden

Portionen 2-4
Vorbereitung 15 Minuten
Kochzeit 10 Minuten
Zubehör Pfanne

Zutaten
5 mittelgroße Zucchini, geraspelt
30 g Kokosmehl
1 Ei
1 TL schwarzer Pfeffer
2 TL Salz
1/4 TL Cayenne Pfeffer
Ghee oder Kokosöl (zum Braten)

7.3 Getränke

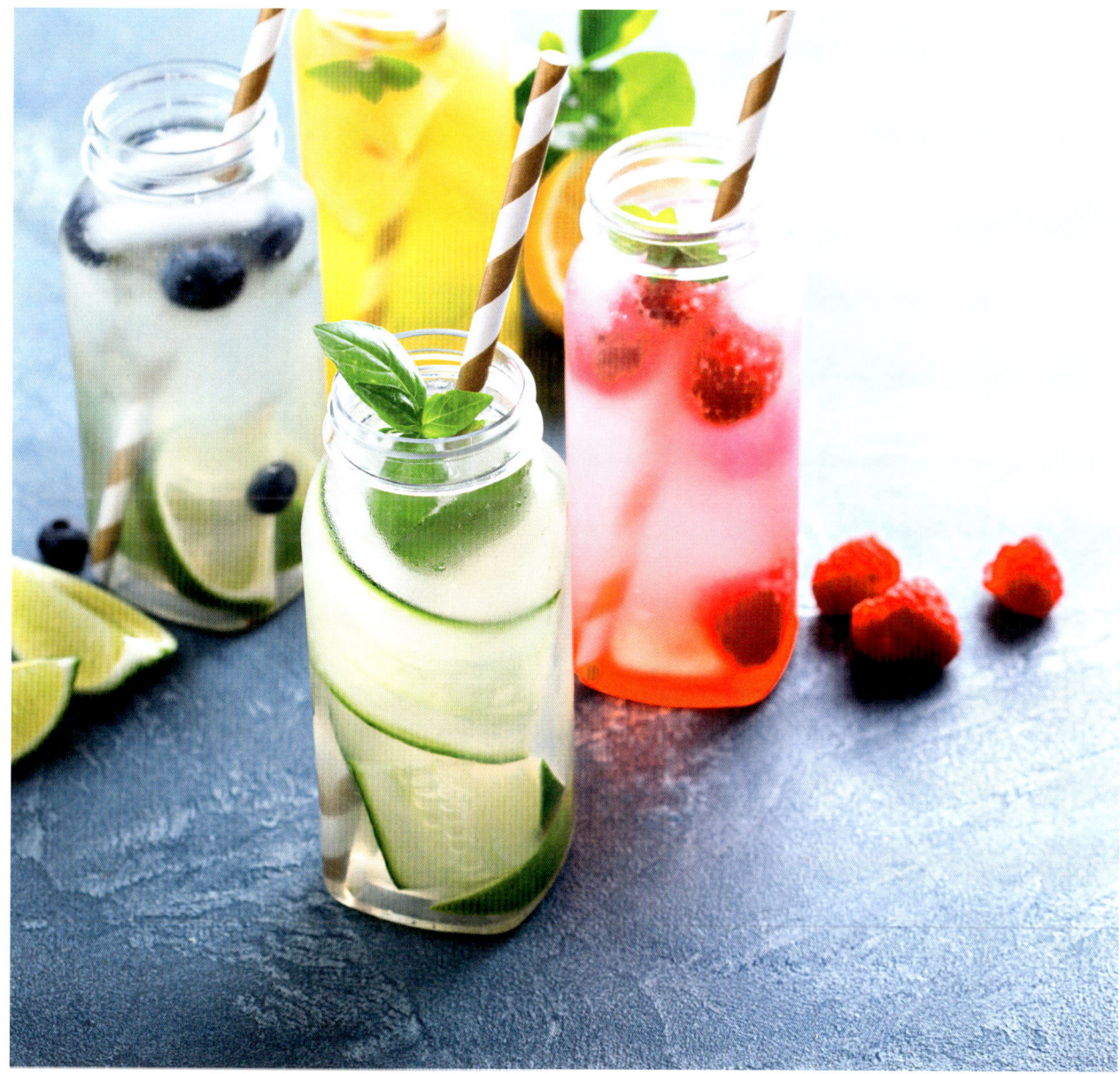

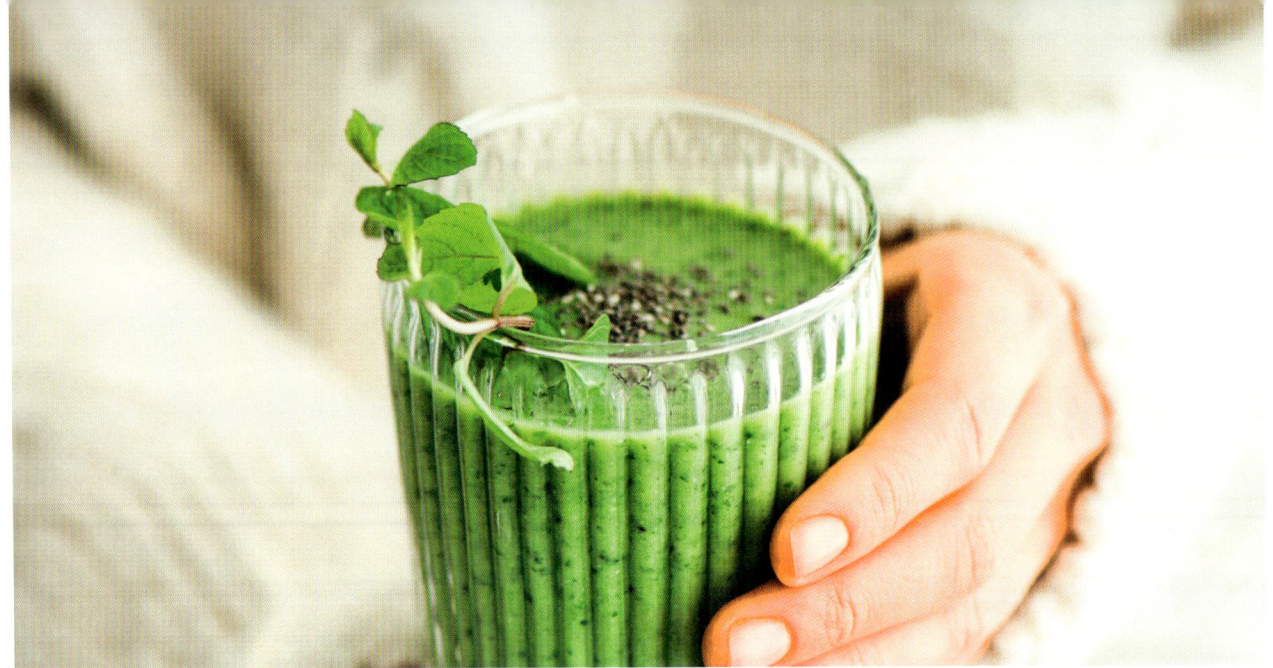

Vitalisierender Matcha-Limetten-Smoothie

Schritt 1   Gib alle Zutaten in den Mixer und püriere sie, bis eine sämige Masse entsteht.

Portionen 1
Vorbereitungszeit 10 Minuten
Zubehör Mixer

Zutaten
350 ml stilles Wasser
1 große Handvoll Rucola oder
Babyspinat
1/2 reife Avocado, grob gewürfelt
4 Paranüsse, klein gehackt
3 EL frisch gepresster Limetten-
saft
2 EL Leinsamen, gemahlen
1 EL Ghee
1 1/2 EL Hanfsamen
1 TL Ingwer, frisch gemahlen
oder fein gewürfelt
1 TL Matchapulver
1/4 TL Zimt
1 Prise Salz
1 Medjool Dattel (optional)

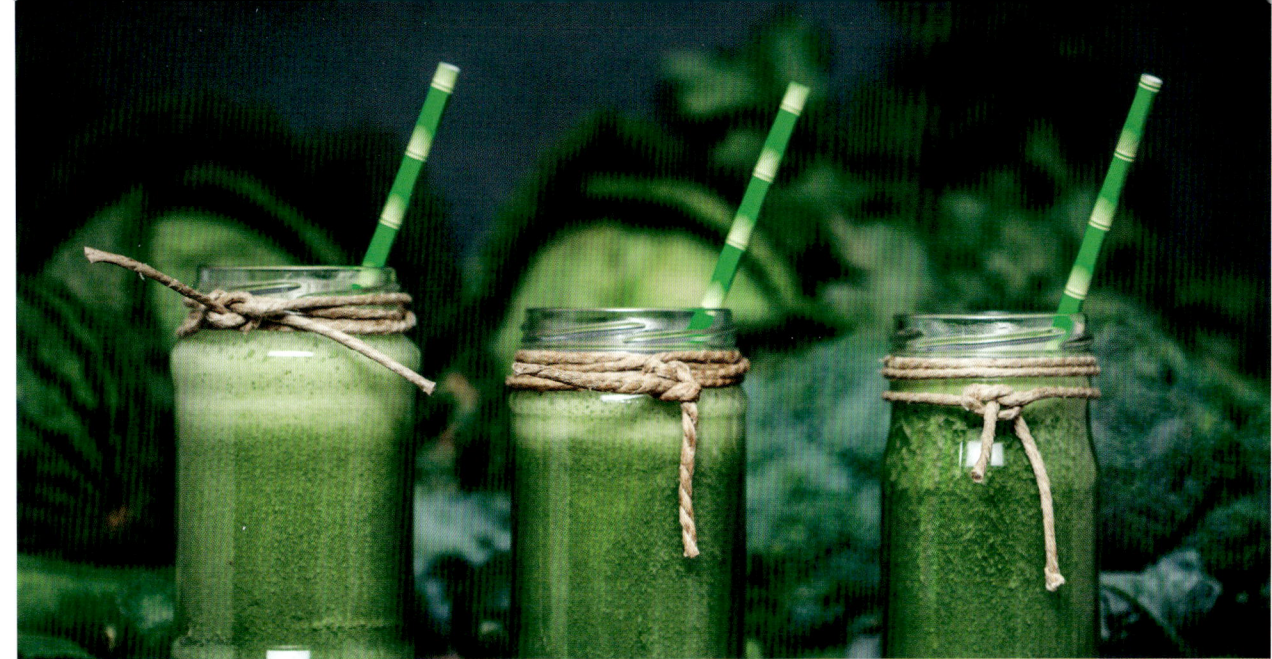

Lovely Skin Smoothie

Schritt 1   Gib alle Zutaten in den Mixer und püriere sie, bis eine sämige Masse entsteht.

Denk daran, dass Ananas viel Fruchtzucker enthält. Wenn du zu viel Ananas isst, kann dich das aus der Ketose bringen. Am Anfang der ketogenen Ernährung solltest du diesen Smoothie meiden.

Portionen 2
Vorbereitung 10 Minuten
Zubehör Mixer

Zutaten
200 ml stilles Wasser
2 Handvoll Blattspinat
250 g Ananas, grob gewürfelt
1/2 Avocado, grob gewürfelt
1 TL Matchapulver
1/4 TL Kokosöl

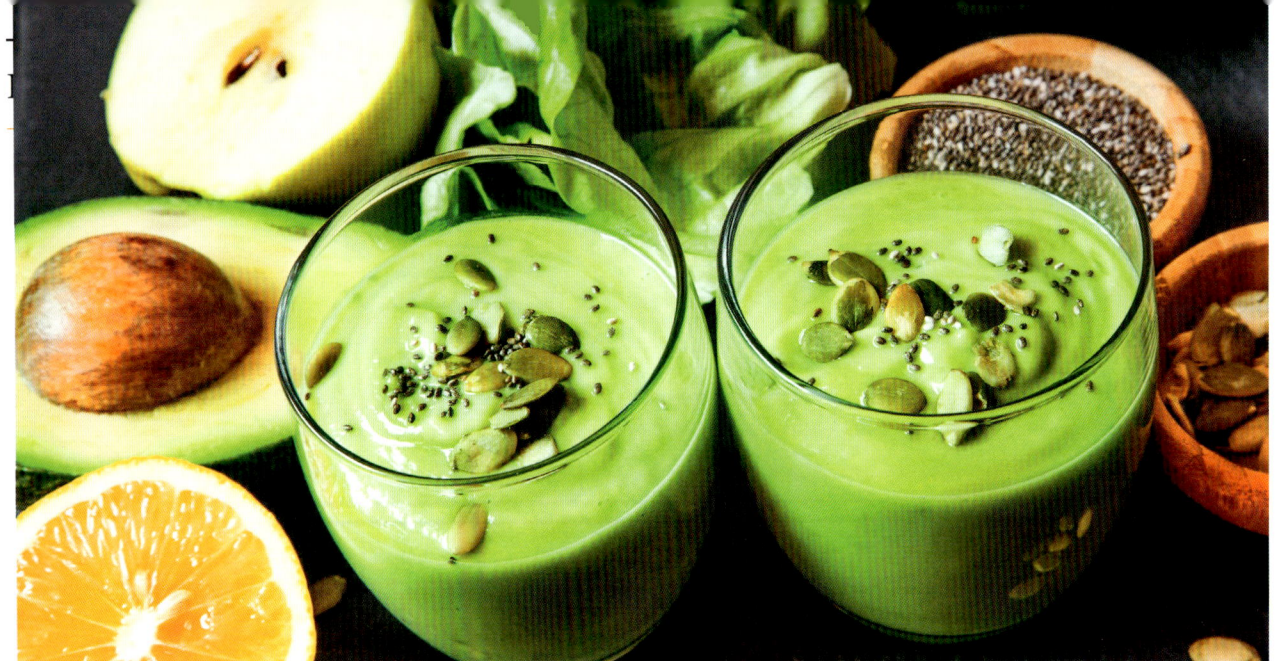

Der PMS Smoothie

Schritt 1 Gib alle Zutaten in den Mixer und püriere sie, bis eine sämige Masse entsteht.

Portionen 1-2
Vorbereitung 10 Minuten
Zubehör Mixer

Zutaten
1 Handvoll Babyspinat
1/2 Avocado, grob gewürfelt
1 EL Chiasamen
300 ml Kokosnussmilch
(ungesüßt)
1 EL Kokosöl
2-3 cm frischer Ingwer, in kleine
Stücke geschnitten
1/2 TL Zimt
1/2 TL Kurkuma
1 Prise Cayenne Pfeffer
Eiswürfel (optional)

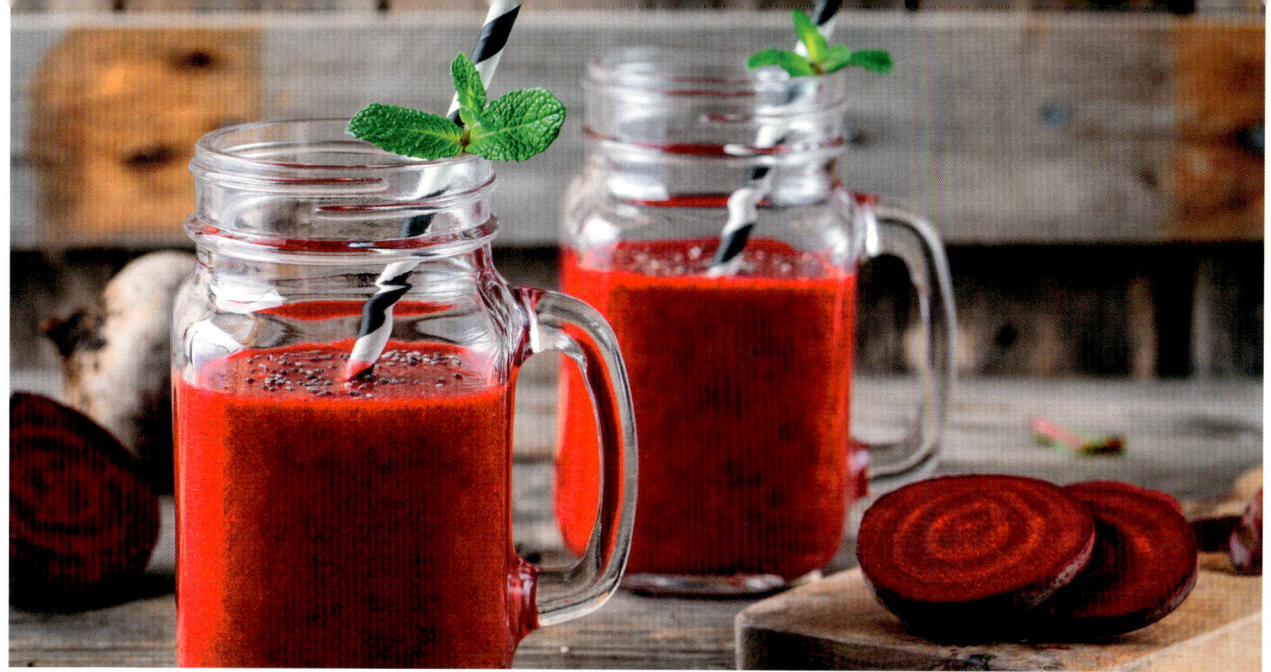

Rote Bete-Möhren Smoothie

Schritt 1 Gib alle Zutaten in den Mixer und püriere sie, bis eine sämige Masse entsteht.

Portionen 1-2
Vorbereitung 10 Minuten
Zubehör Mixer

Zutaten
250-300 ml Wasser
100 g Möhren, klein geschnitten
(BIO-Möhren kannst du
gewaschen mit Schale verwenden)
100 g rote Bete, geschält und klein
geschnitten
1 Handvoll Mandeln
2 TL frische gepresster Zitronen-
saft
1 TL Ingwer, fein gehackt
1 TL Leinsamen, gemahlen
1 TL Zimt
½ TL Vanille
1 Msp. Nelken, gemahlen
1 TL Hanfsamen (optional)
1 Prise Salz

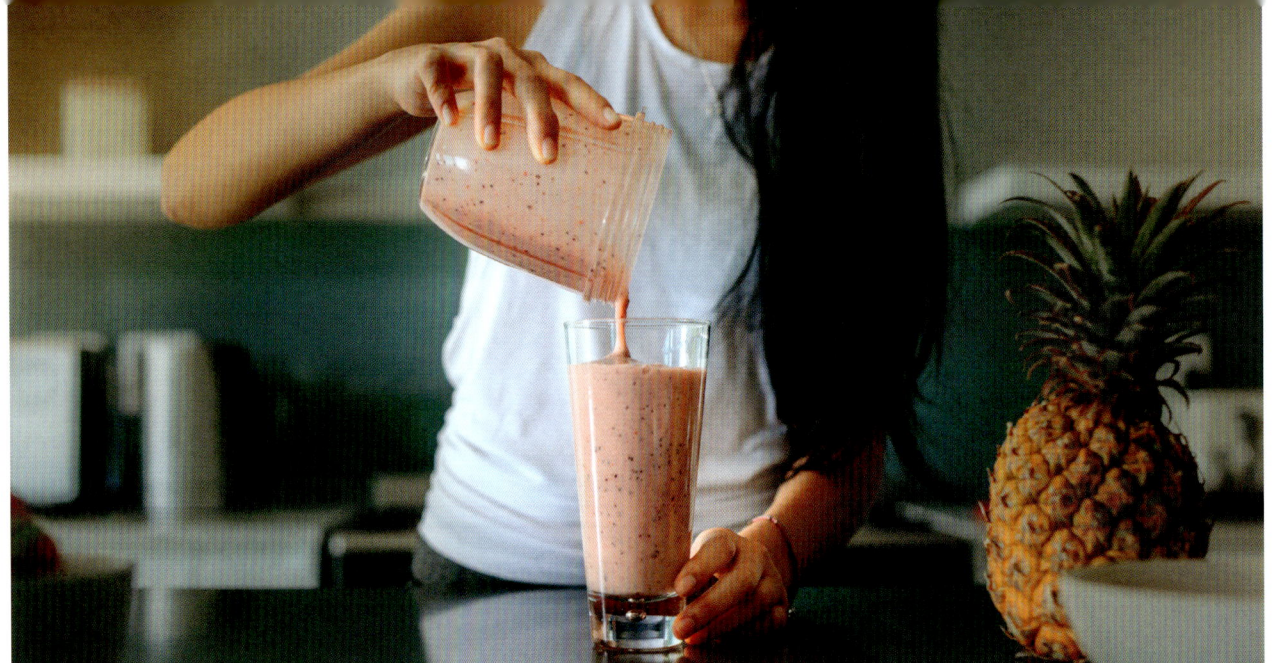

Good Mood Smoothie

Schritt 1   Gib alle Zutaten in den Mixer und püriere sie, bis eine sämige Masse entsteht.

Portionen 1-2
Vorbereitung 10 Minuten
Zubehör Mixer

Zutaten
230 ml Mandelmilch
200 g gefrorene Kirschen (unge-
zuckert)
1/2 Birne, geschält, in Stücke geschnitten
2 EL Sonnenblumenkerne
2 TL Backkakao
1 TL Matchapulver

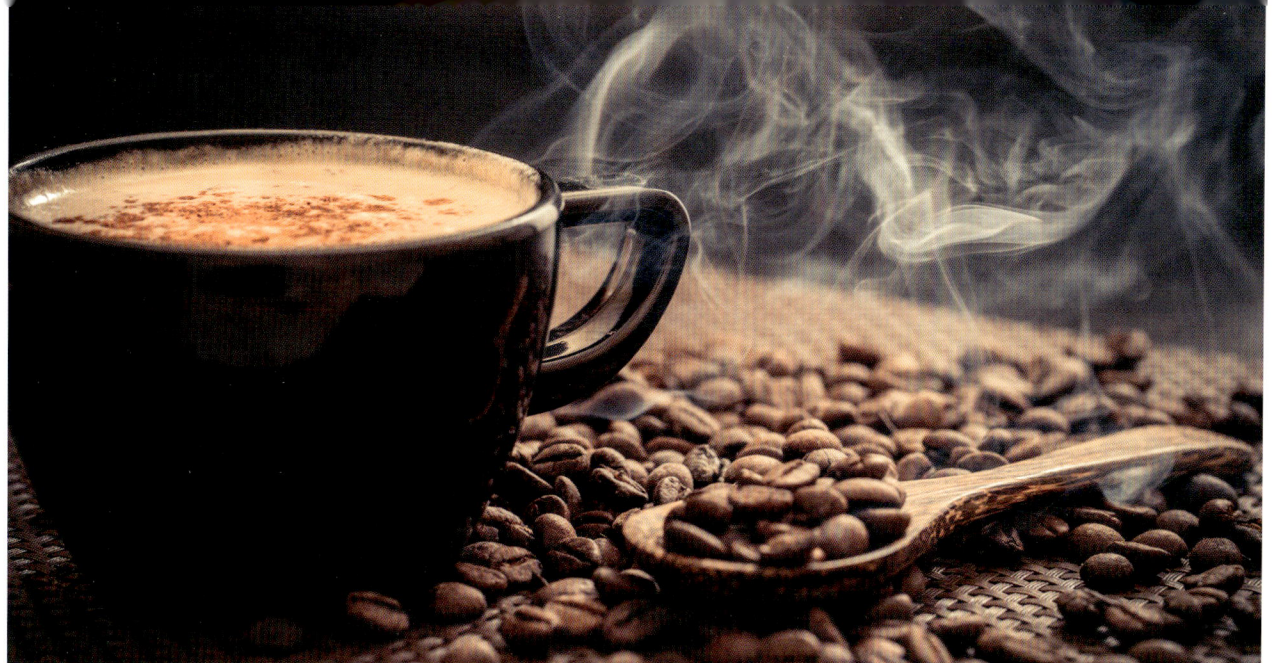

Bulletproof Coffee

Schritt 1 Lass Butter und Öl im Kaffee schmelzen.

Schritt 2 Gib alles in einen Mixer und schlage es für wenige Sekunden schaumig.

Wenn du es morgens eilig hast, ist dieser Kaffee eine gute Grundlage, um das erste Hungerloch im Bauch zu füllen.

Zutaten
1 Tasse frischer Kaffee
1 TL Butter
1 TL MCT-ÖL

273

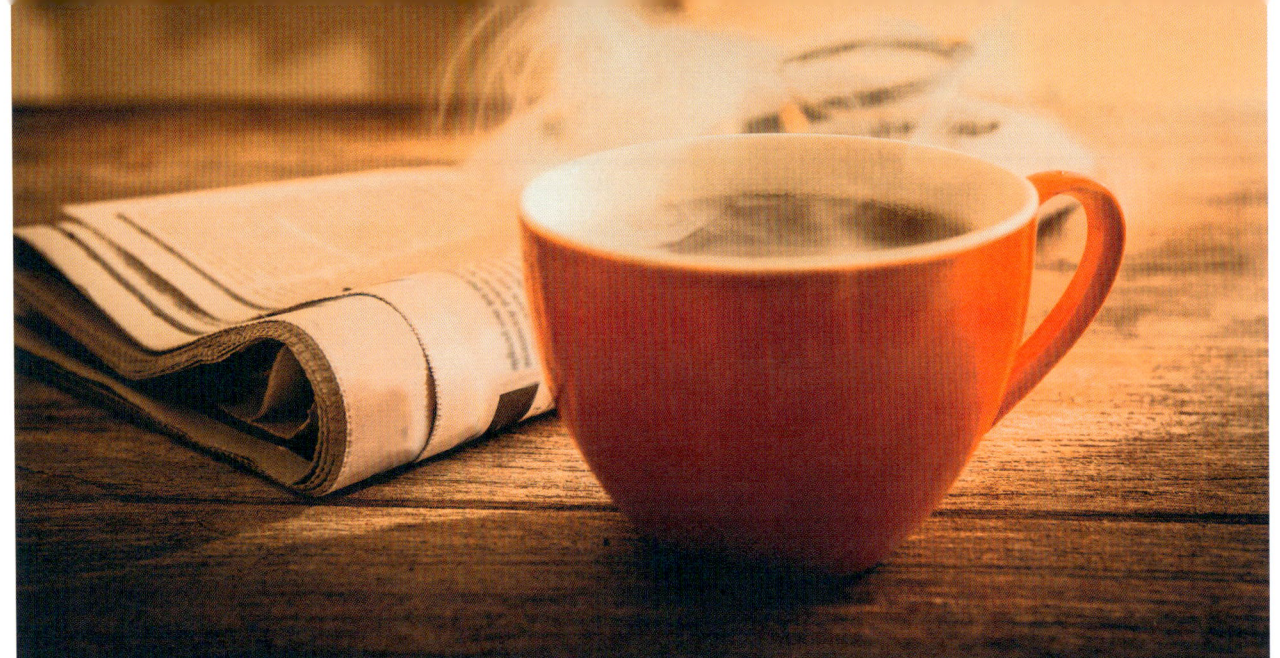

Bulletproof Coffee – Variante 2

Schritt 1   Gib das Kokosöl in den Kaffee und lass es schmelzen.

Schritt 2   Schlage die Sahne bei Bedarf mit einem Milchaufschäumer cremig und gib sie über deinen Kaffee

Wer mag, kann die Sahnehaube noch mit etwas Zimt bestreuen.

Zutaten
1 Tasse frischer Kaffee
1 TL. Butter
1 TL MCT-ÖL

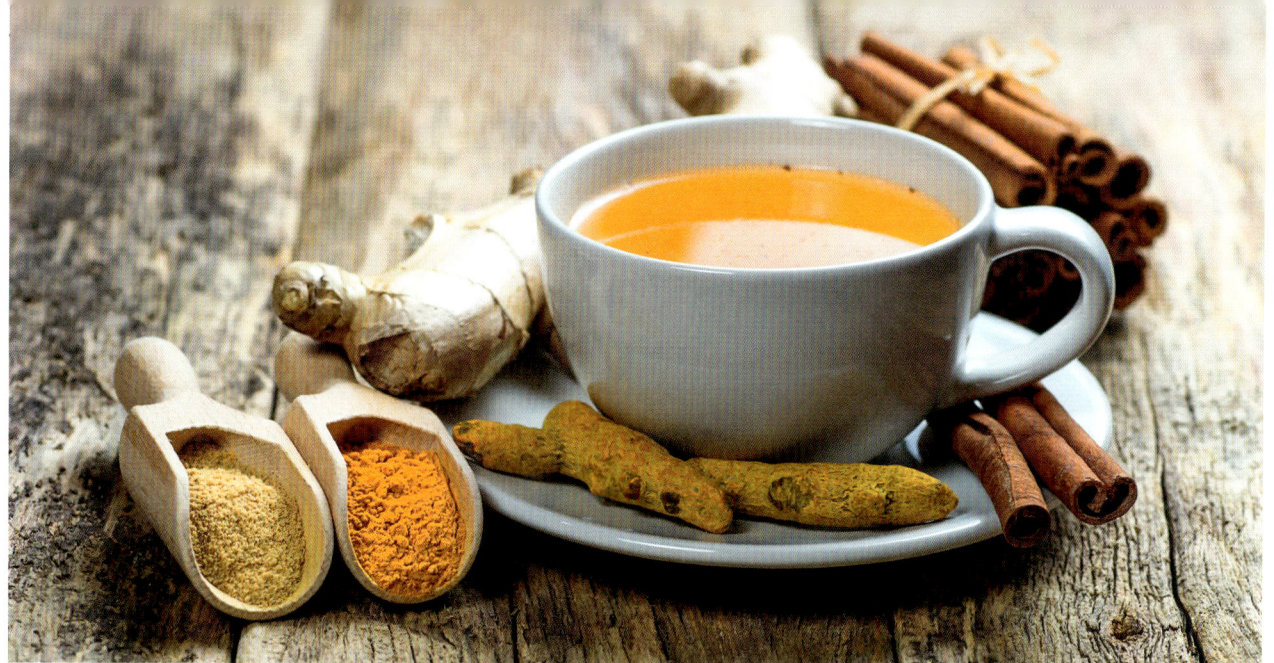

Anti-Heißhunger-Tee

Schritt 1 Bring die Zutaten zusammen mit dem Wasser zum Kochen.

Schritt 2 Reduziere die Hitze und lass alles für 20-40 Minuten köcheln.

Schritt 3 Um einen intensiven Geschmack zu haben, lasse die Zutaten über Nacht im Teewasser ziehen.

Schritt 4 Siebe am nächsten Tag die Zutaten ab und erwärme bei Bedarf den Tee wieder.

Zutaten
1 l Wasser
2 Zimtstangen
1/2 EL. Ingwer
1/2 EL. Kurkuma

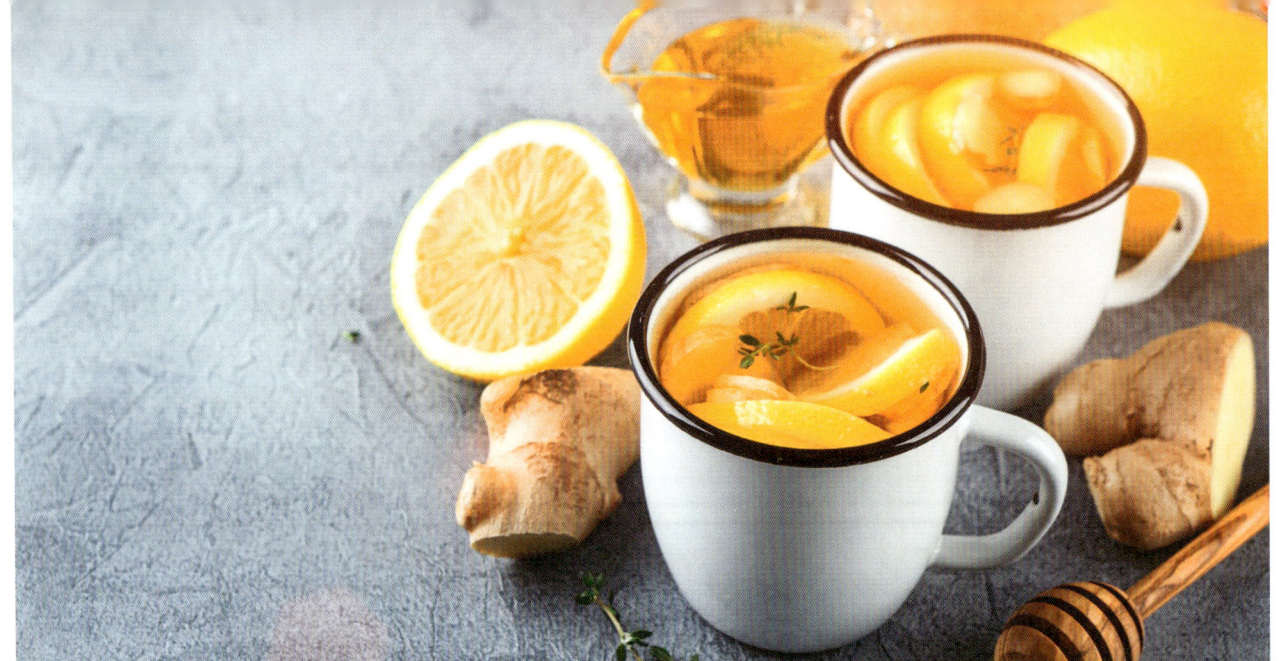

Thymian-Ingwer Tee

Schritt 1 Gib den Saft der Zitrone, die Ingwerstücke und den Thymianstängel in eine Teekanne oder eine große Glaskaraffe und gieße alles mit 700 ml kochendem Wasser auf.

Schritt 2 Lass den Tee mindestens zehn Minuten ziehen.

Dieser Tee lässt sich wunderbar am Abend vorbereiten, um ihn morgens mit zur Arbeit zu nehmen. Über Nacht gezogen und kalt genossen tritt die Schärfe des Ingwers noch stärker in den Vordergrund.

Zutaten
700 ml Wasser
1/2 Zitrone, ausgepresst
4 cm frischer Ingwer, mit Schale in grobe Stücke geschnitten
1-3 Stängel Thymian

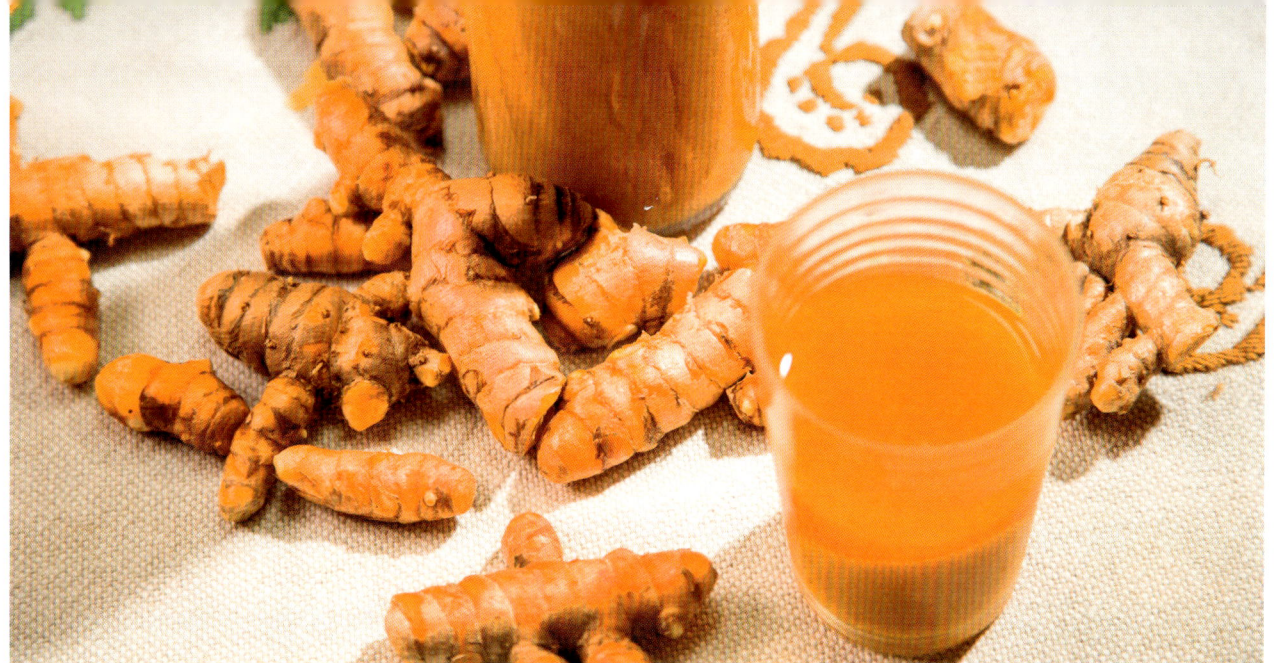

Ingwer-Kurkuma Shot

Schritt 1 Gib den Saft der Orange und Zitrone zusammen mit den Ingwerstückchen und der Kurkuma in einen Mixer und püriere alles gründlich.

Schritt 2 Gieße den Saft anschließend durch ein feines Sieb in eine Flasche, hilf mit einem Löffel nach und reibe die Zutaten so lange durch das Sieb, bis die ganze Flüssigkeit in der Flasche ist.

Direkt nach dem Aufstehen hilft dir dieser kleine „Schnaps", um wach in den Tag zu starten. Trinke jeden Morgen 2 cl des kleinen Wunder-Shots. Sollte er dir zu scharf sein, so verdünne ihn mit etwas Wasser. Der Shot hält sich für ca. eine Woche im Kühlschrank.

Portionen ca. 300 ml
Vorbereitung 8 Minuten
Zubehör Mixer/Pürierstab, Sieb

Zutaten
3 Orangen, ausgepresst
4 Zitronen, ausgepresst
30 g frischer Ingwer, mit Schale in Stücke geschnitten
1 EL BIO-Kurkumapulver
1 TL Honig (optional)

277

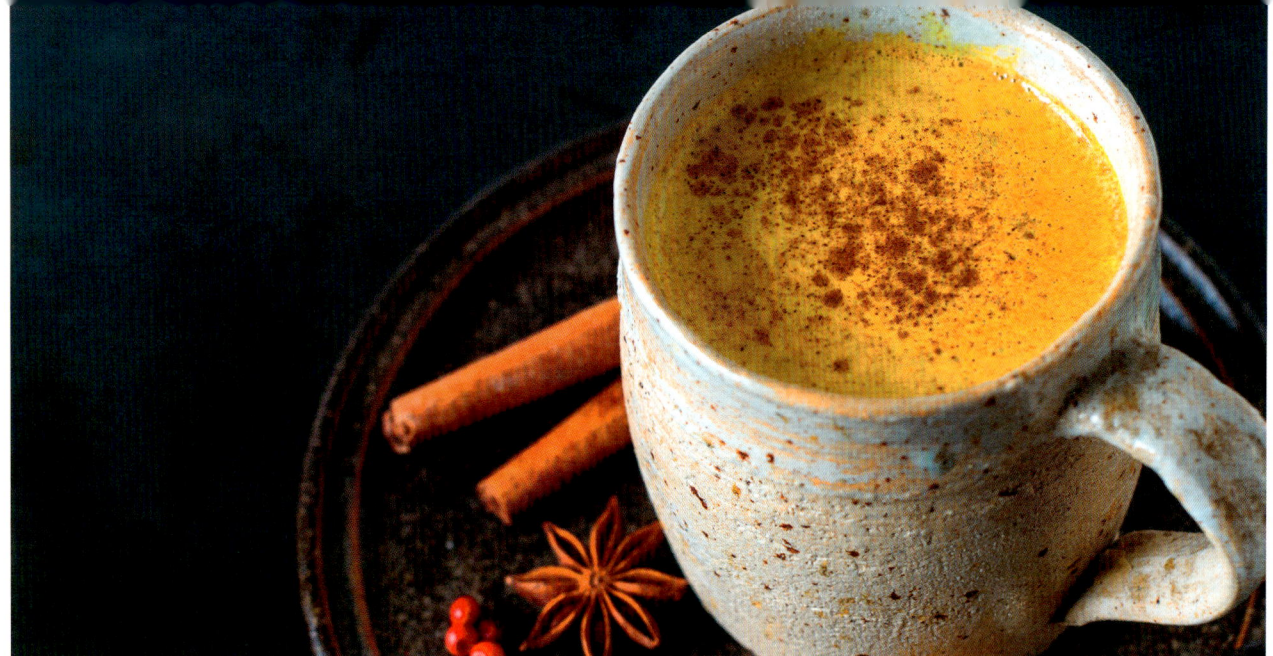

Goldene Milch

Schritt 1 Koche die Pflanzenmilch in einem Topf auf, bis sie zu dampfen beginnt.

Schritt 2 Füge dann alle Zutaten in die Milch und verrühre sie sorgfältig.

Schritt 3 Gieße die Milch in jeweils eine Tasse.

Mit einem Hand-Milchaufschäumer kannst du einen schönen Schaum auf deiner goldenen Milch erzeugen.

Portionen 2
Vorbereitung 8 Minuten
Zubehör Topf

Zutaten
1 TL BIO-Kurkumapulver
450 ml Pflanzenmilch
(z. B. Mandelmilch)
1 Prise schwarzer Pfeffer
1 Prise Zimt
1 EL Kokosöl

7.4 Allerlei

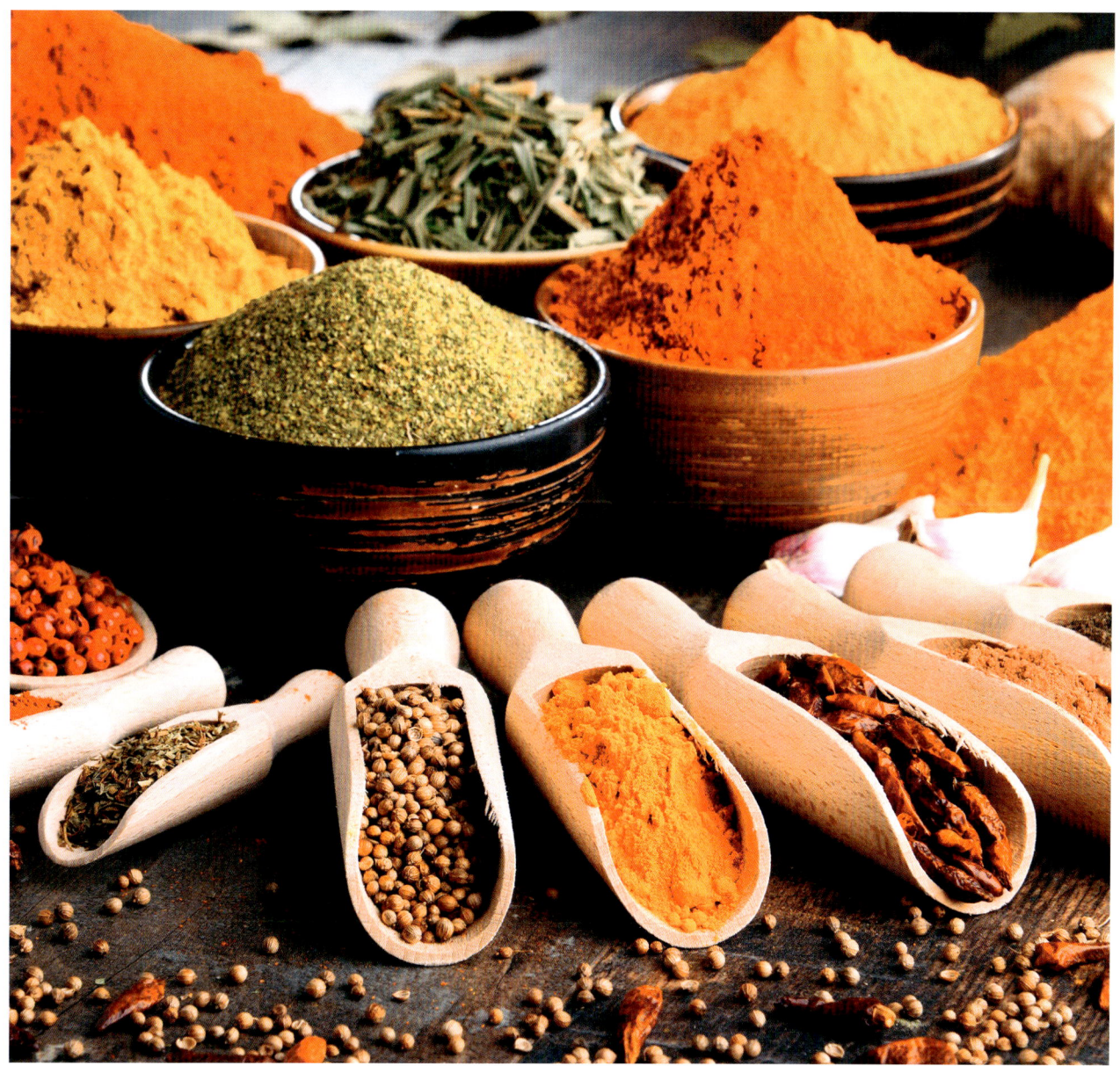

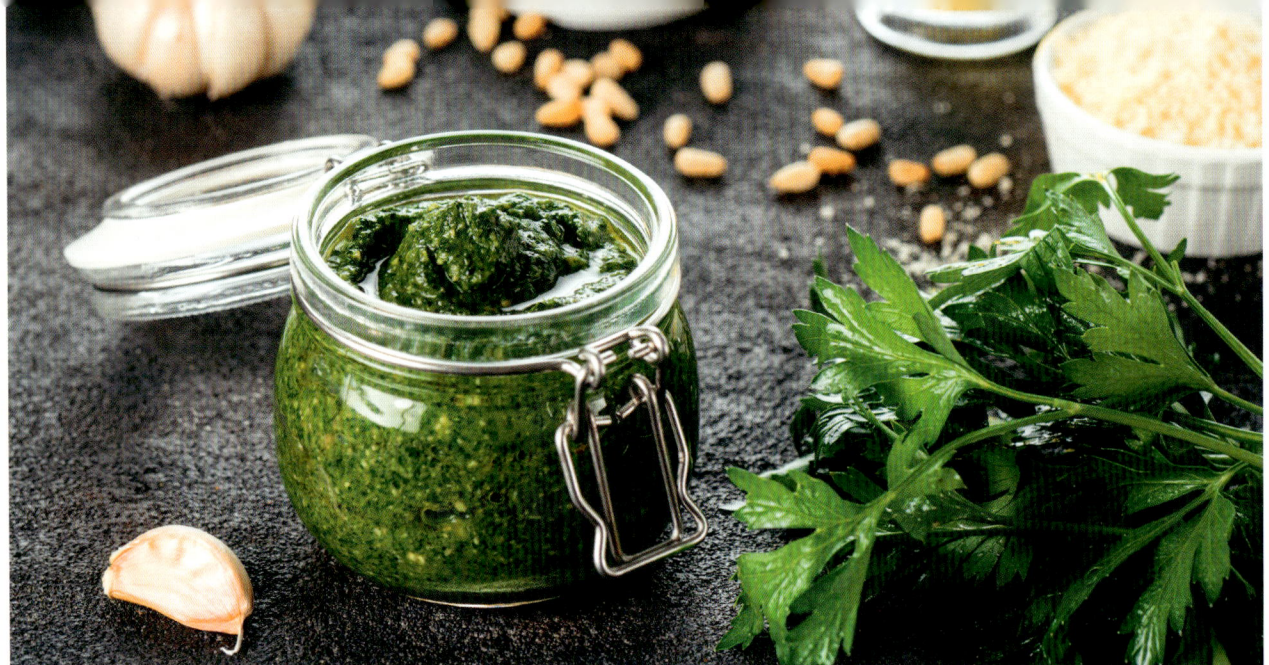

Kräuterpesto

Dieses Pesto ist ein echter Liebling für deine Leber. Koriander bindet Schwermetalle, Petersilie und Löwenzahn helfen bei der Entgiftung. Es eignet sich wunderbar zu Fisch und Fleisch, auf gedünstetem Gemüse, oder als Soße zur Zucchinipasta.

Schritt 1   Hacke die Kräuter klein.

Schritt 2   Gib alle Zutaten in eine hohe Schüssel und püriere sie.

Schritt 3   Wenn die Masse zu trocken ist, kannst du noch etwas Olivenöl zugeben.

Schritt 4   Fülle das Pesto in die Gläser um.

Das Pesto hält sich im Kühlschrank für ca. zehn Tage, im Gefrierfach für a. drei Monate. Pesto kann man übrigens auch wunderbar in einer Eiswürfelform einfrieren, so kannst du es einfach portionieren.

Portionen 2 Gläser
Vorbereitung 15 Minuten
Zubehör Pürierstab

Zutaten
2 Handvoll Koriander
1 Handvoll Basilikum
1 Handvoll Petersilie
1 Handvoll Löwenzahnblätter
200 ml Olivenöl
1/4 Tasse frisch gepresster Limettensaft
1 große Knoblauchzehe, zerdrückt
1 TL Salz

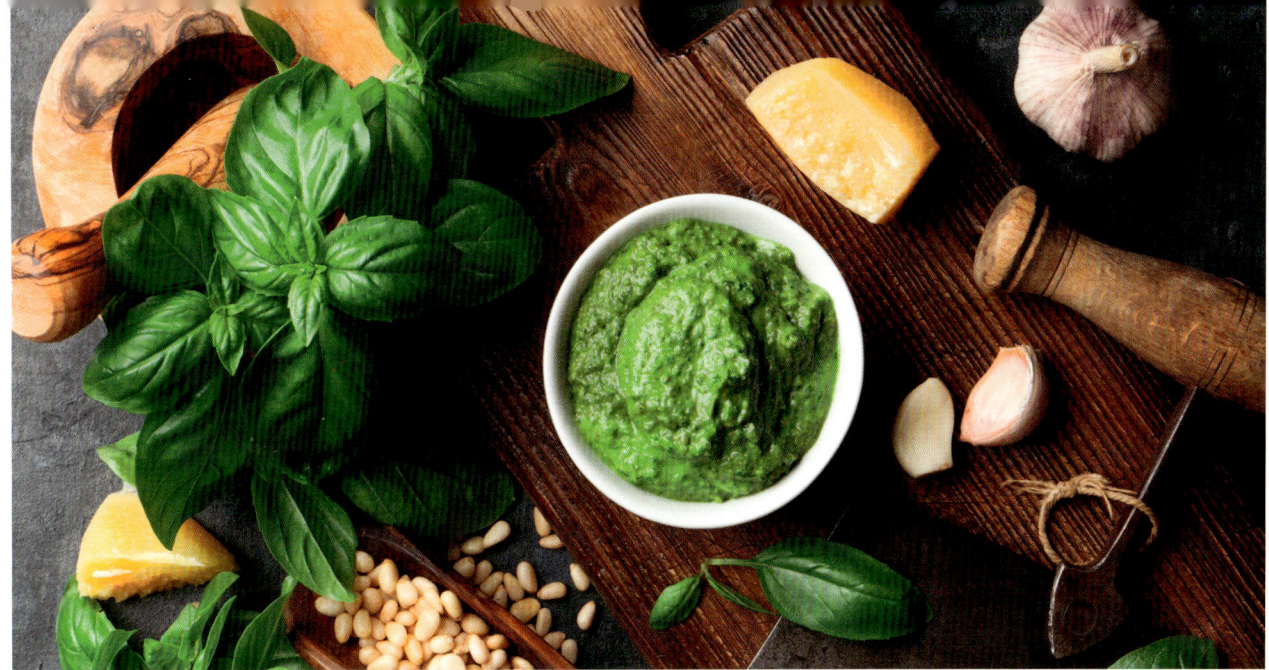

Basilikum-Petersilienpesto

Schritt 1   Hacke die Kräuter klein.

Schritt 2   Gib alle Zutaten in eine hohe Schüssel und püriere sie.

Schritt 3   Wenn die Masse zu trocken ist, kannst du noch etwas Olivenöl zugeben.

Schritt 4   Fülle das Pesto in die Gläser um.

Das Pesto hält sich im Kühlschrank für ca. zehn Tage, im Gefrierfach für ca. drei Monate. Pesto kann man übrigens auch wunderbar in einer Eiswürfelform einfrieren, so kannst du es einfach portionieren.

Portionen 2 Gläser
Vorbereitung 15 Minuten
Zubehör Pürierstab

Zutaten
75 g frisches Basilikum
2 EL Pinienkerne
1 Knoblauchzehe
200 ml Olivenöl
1/2 TL Salz
2 EL Parmesan, frisch gerieben
1/2 Bund frische Petersilie

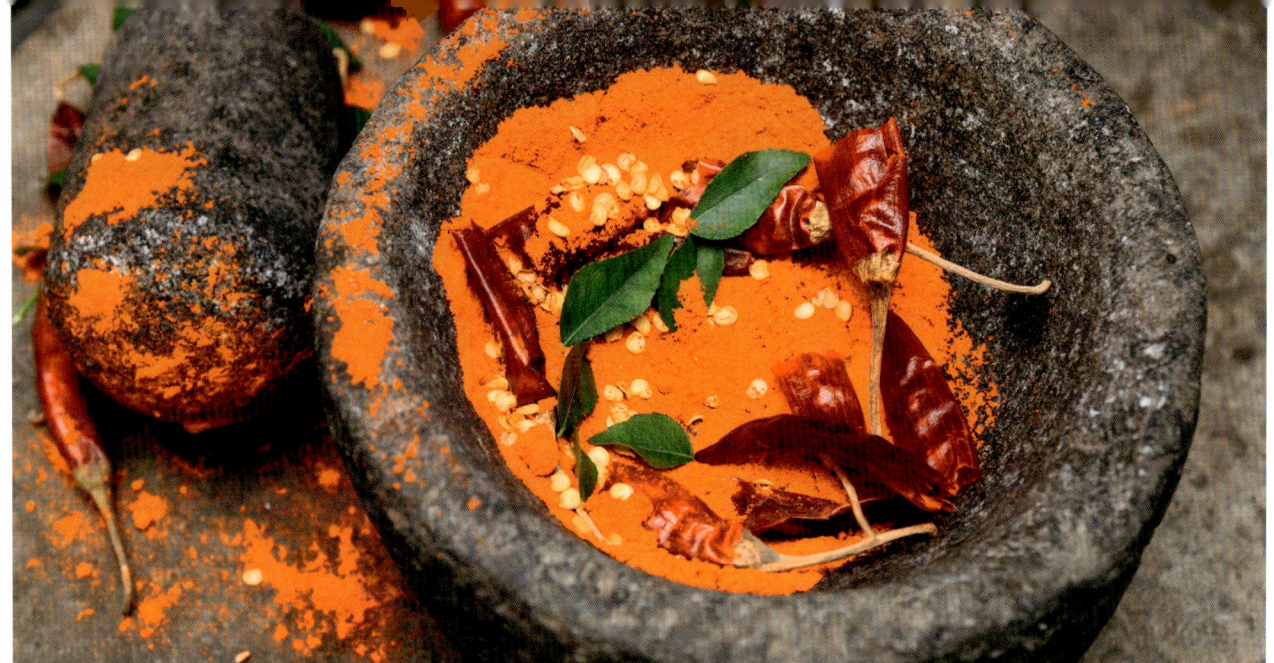

Tex-Mex-Gewürz

Eine feurige Würzmischung ganz ohne Zucker und Zusatzstoffe.

Schritt 1   Gib alle Zutaten in deine Schüssel und vermische sie gründlich.

Schritt 2   Wenn deine Gewürze ungemahlen sind, dann mahle sie entweder kurz vor dem Kochen, oder bevor du die Gewürzmischung in ein Glas abfüllst.

Lagere die Gewürzmischung in einem dunklen, trockenen Raum, kühl oder bei Zimmertemperatur. Besonders gut eignen sich Gläser oder Flaschen mit einem Verschluss. Die Gewürze halten sich ca. vier bis sechs Monate. Danach sind sie nicht unbedingt schlecht, sie verlieren nur an Farbe und Geschmack.

Ob du Salz dazu gibst oder nicht, ist eine Frage des persönlichen Geschmacks.

Zutaten
1 EL Chillipulver
2 TL Paprikapulver
2 TL Kreuzkümmel, gemahlen
1 TL Knoblauchpulver
1 TL Zwiebelpulver
1/2 TL Chilliflocken
1/2 TL Oregano, getrocknet
1/2 TL schwarzer Pfeffer, gemahlen
1 Prise Zimt
1 Prise Nelken, gemahlen
1 EL Salz (optional)

282

7.5 Snacks

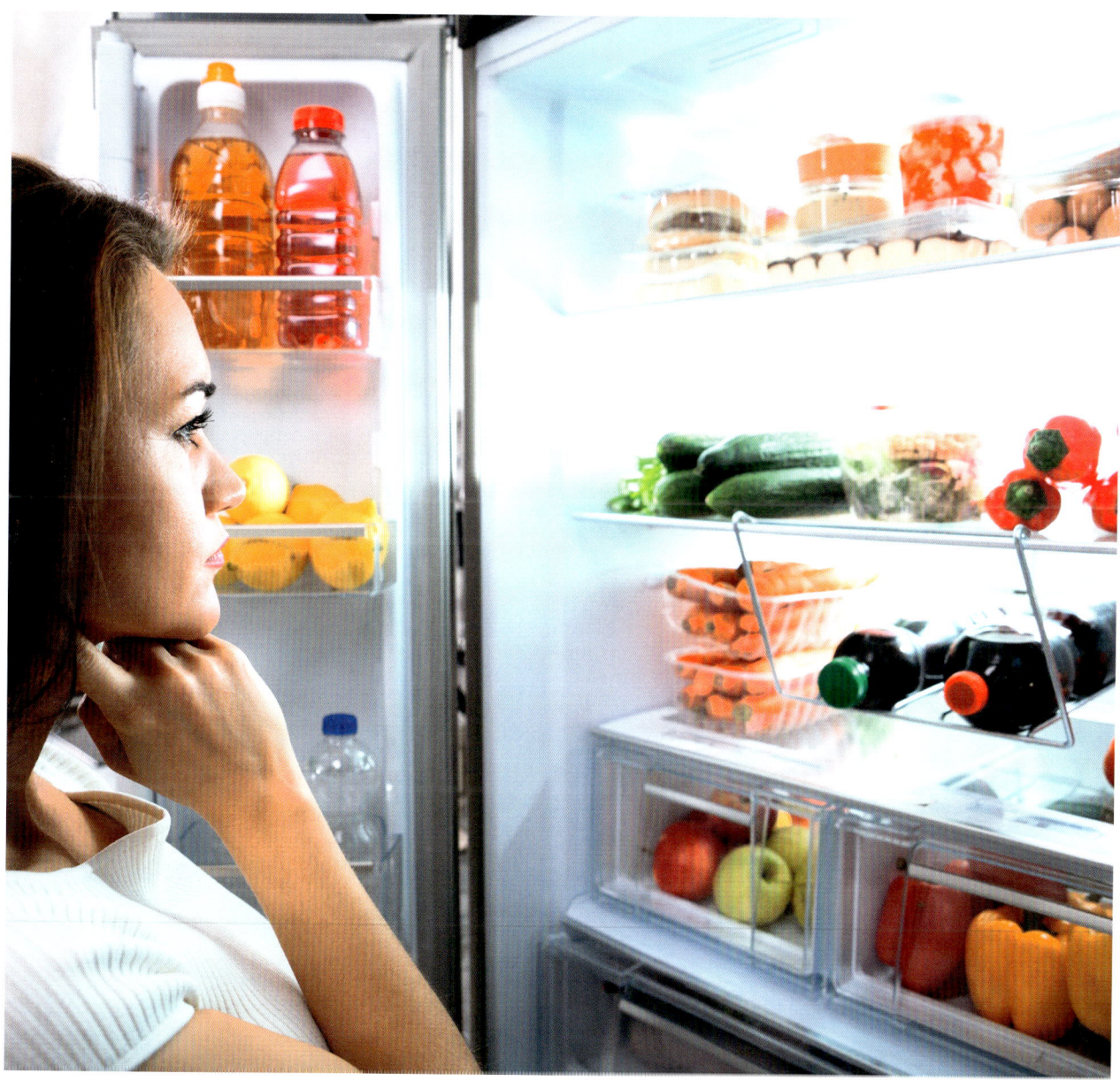

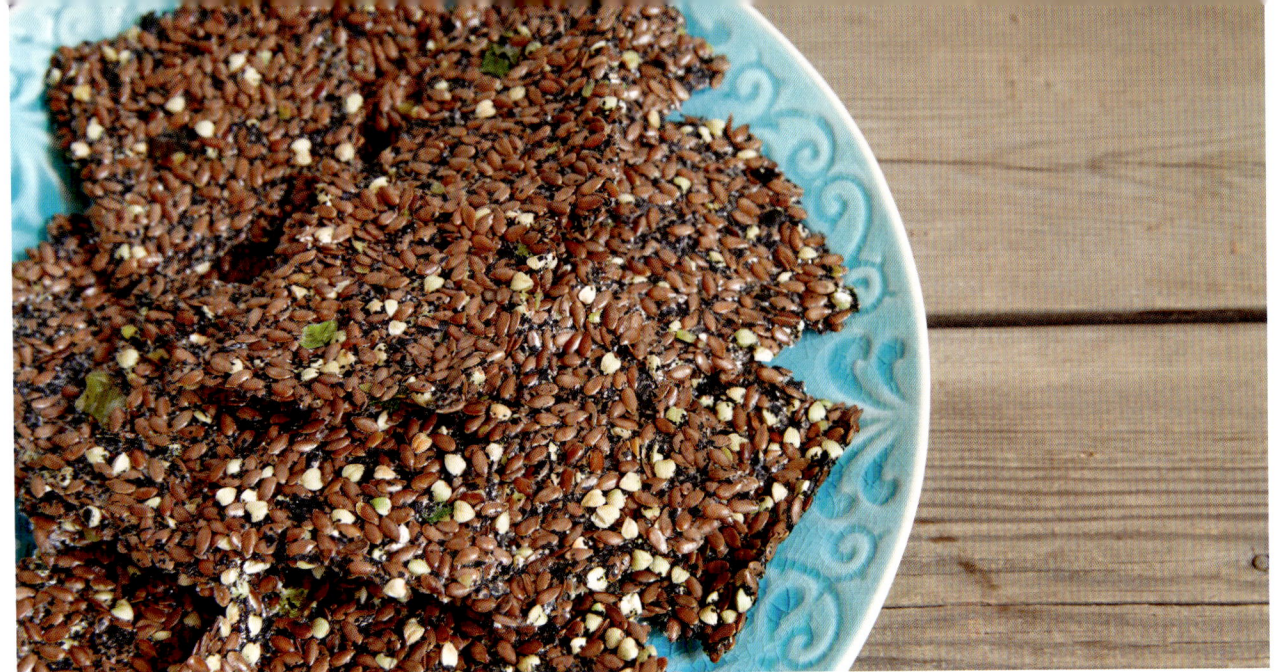

Cracker mit Radieschendip

Portionen 2
Vorbereitung 20 Minuten
Kochzeit 25 Minuten
Zubehör Backblech

Schritt 1   Heize den Backofen auf 150° C vor.

Schritt 2   Verrühre Leinsamen, Wasser und Ei und lasse es für 15 Minuten quellen.

Schritt 3   Gib Gouda, Sesam und Sonnenblumenkerne zur Leinsamenmischung, verrühre alles und würze es mit Salz und Pfeffer.

Schritt 4   Verteile die Masse mit einem Esslöffel in acht gleiche große Portionen, mit etwas Abstand zueinander, auf einem Backblech (mit Backpapier belegt).

Schritt 5   Drücke die Häufchen platt, gib das Blech auf die mittlere Schiene deines Ofens und backe alles für 25 Minuten. Wende die Cracker nach 15 Minuten.

Schritt 6   Verrühre die Radieschen mit dem körnigen Frischkäse und schmecke den Dip mit Salz, Pfeffer und Dill ab.

Schritt 7   Wenn die Cracker fertig gebacken sind, nimm sie aus dem Ofen, zieh sie vorsichtig vom Backpapier ab und lass sie auf einem Gitter auskühlen.

Zutaten Cracker
80 g Leinsamen
1 Ei
50 g Gouda, geraspelt
1 EL Sesam
1 EL Sonnenblumenkerne
2 EL Wasser, lauwarm
1 Prise Salz
1 Prise Pfeffer

Zutaten Dip
200 g körniger Hüttenkäse
6 Radieschen, grob geraspelt
1 TL Dill, gehackt, tiefgekühlt
(oder 2 Stängel frischer Dill)
Salz
Pfeffer

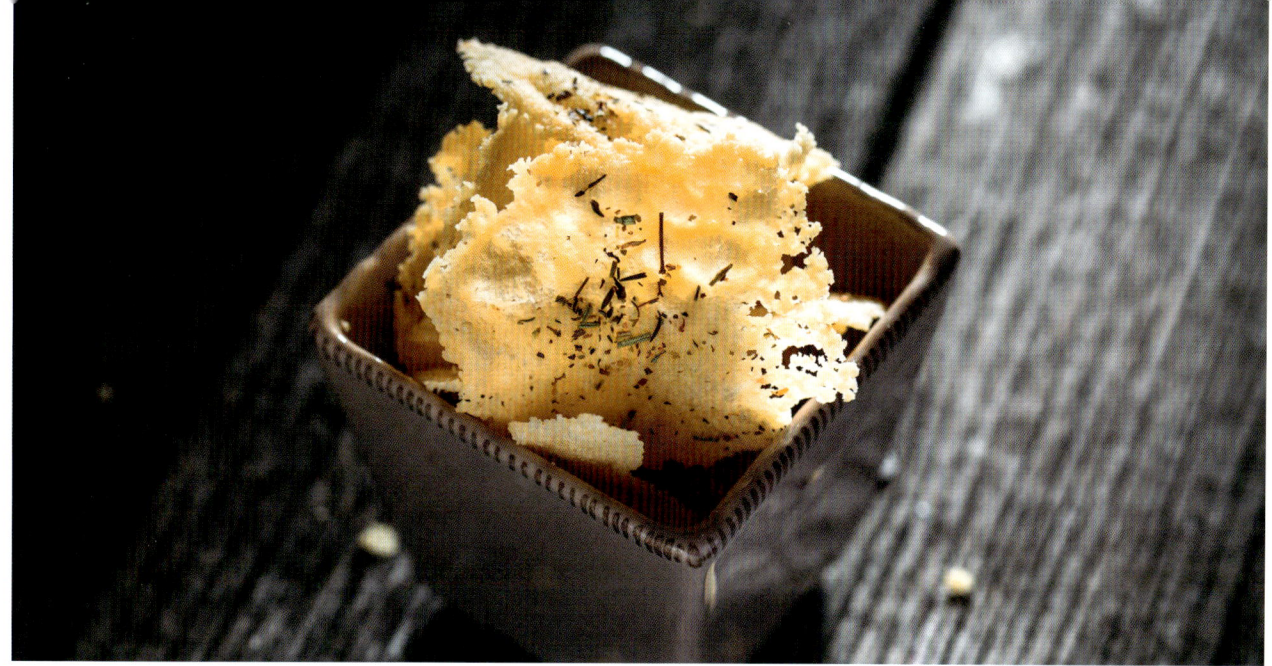

Parmesan Chips

Schritt 1   Heize den Ofen auf 180° C vor.

Schritt 2   Lege das Backblech mit Backpapier aus.

Schritt 3   Mische Parmesan und die Samen in einer Schüssel.

Schritt 4   Setze mit einem Löffel kleine Haufen der Samen-Käse-Mischung auf das Backblech, lasse etwas Platz dazwischen und drücke sie nicht flach.

Schritt 5   Backe alles für 10-15 Minuten, die Chips sollten leicht braun sein, jedoch nicht zu dunkel.

Schritt 6   Lasse die Chips nicht aus den Augen, da sie schnell verbrennen können.

Je nach Geschmack kann unter den Haufen aus Samen und Parmesan jeweils eine kleine Scheibe Salami gelegt werden.

Portionen 2
Vorbereitung 5 Minuten
Kochzeit 10-15 Minuten
Zubehör Backblech

Zutaten
150 g geraspelter Parmesan
20 g Chiasamen
20 g Leinsamen
20 g Kürbiskerne

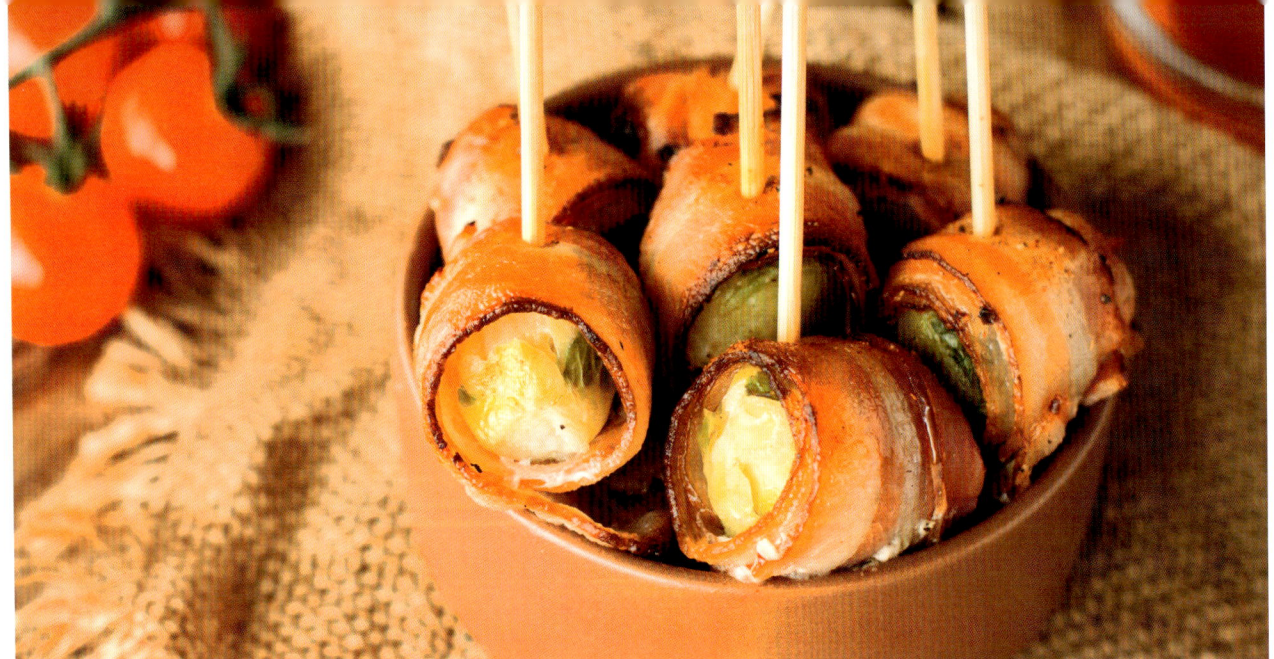

Käse-Bacon-Bällchen

Schritt 1   Brate den Bacon in der Butter, bis er knusprig und braun ist, brich ihn danach in kleine Stückchen und stelle ihn zur Seite.

Schritt 2   Mische die restlichen Zutaten mit dem übrig gebliebenen Fett vom Anbraten des Bacons.

Schritt 3   Lasse die Masse für 15 Minuten im Kühlschrank ziehen.

Schritt 4   Forme kleine Bällchen aus der Masse, rolle sie im Bacon und serviere sie.

Du hast auch die Option, die Bällchen ohne Fleisch anzurichten. Lasse dafür den Bacon weg und rolle die Bällchen in frisch gehackten Kräutern oder Nüssen.

Portionen 8
Vorbereitung 5 Minuten
Kochzeit 8 Minuten
Zubehör Pfanne

Zutaten
150 g Bacon
1 EL Butter
150 g Frischkäse
150 g Cheddar
50 g Butter
1/2 TL Pfeffer
1/2 TL Chilliflocken

286

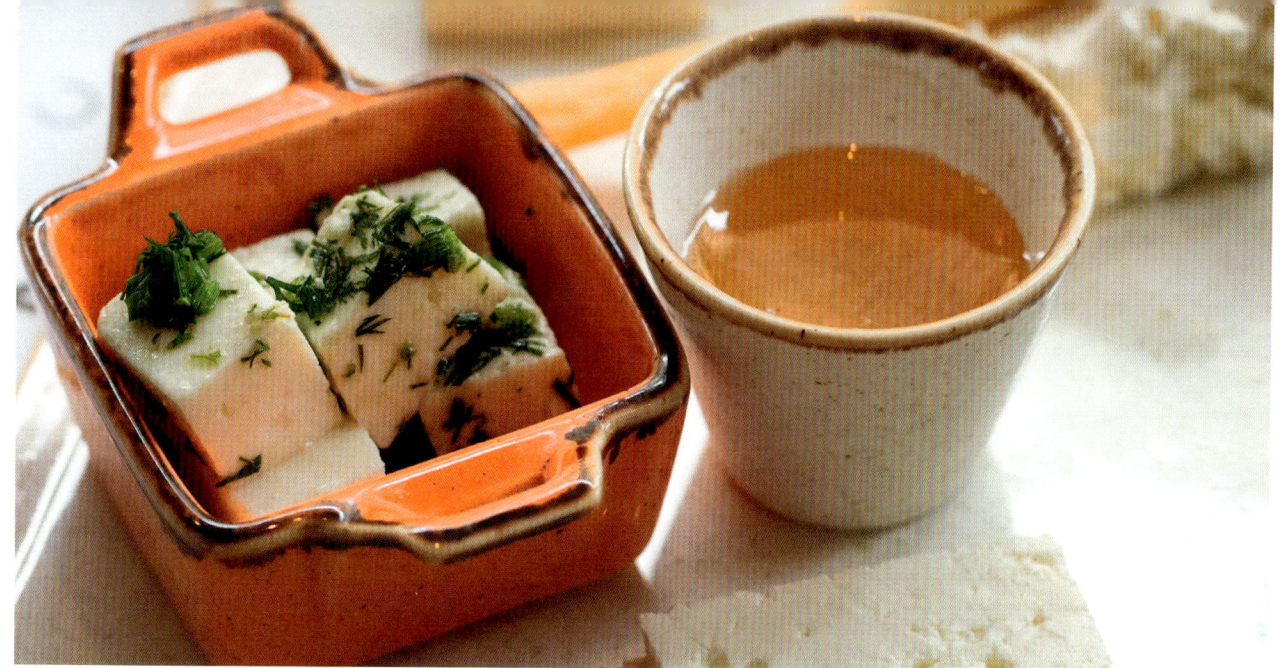

Kräuter-Käsewürfel

Schritt 1 Entferne die Käserinde.

Schritt 2 Schneide den Käse in Würfel, ca. 1 x 1 cm.

Schritt 3 Lege etwas Backpapier auf einem Teller aus und platziere dort die Käsewürfel.

Schritt 4 Stelle den Teller in die Mikrowelle und lass den Käse (bei voller Wattzahl) für 1-2 Minuten in der Mikrowelle backen.

Schritt 5 Lass die Käsewürfel etwas abkühlen und würze sie mit den Kräutern deiner Wahl.

Portionen 4
Vorbereitung 5 Minuten
Kochzeit 5 Minuten
Zubehör Teller

Zutaten
200 g Brie
Paprikagewürz (optional)
Chilligewürz (optional)
Oregano, frisch (optional)
Rosmarin, frisch (optional)
Basilikum, frisch (optional)
Petersilie, frisch (optional)

287

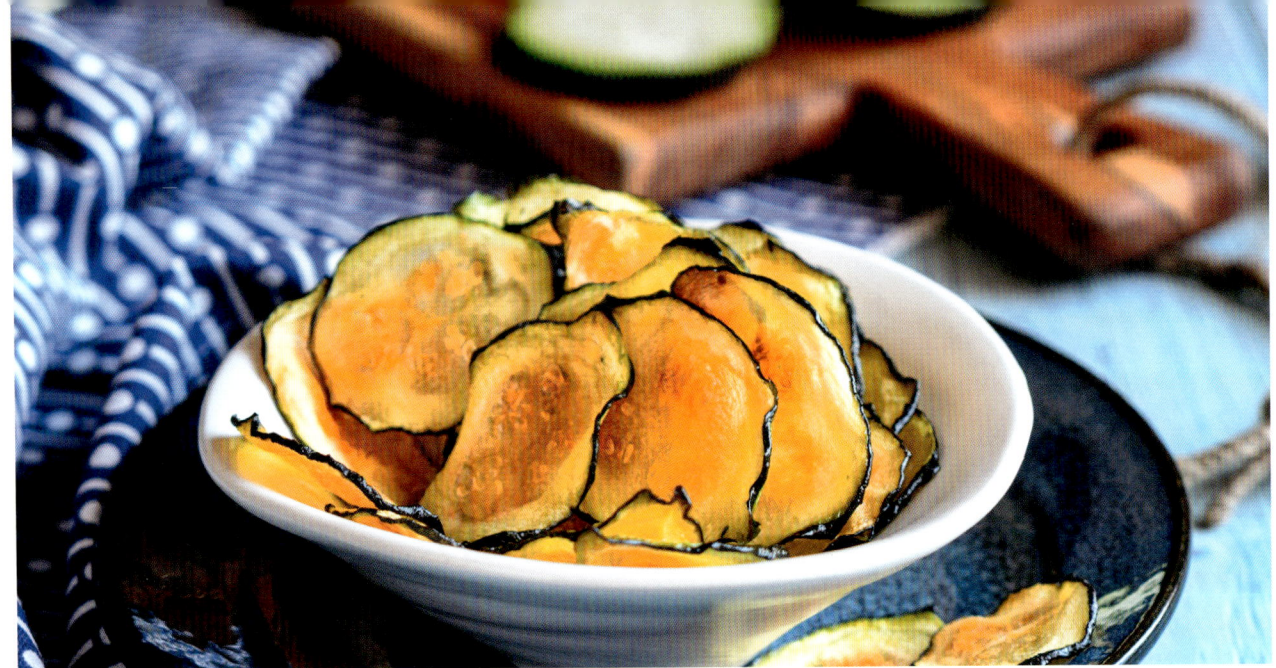

Würzige Zucchini-Chips

Schritt 1 Schneide den Zucchino in sehr dünne Scheiben. Das geht am besten mit einer Küchenreibe.

Schritt 2 Gib die Zucchinischeiben in ein Küchensieb und platziere es in deiner Spüle.

Schritt 3 Bestreue die Gemüsescheiben mit viel Salz, lass dieses für fünf Minuten einziehen und presse dann das Wasser aus den Scheiben.

Schritt 4 Erhitze das Öl in einer Fritteuse, hohen Bartpfanne oder einem Topf.

Schritt 5 Gib die Zucchinischeiben in das heiße Öl (nicht zu viele auf einmal).

Schritt 6 Haben die Zucchini eine goldbraune Farbe, dann ist es an der Zeit, sie aus dem Ölbad zu entnehmen und auf ein Blatt Küchenrolle zu legen.

Schritt 7 Bestreue die Scheiben mit dem Tex-Mex-Gewürz

Portionen 4
Vorbereitung 5 Minuten
Kochzeit 20 Minuten
Zubehör Fritteuse/Topf/hohe Bratpfanne

Zutaten
1 großer Zucchino
350 ml Kokosöl/Ghee
1 EL Tex-Mex-Gewürz
Salz

Aus dem Ofen

Du kannst die Zucchinischeiben auch im Backofen garen.

Schritt 1 — Heize den Ofen auf 120° C vor.

Schritt 2 — Schneide den Zucchino in sehr dünne Scheiben. Das geht am besten mit einer Küchenreibe.

Schritt 3 — Gib die Zucchinischeiben in ein Küchensieb und platziere es in deiner Spüle.

Schritt 4 — Bestreue die Gemüsescheiben mit viel Salz, lass es für 5-10 Minuten einziehen und presse dann das Wasser aus den Scheiben.

Schritt 5 — Sprühe oder pinsel etwas Olivenöl auf die Zucchinischeiben und leg sie auf ein mit Backpapier ausgelegtes Backblech.

Schritt 6 — Die Chips sind fertig, wenn sie eine leicht goldbraune Farbe annehmen.

Schritt 7 — Nimm die Chips aus dem Ofen und lasse sie abkühlen (je nach Geschmack kannst du auch hier das Tex-Mex-Gewürz verwenden).

Lass die Chips nicht aus den Augen! Verbrannte Zucchini entwickeln schnell einen bitteren Geschmack!

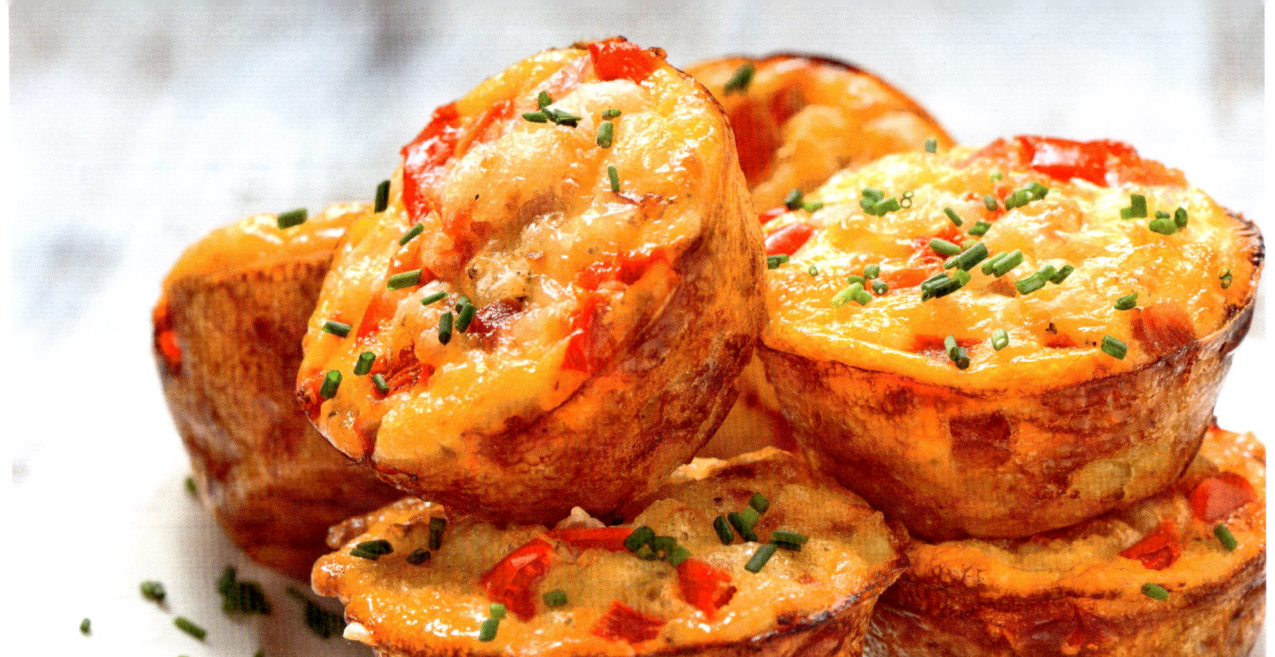

Würzige Eier-Käse-Muffins

Schritt 1 Heize den Ofen auf 175° C vor.

Schritt 2 Streiche ein Muffinblech mit Butter aus (oder du benutzt Papierförmchen).

Schritt 3 Schneide die Zwiebeln und die Chorizo (oder die Beilage deiner Wahl) klein und gib sie auf den Boden jeder Muffinmulde.

Schritt 4 Verquirle die Eier mit den Gewürzen und dem Pesto, gib danach den Käse hinzu und vermische alles.

Schritt 5 Gib die Menge auf die Zwiebeln und die Chorizo.

Schritt 6 Backe alles für 15-20 Minuten, je nachdem wie groß deine Muffinform ist.

Portionen 6
Vorbereitung 5 Minuten
Kochzeit 20 Minuten
Zubehör Muffinblech

Zutaten
12 Eier
2 Frühlingszwiebeln, klein gehackt
150 g luftgetrocknete Chorizo, Salami oder gekochter Bacon
175 g Käse, geraspelt
2 EL Pesto, rot oder grün (optional)
Salz
Pfeffer

7.6 Süßkram

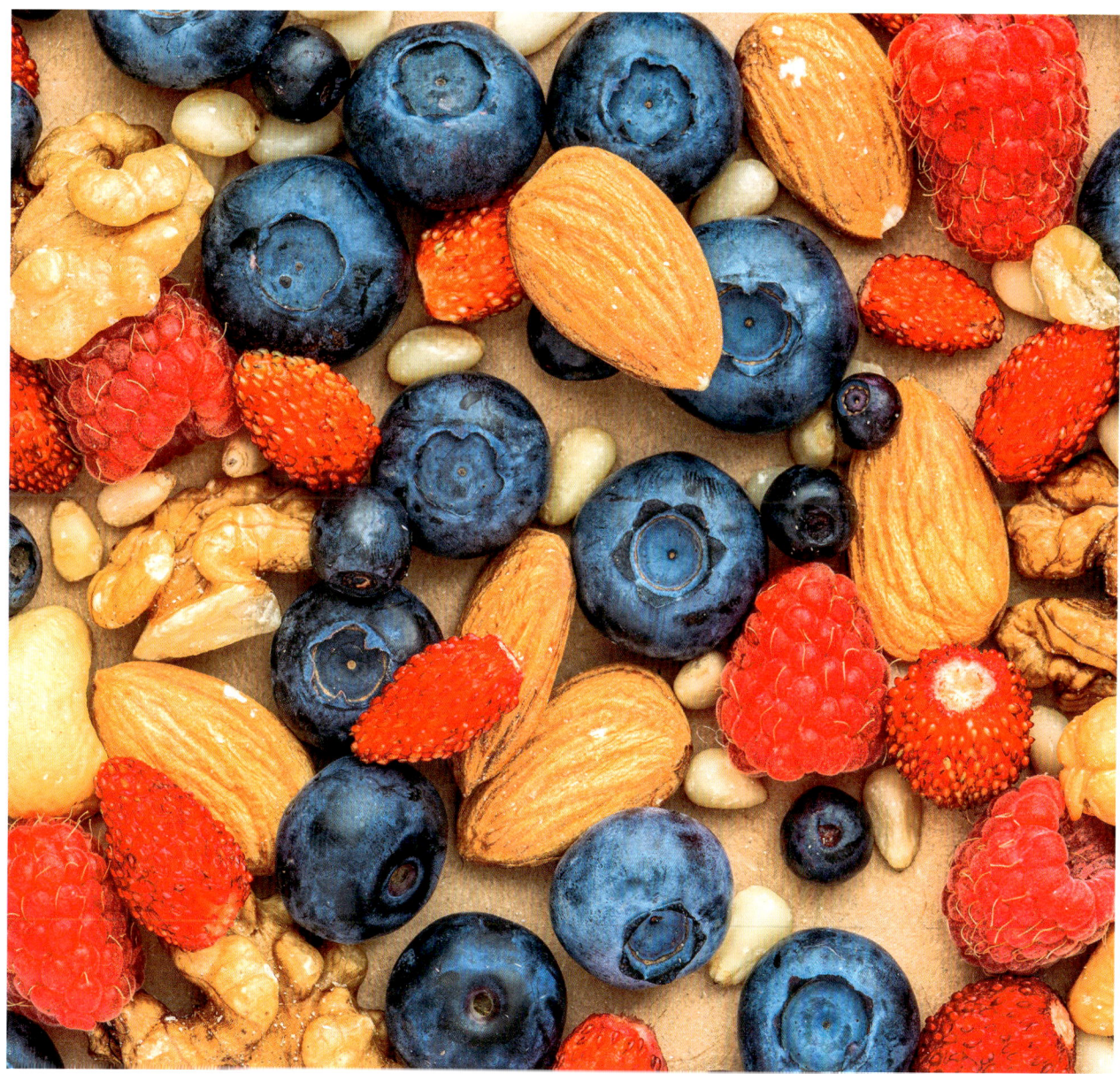

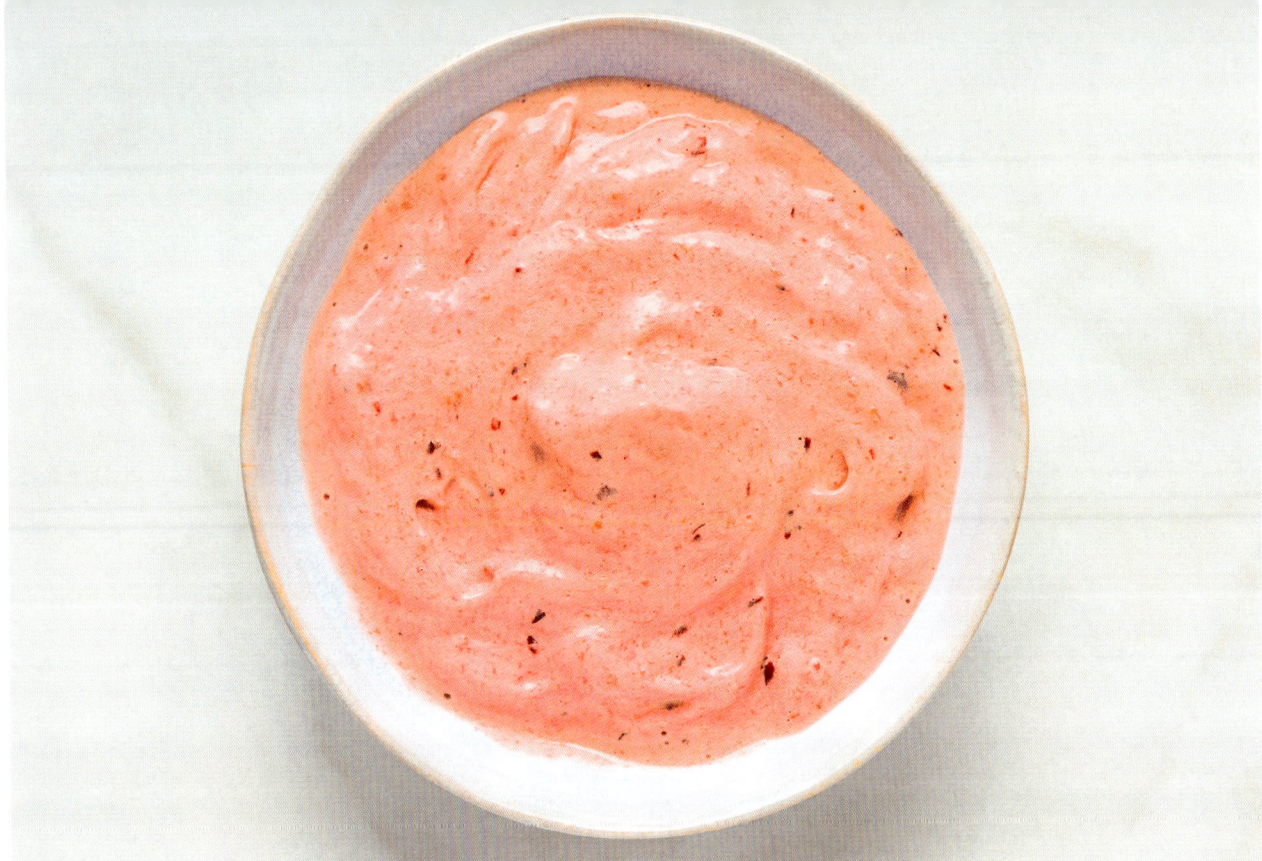

Fruchtriesen

Portionen 3
Vorbereitung 5 Minuten
Zubehör Mixer/Pürierstab

Schritt 1   Gib alle Zutaten in einen Mixer und verarbeite sie zu einer Creme.

Du kannst die Fruchtriesen z. B. mit Kokosflocken, Chiasamen oder auch frischen Himbeeren garnieren und in einer kleinen Schale servieren

Zutaten
200 g Mascarpone
100 g Frischkäse
10 ml Zitronensaft, frisch gepresst
150 g TK-Himbeeren

292

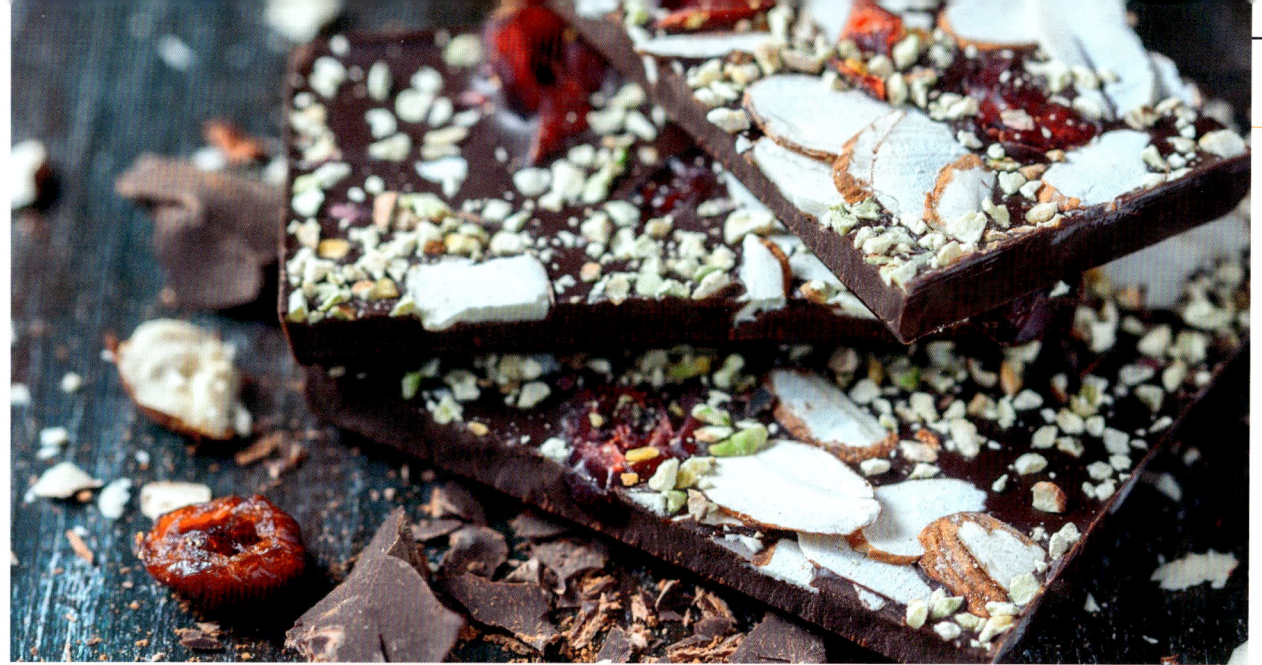

Knusprige Schokolade

Portionen ca. 10 Stücke
Vorbereitung 15 Minuten
Aushärten ca. 30 Minuten
Zubehör Backblech

Zutaten
100 g 85 %-ige Schokolade, grob
gehackt
1 TL Kokosöl
2 EL getrocknete Kirschen,
ungesüßt
2 EL Kokoschips, ungesüßt
1 EL Mandelsplitter
1 EL Kürbiskerne
2 EL Gojibeeren (optional, anstatt
der Kirschen)
Salzflocken

Schritt 1 Schmilz die Schokolade zusammen mit dem Öl im Wasserbad. Wenn du die Schokolade in der Mikrowelle schmelzen möchtest, dann setze den Timer mehrmals auf 20 Sekunden und rühre immer wieder um, du vermeidest dadurch, dass die Schokolade verbrennt. Wiederhole dies so lange, bis die Schokolade vollständig geschmolzen ist.

Schritt 2 Gib die geschmolzene Schokolade auf das Backblech (mit Backpapier ausgelegt) und streiche sie 0,5 cm dünn aus.

Schritt 3 Verteile direkt alle Zutaten auf der noch geschmolzenen Schokolade.

Schritt 4 Lass die Schokolade für 30 Minuten im Kühlschrank aushärten.

Schritt 5 Um sie zu servieren, kannst du sie in grobe Stücke brechen.

Dir sind bei der Dekoration deiner Schokolade keine Grenzen gesetzt. Essbare Blüten (ohne Zuckerzusatz) sehen ebenfalls wunderschön aus

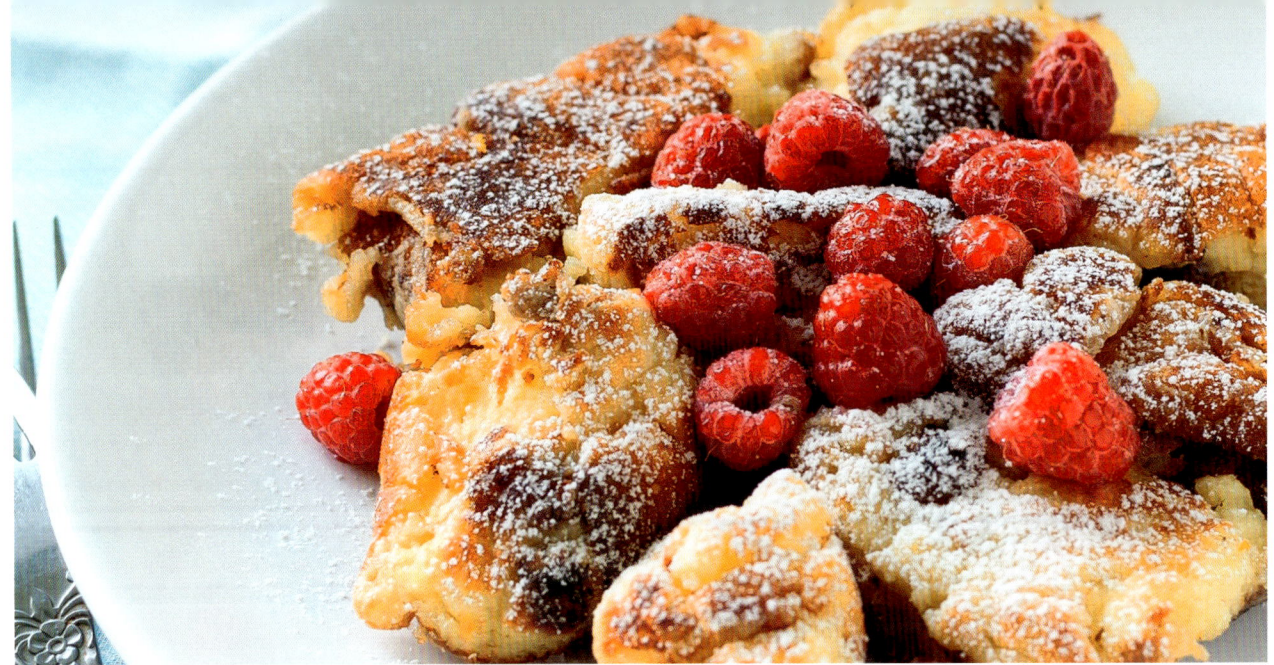

Kaiserschmarrn 2.0

Portionen 2
Vorbereitung 10 Minuten
Kochzeit 10 Minuten
Zubehor Pfanne, Pürıerstab

Schritt 1 Schmilz das Ghee in einer Pfanne.

Schritt 2 Gib Hüttenkäse, Frischkäse und Eier in eine Schüssel und püriere alles zu einem glatten Teig, schmeck ihn mit Zimt (und Stevia) ab und rühre das Flohsamenschalenpulver unter.

Schritt 3 Trenne ein Ei und schlage das Eiweiß steif, hebe es anschließend unter den Teig.

Schritt 4 Gieß den Teig in die heiße Pfanne, du hast nun einen großen Pfannkuchen.

Schritt 5 Sobald die Unterseite deines Pfannkuchens leicht braun ist, kannst du den Pfannkuchen vierteln und wenden.

Schritt 6 Brate und ggf. wende den Pfannkuchen so lange, bis er die gewünschte Farbe und Konsistenz hat, zerkleinere die Stücke bis zur gewünschten Größe.

Schritt 7 Setze ein Wasserbad an und erhitze Sahne und Vanille im Wasserbad – nicht kochen!

Schritt 8 Füge das Eigelb des zuvor getrennten Eis hinzu und verrühre die Sauce gut.

Schritt 9 Lasse die Soße etwas abkühlen und serviere sie mit dem Kaiserschmarrn.

Du kannst deinen Kaiserschmarrn auch zusätzlich mit Himbeeren, geviertelten Feigen und einigen Blättern Minze servieren.

Zutaten Kaiserschmarrn
1 EL Ghee
3 Eier
1 Eiweiß (extra)
100 g körniger Frischkäse
40 g Frischkäse, Doppelrahm-stufe
1 EL Flohsamenschalenpulver
1 Zitrone, ausgepresst
Zimt
Stevia (optional)
Himbeeren (optional)
Feigen (optional)
Minzstängel (optional)

Zutaten Vanillesauce
1 Eigelb
100 ml Schlagsahne
Vanille

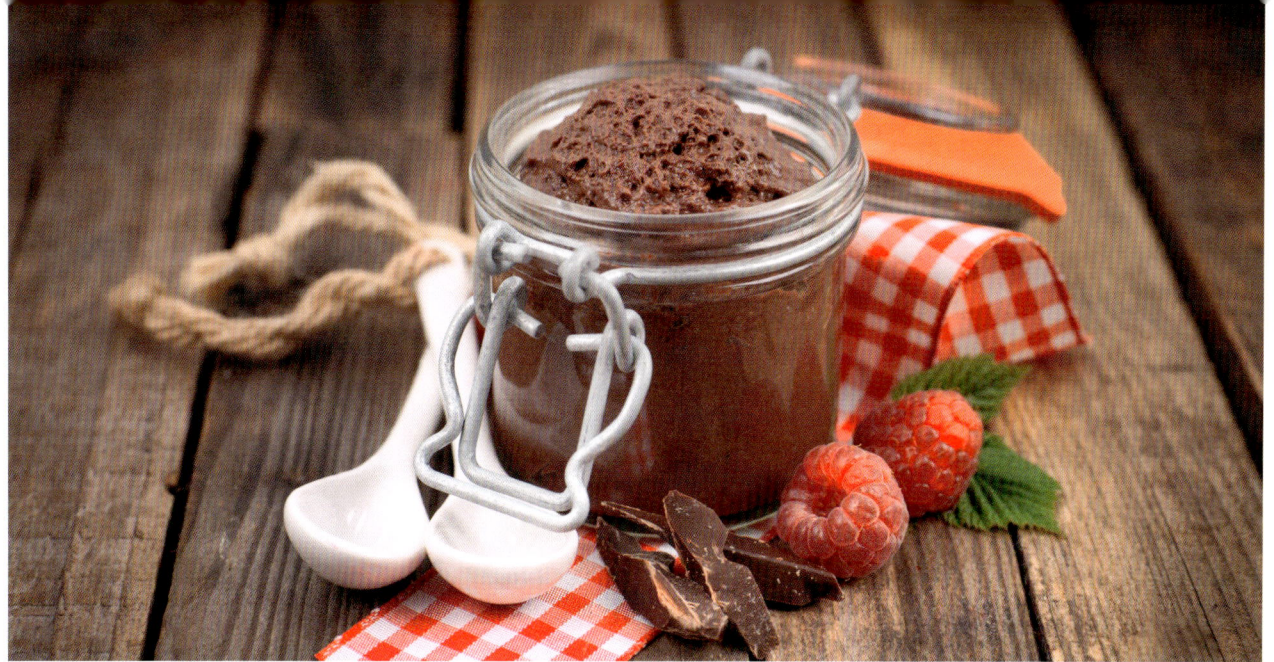

Schoko-Mousse

Schritt 1   Koche in einem Topf Sahne, Cashewmilch und Butter kurz auf und stelle es dann zur Seite.

Schritt 2   Hacke die Schokolade fein und vermische sie mit Espressopulver (optional) und Backkakao mit einem Mixer.

Schritt 3   Gib die Sahnemischung hinzu und mixe alles, bis es eine cremige Konsistenz hat.

Schritt 4   Gib die Eier hinzu und mixe nochmals gut durch.

Schritt 5   Fülle die Masse in vier Gläser und stelle sie für mind. eine Stunde in den Kühlschrank.

Bei Bedarf kann die Mousse mit wenigen Tropfen Stevia gesüßt werden.

Portionen 4
Vorbereitung 10 Minuten
Kühlzeit mind. 1 Stunde
Zubehör Mixer, Topf

Zutaten
200 ml Schlagsahne
120 ml Cashewmilch
60 ml Butter
60 g Schokolade (99 % Kakaoanteil)
15 g Backkakao Pulver
2 Eier
½ TL Espressopulver (optional)

Ich habe mich dazu entschlossen, mein Leben ohne dich weiterzuleben. Es gibt immer wieder neue Abschnitte im Leben eines Menschen und dieser wird mein neuer Abschnitt."

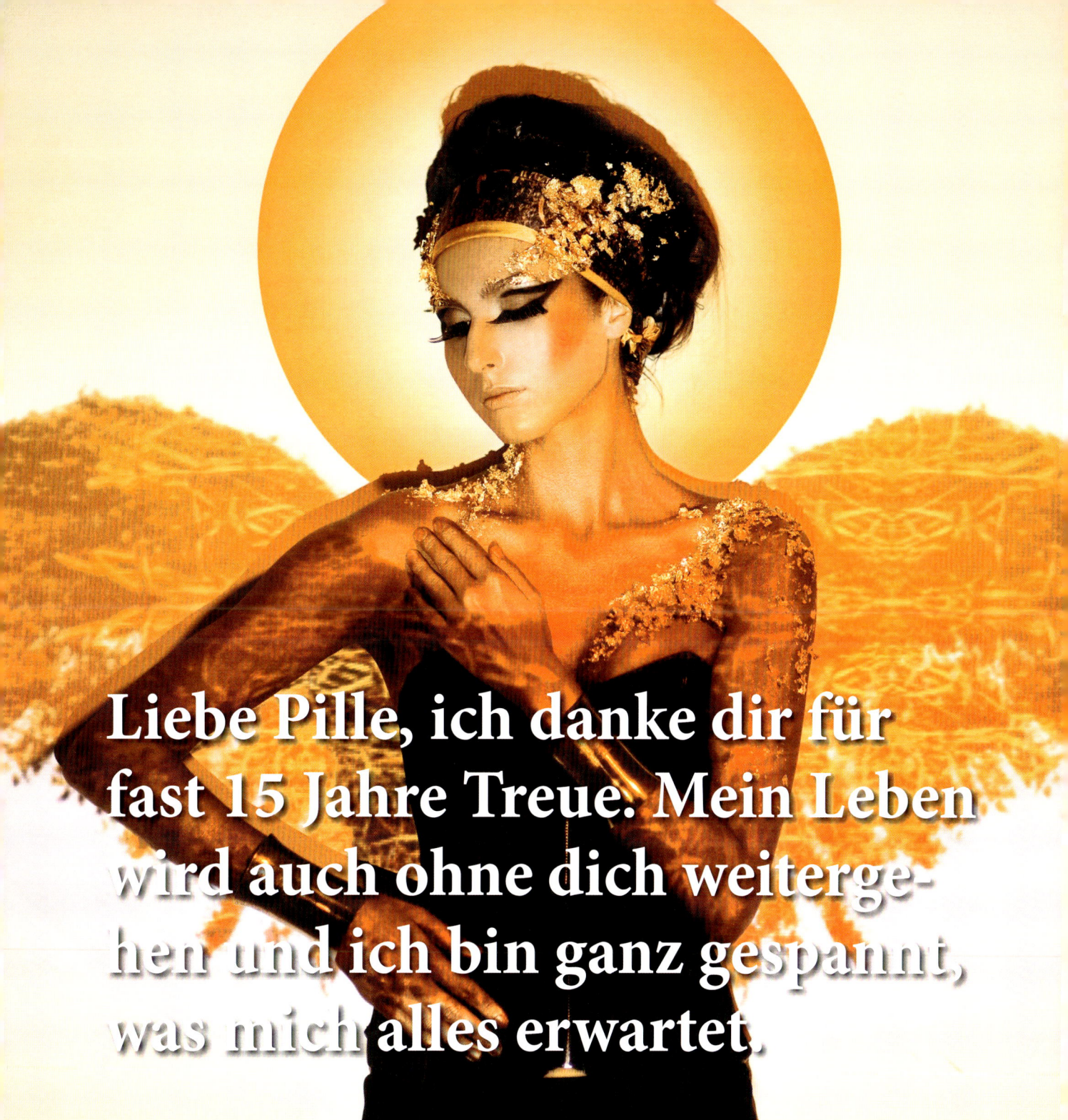

Liebe Pille, ich danke dir für fast 15 Jahre Treue. Mein Leben wird auch ohne dich weitergehen und ich bin ganz gespannt, was mich alles erwartet.

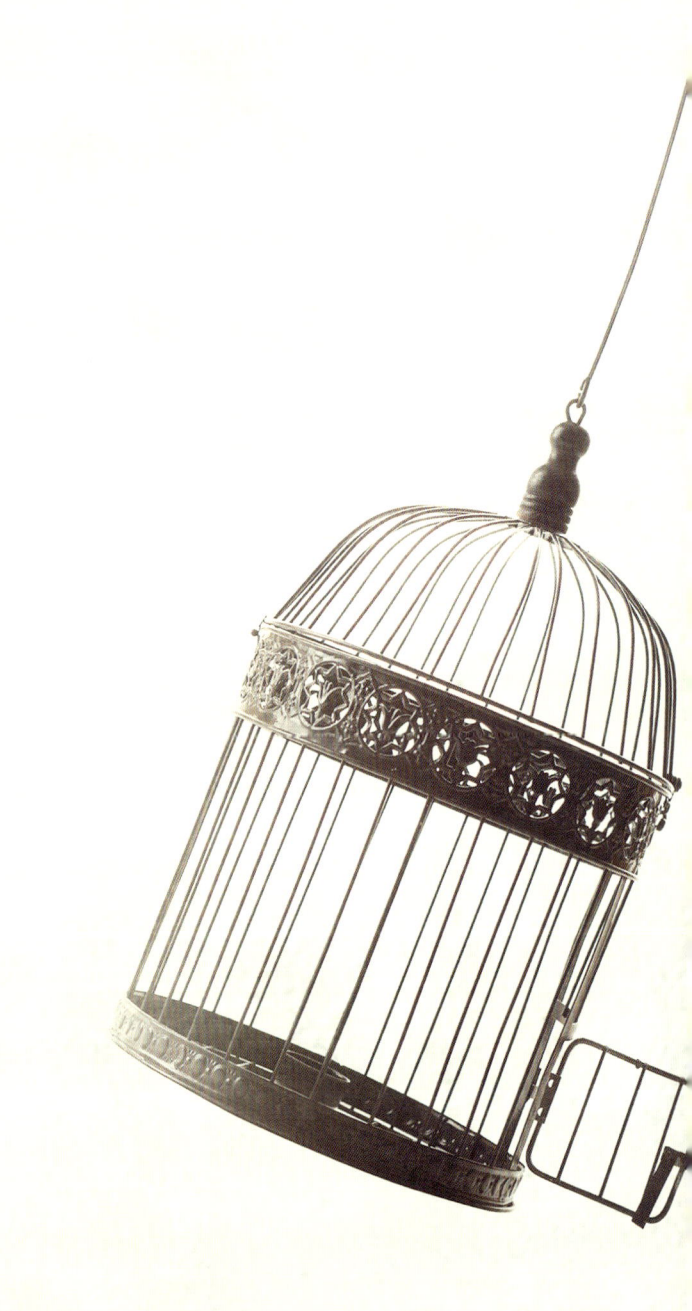

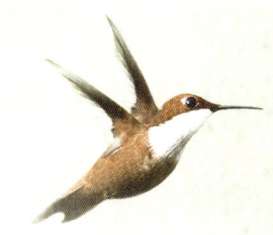

Literatur- und Bildverzeichnis

Kapitel 8

Literaturverzeichnis

1. Kahl, H., Rosario, A. S. & Schlaud, M. (2007): Sexuelle Reifung von Kindern und Jugendlichen in Deutschland: Ergebnisse des Kinder- und Jugendgesundheitssurveys (KiGGS), Bundesgesundheitsblatt - Gesundheitsforsch. - Gesundheitsschutz 50, 677–685.

2. Malteser Arbeitsgruppe (2007): Natürlich und sicher. Das Praxisbuch, TRIAS.

3. Scheuernstuhl, A., Hild, A. (2014): Natürliche Hormontherapie: Alles Wissenswerte über Hormone, die Ihre Gesundheit ins Gleichgewicht bringen, Aurum Verlag.

4. Kleine-Gunk, B. (2013): Das Frauen-Hormone-Buch, TRIAS.

5. Marbach, E. (2013): Östrogen-Dominanz, Eva Marbach Verlag.

6. Lerchbaum, E. (2014): Vitamin D und Menopause: Ist eine Nahrungsergänzung mit Vitamin D sinnvoll? J. fur Gynakologische Endokrinol. 24, 13–21.

7. Simpson, E. R. et al. (1994): Aromatase Cytochrome P450, The Enzyme Responsible for Estrogen Biosynthesis*. Endocr. Rev. 15, 342–355.

8. 'Zinc', Examine.com, published on 26 January 2015, last updated on 14 June 2018.

9. Om, A. S. & Chung, K. W. (1996): Dietary zinc deficiency alters 5 alpha-reduction and aromatization of testosterone and androgen and estrogen receptors in rat liver. J. Nutr. 126, 842–848.

10. Dancygier, H., Wedemeyer, H., Cornberg, M., Zeuzem, S. & Manns, M. P. (2010): Das Leber-Buch.

11. Brewer, C. J. & Balen, A. H. (2010): The adverse effects of obesity on conception and implantation. Reproduction 140, 347–364.

12. Bitzer, J. (2015): Die Behandlung des prämenstruellen Syndroms (PMS).

13. CI, J., Lynch A. M. (2008): E. a. Management strategies for premenstrual syndrome/premenstrual dysphoric disorder. Ann. Pharmacother.

14. Winer, S. & Rapkin, A. (2006): Premenstrual disorders: prevalence, etiology and impact. J. Reprod. Med. 339–347.

15. Thys-Jacobs, S. et al. (1998): Calcium carbonate and the premenstrual syndrome: Effects on premenstrual and menstrual symptoms. Am. J. Obstet. Gynecol. 179, 444–452.

16. Fathizadeh, N., Ebrahimi, E., Valiani, M., Tavakoli, N. & Yar, M. H. (2010): Evaluating the effect of magnesium and magnesium plus vitamin B6 supplement on the severity of premenstrual syndrome. Iran. J. Nurs. Midwifery Res. 15, 401–405.

17. ER, B.-J. et al. (2005): Calcium and vitamin d intake and risk of incident premenstrual syndrome. Arch. Intern. Med. 165, 1246–1252.

18. Canning, S., Waterman, M. & Dye, L. (2006): Dietary supplements and herbal remedies for premenstrual syndrome (PMS): A systematic research review of the evidence for their efficacy. Journal of Reproductive and Infant Psychology - J REPROD INFANT PSYCHOL 24.

19. Dunaif, A. (1997): Insulin resistance and the polycystic ovary syndrome: mechanism and implications for pathogenesis. Endocr. Rev. 18, 774–800.

20. Dietrich, K. (2007): Gynäkologie und Geburtshilfe.

21. Ulrich, U. et al. (2018): Diagnostik und Therapie der Endometriose.

22. Nagele, F. (2009): Endometriose - Ein unterschätzes Leid? J. für Gynäkologische Endokrinol. 3, 45–46.

23. Glaeske, G. & Thürmann, P. (2015): Pillenreport 2015.

24. Daten, A. & Merki-feld, G. (2010): Das Thromboembolierisiko unter kombinierter hormonaler Verhütung. Gynäkologie 5, 2–4.

25. Rabe T. & Brucker C. (2004): Gemeinsame Stellungnahme der Deutschen Gesellschaft für Gynäkologische Endokrinologie und Fortpflanzungsmedizin e.V. (DGGEF e.V.) in Zusammenarbeit mit dem Berufsverband der Frauenärzte e.V.: Empfängnisverhütung – Familienplanung in Deutschland. Reproduktionsmedizin und Endokrinol. 1, 202–221.

26. Mibe Arzneimittel (2013): Verhütung ohne Östrogen.

27. Strowitzki, T. & Frank-Herrmann, P. (2013): Amenorrhö: Woran denken? Klin. Endokrinol. und Stoffwechsel 6, 12–18.

28. Frank-Herrmann, P. et al. (2006): Zyklusverhalten nach Absetzen von oralen Kontrazeptiva. Journal für Reproduktionsmedizin und Endokrinologie 3.

29. Friedmann-Bette, B. (2012): Krank durch Sport: Anorexia athletica. Austrian Journal of Clinical Endocrinology and Metabolism 5.

30. Gallinelli, A., Matteo, M. L., Volpe, A. & Facchinetti, F. (2000): Autonomic and neuroendocrine responses to stress in patients with functional hypothalamic secondary amenorrhea, Fertil. Steril. 73, 812–816.

31. Trüeb, R. M. (2010): Hormone und Haarwachstum, Der Hautarzt 61, 487–496.

32. Treek, M. van. (1997): Das Kontrazeptions-Syndrom: Gesundheitsschädigung durch die Anti-Baby-Pille, Derscheider.

33. Khalili, H. et al. (2013): Oral contraceptives, reproductive factors and risk of inflammatory bowel disease, Gut 62, 1153–1159.

34. Kerscher, M.: Dermatokosmetik, Steinkopff Verlag.

35. Prof. Dr. med Degitz, K. & Dr. Krauß, H. J. (2004): Pathogenese, Klinik und Pharmakotherapie der Akne.

36. Burris, J., Rietkerk, W., Shikany, J. M. & Woolf, K. (2017): Differences in Dietary Glycemic Load and Hormones in New York City Adults with No and Moderate/Severe Acne, J. Acad. Nutr. Diet. 117, 1375–1383.

37. Brismar, K., Fernqvist-Forbes, E., Wahren, J. & Hall, K. (1994): Effect of insulin on the hepatic production of insulin-like growth factor-binding protein-1 (IGFBP-1), IGFBP-3, and IGF-I in insulin-dependent diabetes, J. Clin. Endocrinol. Metab. 79, 872–878.

38. Zouboulis, C. C. (2004): Acne and sebaceous gland function, Clin. Dermatol. 22, 360–366.

39. Vora, S., Ovhal, A., Jerajani, H., Nair, N. & Chakrabortty, A. (2008): Correlation of facial sebum to serum insulin-like growth factor-1 in patients with acne, The British journal of dermatology 159, 990–991.

40. Shaw, J. C. (2002): Acne: effect of hormones on pathogenesis and management, Am. J. Clin. Dermatol. 3, 571–578.

41. Hoyt, G., Hickey, M. S. & Cordain, L. (2005): Dissociation of the glycaemic and insulinaemic responses to whole and skimmed milk. Br. J. Nutr. 93, 175–177.

42. Melnik, B. C. & Schmitz, G. (2009): Role of insulin, insulin-like growth factor-1, hyperglycaemic food and milk consumption in the pathogenesis of acne vulgaris, Exp. Dermatol. 18, 833–841.

43. Blum, J. W. & Baumrucker, C. R. (2008): Insulin-like growth factors (IGFs), IGF binding proteins, and other endocrine factors in milk: role in the newborn, Adv. Exp. Med. Biol. 606, 397–422.

44. Hoppe, C., Molgaard, C. & Michaelsen, K. F. (2006): Cow's milk and linear growth in industrialized and developing countries, Annu. Rev. Nutr. 26, 131–173.

45. Khayef, G., Young, J., Burns-Whitmore, B. & Spalding, T. (2012): Effects of fish oil supplementation on inflammatory acne, Lipids Health Dis. 11, 165.

46. Holmes, C. J., Plichta, J. K., Gamelli, R. L. & Radek, K. A. (2015): Dynamic Role of Host Stress Responses in Modulating the Cutaneous Microbiome: Implications for Wound Healing and Infection, Adv. wound care 4, 24–37.

47. Hall, J. M. F. et al. (2012): Psychological Stress and the Cutaneous Immune Response: Roles of the HPA Axis and the Sympathetic Nervous System in Atopic Dermatitis and Psoriasis, Dermatol. Res. Pract. 2012, 403908.

48. Albuquerque, R. G. R., Rocha, M. A. D., Bagatin, E., Tufik, S. & Andersen, M. L. (2014): Could adult female acne be associated with modern life? Arch. Dermatol. Res. 306, 683–688.

49. Müller, T. (2017): Risiko Gestagene: Vor allem junge Frauen werden unter der Pille depressiv, InFo Neurol. Psychiatr. 19, 62.

50. Skovlund, C. W., Morch, L. S., Kessing, L. V., Lange, T. & Lidegaard, O. (2018): Association of Hormonal Contraception With Suicide Attempts and Suicides, Am. J. Psychiatry 175, 336–342.

51. German Board and College of Obstetrics and Gynecology (2019): Selbstmord durch Pille - das ist falsch, Pressemitteilung

52. Russell, V. M., McNulty, J. K., Baker, L. R. & Meltzer, A. L. (2014): The association between discontinuing hormonal contraceptives and wives' marital satisfaction depends on husbands' facial attractiveness, Proc. Natl. Acad. Sci. 111, 17081 LP-17086.

53. Fehr, T. (2015): Die Pille ... zu Risiken und Nebenwirkungen fragen Sie Ihren Psychotherapeuten - Was Frauen über die Pille wissen sollten, Sospital Verlag.

54. Wedekind, C., Seebeck, T., Bettens, F. & Paepke, A. J. (1995): MHC-dependent mate preferences in humans, Proceedings. Biol. Sci. 260, 245–249.

55. Caruso, S. et al. (2004): Sexual behavior of women taking low-dose oral contraceptive containing 15 µg ethinylestradiol/60 µg gestodene, Contraception 69.

56. Coenen, C. M. H., Thomas, C. M. G., Borm, G. F., Hollanders, J. M. G. & Rolland, R. (1996): Changes in androgens during treatment with four low-dose contraceptives, Contraception 53, 171–176.

57. Hollander, D. (1999): Intestinal permeability, leaky gut, and intestinal disorders, Curr. Gastroenterol. Rep. 1, 410–416.

58. Chen, J. et al. (2016): Multiple sclerosis patients have a distinct gut microbiota compared to healthy controls, Sci. Rep. 6, 1–10.

59. Kelly, J. R. et al. (2016): Transferring the blues: Depression-associated gut microbiota induces neurobehavioural changes in the rat, J. Psychiatr. Res. 82, 109–118.

60. Zschocke, A. K. Mikrobiom (2017): Worauf Sie bei Ihren Patienten achten sollten, Osteopat. Medizin 18, 36–39.

61. Mayer, E. A., Tillisch, K. & Gupta, A. (2015): Gut/brain axis and the microbiota, J. Clin. Invest. 125, 926–938.

62. Sherwin, E., Dinan, T. G. & Cryan, J. F. (2018): Recent developments in understanding the role of the gut microbiota in brain health and disease, Ann. N. Y. Acad. Sci. 1420, 5–25.

63. De Filippo, C. et al. (2017): Diet, Environments, and Gut Microbiota, A Preliminary Investigation in Children Living in Rural and Urban Burkina Faso and Italy, Front. Microbiol. 8, 1979.

64. Tuohy, K. M., Conterno, L., Gasperotti, M. & Viola, R. (2012): Up-regulating the Human Intestinal Microbiome Using Whole Plant Foods, Polyphenols, and/or Fiber, J. Agric. Food Chem. 60, 8776–8782.

65. Khalili, H. (2016): Risk of Inflammatory Bowel Disease with Oral Contraceptives and Menopausal Hormone Therapy: Current Evidence and Future Directions, Drug Saf. 39, 193–197.

66. Cornish, J. et al. (2008): The Risk of Oral Contraceptives in the Etiology of Inflammatory Bowel Disease: A Meta-Analysis, The American journal of gastroenterology 103.

67. Kwa, M., Plottel, C. S., Blaser, M. J. & Adams, S. (2016): The Intestinal Microbiome and Estrogen Receptor-Positive Female Breast Cancer, J. Natl. Cancer Inst. 108.

68. Baker, J. M., Al-Nakkash, L. & Herbst-Kralovetz, M. M. (2017): Estrogen-gut microbiome axis: Physiological and clinical implications, Maturitas 103, 45–53.

69. Bailey, M. T. & Coe, C. L. (2002): Endometriosis is associated with an altered profile of intestinal microflora in female rhesus monkeys, Hum. Reprod. 17, 1704–1708.

70. Puca, J., Hoyne, G. F. & Hoyne, G. (2017): Microbial dysbiosis and disease pathogenesis of endometriosis, could there be a link? Allied J. Med. Res. Allied J Med Res 11, 1–9.

71. Lindheim, L. et al. (2017): Alterations in gut microbiome composition and barrier function are associated with reproductive and metabolic defects in women with polycystic ovary syndrome (PCOS): A pilot study, PLoS One 12, 1–20.

72. Guo, Y. et al. (2016): Association between polycystic ovary syndrome and gut microbiota, PLoS One 11, 1–15.

73. Gruber, C., Gruber, I. & Huber, J. (2001): Orale Kontrazeptiva: Hohe Sicherheit unter Berücksichtigung diverser Wechselwirkungen, Speculum - Zeitschrift für Gynäkologie und Geburtshilfe 19.

74. Moltz, L. & Holl, R. (2010): Primäre und sekundäre Insulinresistenz: Konzentrationen von Glukose und Insulin bei normgewichtigen, anscheinend gesunden Probandinnen, Diabetologie und Stoffwechsel 5.

75. Hahn, S. et al. (2005): Clinical and biochemical characterization of women with polycystic ovary syndrome in North Rhine-Westphalia, Horm. Metab. Res. = Horm. und Stoffwechselforsch. = Horm. Metab. 37, 438–444.

76. Nestler, J. E. (1997): Insulin regulation of human ovarian androgens, Hum. Reprod. 12 Suppl 1, 53–62.

77. Daka, B. et al. (2008): Inverse association between serum insulin and sex hormone-binding globulin in a population survey in Sweden, Endocr. Connect. 2, 18–22.

78. Fica, S., Albu, A., Constantin, M. & Dobri, G. A. (2008): Insulin resistance and fertility in polycystic ovary syndrome, J. Med. Life 1, 415–422.

79. Traub, M. L. (2011): Assessing and treating insulin resistance in women with polycystic ovarian syndrome, World J. Diabetes 2, 33–40.

80. Hannaford, P. C., Kay, C. R., Vessey, M. P., Painter, R. & Mant, J. (1997): Combined oral contraceptives and liver disease, Contraception 55, 145–151.

81. Hargreaves, T. (1969): Oral contraceptives and liver function, J. Clin. Pathol. Suppl. (Ass. Clin. Path.) 3, 1–10.

82. Steinbrecher, U. P., Lisbona, R., Huang, S. N. & Mishkin, S. (1981): Complete regression of hepatocellular adenoma after withdrawal of oral contraceptives, Dig. Dis. Sci. 26, 1045–1050.

83. Segner, H. (2014): Hormone als Schadstoffe? Biol. unserer Zeit 44, 232–241.

84. Ludwig, M. & Schulte, H. M. (2005): Schilddrüse bei unerfülltem Kinderwunsch, in Schwangerschaft und Stillzeit, Gynäkologische Endokrinol. 3, 45–54.

85. Cordes, T., Tillmann, J. & Kamischke, A. (2009): Schilddrüsenunterfunktion und -überfunktion, Gynäkologische Endokrinol. 7, 247–252.

86. Kralik, A., Eder, K. & Kirchgessner, M. (1996): Influence of zinc and selenium deficiency on parameters relating to thyroid hormone metabolism, Horm. Metab. Res. = Horm. und Stoffwechselforsch. = Horm. Metab. 28, 223–226.

87. Ekmekcioglu, C. (2000): Spurenelemente auf dem Weg ins 21. Jahrhundert - zunehmende Bedeutung von Eisen, Kupfer, Selen und Zink, J. für Ernährungsmedizin 2, 18–23.

88. Medau, H. J. & Rauskolb, R. (1975): Das Verhalten des thyroxinbindenden Globulins (TBG) unter oraler hormonaler Kontrazeption, Klin. Wochenschr. 53, 727–729.

89. Gruber, D. M. (2012): Hormonelle Kontrazeption, Osterr. Arzteztg., doi:10.1007/s10304-012-0529-z.

90. Barański, M. et al. (2014): Higher antioxidant and lower cadmium concentrations and lower incidence of pesticide residues in organically grown crops: a systematic literature review and meta-analyses, Br. J. Nutr. 112, 794–811.

91. Ahmed, S. H., Guillem, K. & Vandaele, Y. (2013): Sugar addiction: pushing the drug-sugar analogy to the limit, Curr. Opin. Clin. Nutr. Metab. Care 16.

92. Phy, J. L. et al. (2015): Low Starch/Low Dairy Diet Results in Successful Treatment of Obesity and Co-Morbidities Linked to Polycystic Ovary Syndrome (PCOS), J. Obes. Weight Loss Ther. 5, 259.

93. Vernon, G., Baranova, A. & Younossi, Z. M. (2011): Systematic review: the epidemiology and natural history of non-alcoholic fatty liver disease and non-alcoholic steatohepatitis in adults, Aliment. Pharmacol. Ther. 34, 274–285.

94. Melis, M. S. (1999): Effects of chronic administration of Stevia rebaudiana on fertility in rats, J. Ethnopharmacol. 67, 157–161.

95. Yodyingyuad, V. & Bunyawong, S. (1991): Effect of stevioside on growth and reproduction, Hum. Reprod. 6, 158–165.

96. Salminen, S., Salminen, E. & Marks, V. (1982): The effects of xylitol on the secretion of insulin and gastric inhibitory polypeptide in man and rats, Diabetologia 22, 480–482.

97. Scheinin, A., Makinen, K. K., Tammisalo, E. & Rekola, M. (1975): Turku sugar studies XVIII. Incidence of dental caries in relation to 1-year consumption of xylitol chewing gum, Acta Odontol. Scand. 33, 269–278.

98. Makinen, K. K. (2011): Sugar alcohol sweeteners as alternatives to sugar with special consideration of xylitol, Med. Princ. Pract. 20, 303–320.

99. Arrigoni, E., Brouns, F. & Amado, R. (2005): Human gut microbiota does not ferment erythritol, Br. J. Nutr. 94, 643–646.

100. E. Iñiguez, M., Conesa, J. A. & Fullana, A. (2017): Microplastics in Spanish Table Salt, Scientific Reports 7.

101. Lv, W., Finlayson, G. & Dando, R. Sleep (2018): food cravings and taste, Appetite 125, 210–216.

102. Lavefve, L., Marasini, D. & Carbonero, F. (2019): Microbial Ecology of Fermented Vegetables and Non-Alcoholic Drinks and Current Knowledge on Their Impact on Human Health, Adv. Food Nutr. Res. 87, 147–185.

103. Parvez, S., Malik, K. A., Ah Kang, S. & Kim, H.-Y. (2006): Probiotics and their fermented food products are beneficial for health, J. Appl. Microbiol. 100, 1171–1185.

104. ZELIGS, M. A. (1998): Diet and Estrogen Status: The Cruciferous Connection, J. Med. Food 1, 67–82.

105. Mattson, M. P. & Wan, R. (2005): Beneficial effects of intermittent fasting and caloric restriction on the cardiovascular and cerebrovascular systems, J. Nutr. Biochem. 16, 129–137.

106. Martin, B., Mattson, M. P. & Maudsley, S. (2006): Caloric restriction and intermittent fasting: two potential diets for successful brain aging, Ageing Res. Rev. 5, 332–353.

107. Veech, R. L. (2004): The therapeutic implications of ketone bodies: the effects of ketone bodies in pathological conditions: ketosis, ketogenic diet, redox states, insulin resistance, and mitochondrial metabolism, Prostaglandins. Leukot. Essent. Fatty Acids 70, 309–319.

108. Astin, J. A. (1997): Stress Reduction through Mindfulness Meditation, Psychother. Psychosom. 66, 97–106.

109. Keferstein, G., Mager, R., Houben, P., Müller, D. & Adler, S. (2015): Eishockey Performance, Books on Demand.

110. Abdollahifard, S., Rahmanian Koshkaki, A. & Moazamiyanfar, R. (2014): The effects of vitamin B1 on ameliorating the premenstrual syndrome symptoms, Glob. J. Health Sci. 6, 144–153.

111. Zal, F., Mostafavi-Pour, Z., Amini, F. & Heidari, A. (2012): Effect of vitamin E and C supplements on lipid peroxidation and GSH-dependent antioxidant enzyme status in the blood of women consuming oral contraceptives, Contraception 86, 62–66.

112. Mills, S. & Bone, K. (2000): Principles and Practice of Phytotherapy: Modern Herbal Medicine.

113. Loch, E. G., Selle, H. & Boblitz, N. (2000): Treatment of premenstrual syndrome with a phytopharmaceutical formulation containing Vitex agnus castus, J. Womens. Health Gend. Based. Med. 9, 315–320.

114. Schellenberg, R. (2001): Treatment for the premenstrual syndrome with agnus castus fruit extract: prospective, randomised, placebo controlled study, BMJ 322, 134 LP-137.

115. Cordain, L. et al. (2002): Acne vulgaris: a disease of Western civilization, Arch. Dermatol. 138, 1584–1590.

116. Stauber, G. & Patscheider, R. (2008): Akne und Ernährung – besteht Evidenz für Zusammenhänge? Schweizer Zeitschrift für Ernährungsmedizin 3.
117. Held, E., Sveinsdottir, S. & Agner, T. (1999): Effect of long-term use of moisturizer on skin hydration, barrier function and susceptibility to irritants, Acta Derm. Venereol. 79, 49–51.

Bildverzeichnis

Shutterstock

Cover, S. 10, 117, 206 u. 207 / Yana Zastolskaya
Seite 3 / Demidenko
Seite 9 / New Africa
Seite 11, 14 u. 15 / Dmitrii D
Seite 11, 28, 29, 32, 118, 119 u. 182 / Matusciac Alexandru
Seite 11, 82 u. 83 / ParamePrizma
Seite 12 / Nina Buday
Seite 13, 178 u. 179 / Inara Prusakova
Seite 13 u. 115 / pathdoc
Seite 13. 230, 231 u. 281 / Evgeny Karandaev
Seite 13, 298 u. 299 / frankie's
Seite 17 / Gromovataya
Seite 18 / Gengwit Wattakawigran
Seite 21 / ADragan
Seite 23 / antpkr
Seite 24 / Leptospira
Seite 27 / Svetography
Seite 31 / ShotPrime Studio
Seite 37 / Super Prin
Seite 43 / goffkein.pro
Seite 52 / Everett Collection
Seite 62 / Olga Gu
Seite 64 / Josep Suria
Seite 67 / transurfer
Seite 72 / Anna Om
Seite 73, 75, 131, 143, 192, 240 u. 260 / Africa Studio
Seite 81 / Liderina
Seite 85 / Blaj Gabriel
Seite 86 / Immersion Imagery
Seite 88 / Soleil Nordic
Seite 90, 113, 145 u. 150 / SewCream
Seite 91 / Lifeking
Seite 93 / Tortoon
Seite 101 / somsak nitimongkolchai

Seite 103 / Ekaterina Karpacheva
Seite 107 / Aksabir
Seite 112 / G-Stock Studio
Seite 121 / Irina Alexandrovna
Seite 122 / Jacob Lund
Seite 126 / Fejas
Seite 128 / mike mols
Seite 129 / Zdenek Sasek
Seite 135 / Rudie Strummer
Seite 136 / Evan Lorne
Seite 139 / domnitsky
Seite 139 / AmyLv
Seite 140 / zarzamora
Seite 144 / Craevschii Family
Seite 147 / Leyasw
Seite 153 / Pixel Shot
Seite 158 / Yuriy Seleznev
Seite 160 / Sudowoodo
Seite 163 / tutti-frutti
Seite 167 / TORWAISTUDIO
Seite 168 / Zvyagintsev Sergey
Seite 173 / Happy Zoe
Seite 174 / Maxx-Studio
Seite 177 / Volodymyr Tverdokhlib
Seite 181 / Pixelbliss
Seite 185 / Nina Firsova
Seite 190 / SedovaY
Seite 191 / RobsPhoto
Seite 195 / Artur Szczybylo
Seite 196 / Nina Buday
Seite 205 / Impact Photography
Seite 209 / paffy
Seite 210 / Cat Act Art
Seite 212 / omnitsky